C. Erggelet ■ M. Steinwachs ■ (Hrsg.) ■ **Gelenkknorpeldefekte**

T0215023

C. ERGGELET M. STEINWACHS (Hrsg.)

Gelenkknorpel-
defekte

Mit 110 Abbildungen und 15 Tabellen

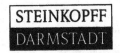

Dr. med. CHRISTOPH ERGGELET
Orthopädische Universitätsklinik
Hugstetter Str. 55, D-79106 Freiburg

Dr. med. MATTHIAS STEINWACHS
Orthopädische Universitätsklinik
Hugstetter Str. 55, D-79106 Freiburg

ISBN 3-7985-1265-5 Steinkopff Verlag Darmstadt

Die Deutsche Bibliothek – CIP-Einheitsaufnahme
Ein Titeldatensatz für diese Publikation ist bei
Der Deutschen Bibliothek erhältlich

Steinkopff Verlag Darmstadt
ein Unternehmen der BertelsmannSpringer Science+Business Media GmbH

http://www.steinkopff.springer.de

© Steinkopff Verlag Darmstadt 2001
   Printed in Germany

Umschlaggestaltung: Erich Kirchner, Heidelberg
Herstellung: Klemens Schwind
Satz: K+V Fotosatz GmbH, Beerfelden

SPIN 10759839   105/7231-5 4 3 2 1 0 – Gedruckt auf säurefreiem Papier

Vorwort

Angestoßen durch erste ermutigende Ergebnisse der autologen Knorpelzelltransplantation ist die Behandlung von Defekten des Gelenkknorpels wieder aktuell. Moderne, biologische Verfahren versprechen die Lösung aller therapeutischen Probleme. Bekannte und weitläufig angewandte Verfahren werden verfeinert und experimentell hinterfragt. Alte und neue Medien informieren potentielle Patienten und wecken große Hoffnungen. Enorme Geldsummen fließen in den (Aktien)Markt und verlangen *action* von den Biotechnologie-Firmen.

Es wird zunehmend schwierig, verschiedene Meinungen aus Vorträgen, Publikationen und Prospekten zu bewerten und umzusetzen zur adäquaten Behandlung seiner Patienten. Der verängstigte Rückzug auf Methoden aus der Assistentenzeit ist ebenso falsch wie die unkritische Anwendung jeder neuen Idee. Vielfältige Informationen zum Thema Gelenkknorpel und das Wissen um Risiken der Therapie sind valide Leitlinien.

Das vorliegende Buch fasst unterschiedliche Ergebnisse und Meinungen zum Thema Gelenkknorpel in abgeschlossenen Kapiteln zusammen. Zur schnellen Information dienen Kurzreferenzen am Ende eines jeden Abschnitts. Wissenschaft und Forschung sind ständig im Fluss. Ein Buch kann nur eine Momentaufnahme sein. Viele Momentaufnahmen ergeben einen Film. Wir hoffen dass dieses Buch Ihre Meinung bildet.

Freiburg, im März 2001   CHRISTOPH ERGGELET
MATTHIAS STEINWACHS

Geleitwort

Ein augenfälliges Zeichen des Fortschritts auf dem Gebiet der orthopädischen Chirurgie ist die in den letzten Jahren in den Vordergrund getretene operative Behandlung umschriebener Gelenkknorpeldefekte. Zwar kann die Hoffnung zahlloser Patienten, ihre Arthrose durch gewebsersetzende und gelenkerhaltende Operationsmethoden zu heilen, gegenwärtig noch nicht erfüllt werden, der Weg zur Erreichung dieses Zieles scheint aber betreten worden zu sein.

Die viele Jahrzehnte währenden Bemühungen, die schmerzhafte Arthrose ohne eine Ersatzoperation zu heilen, zumindest aber zu verbessern, haben durch die überwiegend durch schwedische Initiativen entwickelten neuen Techniken der Kultivierung und Methoden der autologen Knorpelzelltransplantation einen sicher entscheidenden Anstoß erhalten. Zunächst einmal bleiben diese modernen Methoden aber nur einer kleinen Patientenzahl vorbehalten, wobei die von den einzelnen Behandlungszentren mitgeteilten Früh- bis höchstens mittelfristigen Ergebnisse die weltweiten Bemühungen um diesen Zweig des „tissue engeneering" zu rechtfertigen scheinen.

Noch bedürfen viele Aspekte der autologen Knorpelzelltransplantation der weiteren Erforschung und Klärung, zahlreiche Missverständnisse vor allem bei sich mit dieser Materie nicht beschäftigenden Ärzten müssen ausgeräumt und die durch zahlreiche Veröffentlichungen der Laienpresse entstandenen Hoffnungen auf ein realistisches Maß reduziert werden. Nur so wird es gelingen, durch fundierte Grundlagenforschung und seriöse klinische Anwendung den Methoden des autologen Knorpelersatzes eine tragfähige Basis zu geben und auch die Kostenträger von ihrem Wert zu überzeugen.

Der vorliegende Verhandlungsband möchte dazu einen Beitrag leisten. Ich wünsche ihm eine weite Verbreitung.

Freiburg, im März 2001   ACHIM REICHELT

Inhaltsverzeichnis

Autorenverzeichnis

Dr. med. J. AGNESKIRCHNER
Poliklinik für Sportorthopädie
Technische Universität München
Connollystr. 32
80809 München

PD Dr. med. THOMAS AIGNER
Pathologisches Institut der
Universität Erlangen/Nürnberg
Krankenhausstr. 8–10
91054 Erlangen

Prof. Dr. MATS BRITTBERG
Cartilage Research Unit,
Gothenburg University
Department of Orthopaedics
Kungsbacka Hospital
S-43440 Kungsbacka – Sweden

Prof. Dr. med. J. BRUNS
Orthopädische Univ.-Klinik
und Poliklinik
Universitätskrankenhaus
Hamburg-Eppendorf
Martinistr. 52
20246 Hamburg

Dr. med. CHRISTOPH ERGGELET
Orthopädische Universitätsklinik
Hugstetter Str. 55
79106 Freiburg

Priv.-Doz. Dr. med. T. FILLER
Institut für Anatomie
Westfälische Wilhelms-Universität
Vesaliusweg 2–4
48149 Münster

Prof. Dr. med. W. HEIN
Klinik und Poliklinik für Orthopädie
Martin-Luther-Universität
Halle-Wittenberg
06097 Halle

Prof. Dr. med. Dr. h.c.
JÜRGEN HEISEL
Orthopädische Abteilung
Fachkliniken Hohenurach
Immanuel-Kant-Str. 31
72574 Bad Urach

Prof. Dr. med. E. B. HUNZIKER
M.-E.-Müller-Institut
für Biomechanik
Universität Bern
Postfach 30
CH-3010 Bern

Prof. Dr. med. A. B. IMHOFF
Poliklinik für Sportorthopädie
Technische Universität München
Connollystr. 32
80809 München

Prof. Dr. med. JÖRG JEROSCH
Klinik für Orthopädie
und Orthopädische Chirurgie
Johanna-Etienne-Krankenhaus
Am Hasenberg 46
41462 Neuss

Dr. med. M. KRÜGER-FRANKE
Dr. med. A. KUGLER
SANA-Klinik
Bertelestr. 75
81479 München

Prof. Dr. med. F. MARKWARDT
Julius-Bernstein-Institut
für Physiologie
Martin-Luther-Universität
Halle-Wittenberg
06097 Halle

Prof. Dr. med. J. METZ
Institut für Anatomie
und Zellbiologie III
Universität Heidelberg
Im Neuenheimer Feld 307
69120 Heidelberg

Dr. med. H.H. PÄSSLER
Zentrum für Sporttraumatologie/
Gelenkchirurgie
ATOS-Klinik Heidelberg
Bismarckplatz 9–15
69115 Heidelberg

Dr. med. A. PETERS
Schwarzwaldklinik Orthopädie
Herbert-Hellmannallee 46
79189 Bad Krotzingen

Dr. med. E. PEUKER
Institut für Anatomie
Westfälische Wilhelms-Universität
Vesaliusweg 2–4
48149 Münster

Dr. rer nat. H. SCHMOTZER
PI AG Forschung und Entwicklung
CH-5000 Aarau

Dr. med. U. SCHNEIDER
Orthopädische Universitätsklinik
RWTH Aachen
Pauwelsstr. 30
52074 Aachen

Dr. med. PH. SCHÖTTLE
Poliklinik für Sportorthopädie
Technische Universität München
Connollystr. 32
80809 München

Dr. med. B. SCHURK
Dr. med. M. SITTINGER
Medizinische Falultät, Charité,
Experimentelle Rheumatologie
und Tissue Engineering
Humboldt-Universität Berlin
Tucholskystr. 2
10117 Berlin

Dr. med. S. SÖDER
Pathologisches Institut der
Universität Erlangen/Nürnberg
Krankenhausstr. 8–10
91054 Erlangen

PD Dr. rer. nat. J. STEINMEYER
Orthopädische Klinik
Universität Gießen
Paul-Meimberg-Str. 3
35385 Gießen

Dr. med. MATTHIAS STEINWACHS
Orthopädische Universitätsklinik
Hugstetter Str. 55
79106 Freiburg

PD Dr. med. M. UHL
Abteilung Radiologische Diagnostik
Universität Freiburg
Hugstetter Str. 55
79106 Freiburg

Dr. med. U. VETTEL
Orthopädische Universitätsklinik
Heidelberg
Schlierbacher Landstr. 200a
69118 Heidelberg

PD Dr. rer. nat. R. WALLICH
Institut für Immunologie
der Universität Heidelberg
Im Neuenheimer Feld 305
69120 Heidelberg

Dr. med. D. WOHLRAB
Orthopädische Universitätsklinik
Halle
Magdeburger Str. 22
06097 Halle

MARCY WONG, Ph.D.
M.-E.-Müller-Institut
für Biomechanik
Universität Bern
Postfach 30
CH-3010 Bern

Grundlagen

1 Makroskopie, Histologie und Zellbiologie des Gelenkknorpels

J. Metz

■ Einleitung

Die den Binnenraum eines (echten) Gelenkes [Diarthrose, Junctura synovialis] unmittelbar begrenzenden Strukturen, die Synovialmembran und der Gelenkknorpel bilden zusammen mit der Gelenkflüssigkeit eine funktionelle Einheit, die durch die sie umgebenden Strukturen, insbesondere die fibröse Gelenkkapsel sowie die subchondrale Knochenregion unterstützt wird. Die auf das Gelenk einwirkende Muskulatur und der Kapselbandapparat dienen nicht nur zur Gelenkführung und zum mechanischen Schutz, sondern sie begünstigen bei Bewegung und Belastung auch eine gleichmäßige Verteilung der Beanspruchung und die Ernährung des Gelenkknorpels. Aufgrund seiner einzigartigen Eigenschaften, wobei er bei stehend belasteten Gelenken mit 100–200 Atmosphären, im Sport häufig vielfach höheren Druckschwankungen ausgesetzt ist, wirkt der Gelenkknorpel immer stoßdämpfend-elastisch, ermöglicht eine optimale Kraftübertragung und sorgt zusammen mit der Gelenkflüssigkeit für ein reibungsfreies Gleiten der artikulierenden Gelenkflächen.

Der Gelenkknorpel ist frei von Nerven sowie von Blut- und Lymphgefäßen. Während junger Knorpel in den tieferen Zonen seine Nährstoffe auch von den Markgefäßen des darunterliegenden Knochens erhalten kann, ist der ausgereifte Gelenkknorpel nach Ausbildung der Verkalkungszone von diesen abgeschnitten, sodass seine Ernährung ausschließlich durch Diffusion vom Gelenkspalt, die durch intermittierende Druckbeanspruchung maßgeblich gefördert wird, erfolgt. Die „Transitstrecke" verläuft über die Schichten der Synovialmembran (Subintima und Intima), über die Gelenkflüssigkeit und die Grundsubstanz bis zu den jeweiligen Knorpelzellen. Der Synovialmembran kommt dabei weniger eine Rolle als Permeabilitätsbarriere, sondern eher bei der Synthese (B-Zellen) verschiedener Bestandteile der Gelenkflüssigkeit, insbesondere von Hyaluronsäure, und bei ihrer „Entschlackung" zu. Zwangsläufig überwiegen im Gelenkknorpel, der als bradytroph charakterisiert wird, anaerob ablaufende Stoffwechselprozesse: Knorpelzellen verstoffwechseln nicht nur Glucose durch Glykolyse und Laktatproduktion, sondern sie können auch noch unter sehr geringen Sauerstoffbedingungen (bis 1% Sauerstoffpartialdruck) ihre regelhafte Funktion aufrechterhalten.

■ Entwicklung des hyalinen Gelenkknorpels

Alle echten Gelenke werden knorpelig präformiert. Die Chondroblasten stammen von mesenchymalen Zellen ab, teilen sich unter dem Einfluss von Wachstumsstimuli lebhaft und lagern zunächst nur geringe Mengen extrazellulärer Matrix um sich herum. Allerdings wird bereits in diesem frühen Stadium der Entwicklung in den Epiphysen das charakteristische Bauprinzip des typischen hyalinen Knorpels sichtbar: unter Chondronen oder Territorien werden einzelne Chondrozyten oder ihre isogenen Gruppen mit ihrem Knorpelhof und ihrer -kapsel zusammengefasst, während die von ihnen selbst synthetisierte Interzellularsubstanz oder extrazelluläre Matrix, die makroskopisch wie mikroskopisch gläsern (hyalin) durchscheint, als Interterritorium bezeichnet wird. Im Unterschied zur Epiphyse nehmen die Knorpelzellen in den Metaphysen der wachsenden Knochen im Rahmen der enchondralen Ossifikation sehr früh bereits eine typische Anordnung ein, mit einer Proliferationszone, dem Säulenknorpel, dem Blasenknorpel und der Eröffnungszone. Bei Kindern und Jugendlichen proliferieren zusätzlich zur Metaphyse auch in der Mineralisierungszone des Epiphysenknorpels die Chondrozyten und ermöglichen so ein gelenknahes Wachstum des Knochens durch enchondrale Ossifikation. Selbst nach Abschluss des Längenwachstums ist dort noch eine eingeschränkte Knochenneubildung möglich, die u.a. bei Remodellierung der Gelenkoberfläche bei Änderungen der Gelenkbelastung zum Tragen kommt. Dagegen endet in den Metaphysen mit Abschluss des Längenwachstums die Fähigkeit zur Knorpelneubildung. Das reife Knorpelgewebe ist nach bisherigen Befunden nur gering regenerationsfähig; eine sehr langsame Zellteilung wurde u.a. in der Umgebung von Läsionen beobachtet. Davon zu unterscheiden ist die ständige Erneuerung (turn over) der zellulären und extrazellulären Anteile des Gelenkknorpels, die eine Halbwertszeit von 800–1000 Tagen aufweisen soll.

■ Zusammensetzung und Aufbau des Gelenkknorpels

Der Gelenkknorpel überzieht als wenige Millimeter dicke Schicht, bei Jugendlichen wurden max. 7 mm gemessen, die Oberfläche der angrenzenden Knochen. Hyaliner Gelenkknorpel besteht im Gegensatz zu Knochen zum größten Teil aus Wasser (Tabelle 1). Mineralsubstanzen nehmen erst mit zunehmendem Alter im Knorpel einzelner Gelenke, z.B. den Rippenknorpeln, drastisch zu. Verglichen mit anderen Geweben ist der Knorpel zellarm – im menschlichen Femurkopfknorpel sind etwa 10000 Zellen/mm^3 vorhanden –, sodass nur ein geringer Teil des Knorpelvolumens von den Chondrozyten eingenommen wird (Tabelle 1). Zudem besteht ein inverses Verhältnis zwischen Zelldichte und Knorpeldicke. Das grundlegende Bauprinzip des reifen Gelenkknorpels ist an der charakteristischen Schichtung in vier Zonen zu erkennen (Tabelle 2):

Tabelle 1. Zusammensetzung des Gelenkknorpels

■ **Chondrozyten**	1–10%
■ **Wasser**	70–80%
■ **Kollagen**	12–14%
– Typ II	10–12%
– Typ IX	ca. 1%
– Typ XI	ca. 1%
■ **Proteoglykane**	7–9%
– Hyaluronsäure-Proteoglykan-Aggregate	6–8%
– Andere Proteoglykane, u.a. Decorin, Biglycan	ca. 1%
■ **Mineralsubstanzen**	<4%
■ **Matrixproteine**	<1%

Tabelle 2. Zonen im Gelenkknorpel

■ **Zone I**	Gleit- oder Tangentialfaserzone	Dicke beträgt wenige 100 μm; Chondrozyten sind „fibroblastenähnlich" und parallel zum flachen Kollagenfasergerüst angeordnet
■ **Zone II**	Übergangszone	Unregelmäßige Anordnung der Chondrozyten im sich überschneidenden Kollagenfasergerüst
■ **Zone III**	Radiärzone	Dickste Zone, Chondrozyten und Kollagenfasergerüst senkrecht (radiär) zur Gelenkoberfläche angeordnet
━━━━━ **Tide mark** ━━━━━		[färberische] Grenzlinie
■ **Zone IV**	Mineralisierungszone	Zunehmende „Verknöcherung", degenerative Veränderung von Chondrozyten

■ die dem Gelenkspalt zugewandte Gleit- oder Tangentialfaserzone (Zone I),
■ die mittlere (intermediäre) oder Übergangszone (Zone II),
■ die Radiärzone (Zone III), die ihrerseits in eine obere und in eine basale Schicht untergliedert werden kann, und
■ die Mineralisierungszone (Zone IV).

Zwischen der Zone III und Zone IV ist eine Grenzlinie (Tide Mark) zu erkennen. In der relativ schmalen Zone I sind die Chondrone flach und parallel zur Oberfläche angeordnet und folgen in etwa der trajektoriellen Ausrichtung des Kollagenfasergerüstes. Während diese Schicht bei Heranwachsenden noch relativ zellreich ist, imponiert sie beim Erwachsenen als eine zellarme Zone mit reichlich Interzellularsubstanz. Mit zunehmendem Alter können die Tangentialfasern demaskiert werden, sodass bei oberflächlicher Betrachtung ein Fibrillenmuster sichtbar wird. Die Organisation des Kollagenfasergerüstes begünstigt, mit Ausnahme von „singulären" Punkten, die entweder verstärkt oder aber auch vermindert beansprucht werden, ein spaltförmiges Aufplatzen [Spaltlinienmuster] der Knorpeloberfläche. Am Übergang zur Gelenkkapsel (marginale Zone) geht die Zone I kontinuierlich in die Synovialmembran über. In der Zone III liegen die typischen, funktionell ausgereiften Chondrozyten häufig in isogenen Gruppen von 2 bis 6 Zellen vor, die entsprechend dem radiären Verlauf der Kollagenfasern ausgerichtet sind. Zum subchondralen Knochen hin können degenerative Veränderungen der Chondrozyten, wie Hypertrophie, Brutnesterbildung und blasige Degenerationen auftreten, sodass in einigen Chondrozytenhöhlen nur noch Reste von Kern- und Zytoplasmabestandteilen vorgefunden werden.

▩ Zellbiologie des Gelenkknorpels

Die Chondrozyten weisen in den 4 Zonen des Gelenkknorpels zwar gemeinsame Strukturmerkmale auf, dennoch können zusätzlich ultrastrukturelle und damit auch funktionelle Unterschiede festgestellt werden. In allen Zonen besitzen die Chondrozyten typischerweise an ihrer Oberfläche kurze Fortsätze. Als Anpassung an den niedrigen Sauerstoffdruck in der Umgebung enthalten sie nur wenige Mitochondrien, die zudem klein sind und eine elektronendichte Matrix aufweisen. Meist enthalten sie Glykogen und Lipidtröpfchen als Energiespeicherreserven. Die Chondrozyten der Tangentialzone I besitzen im Knorpel des Erwachsenen nur wenige Organellen und sind fibroblastenähnlich. Im Unterschied dazu zeigen die aktiven Chondrozyten der Zonen II und III (Tabelle 2) einen charakteristischen Aufbau „sekretorischer Zellen" mit viel rauhem endoplasmatischen Retikulum. Bei den Chondrozyten in der basalen Zone III und in der Zone IV werden massive Glykogenansammlungen und blasenartige Veränderungen vorgefunden, die für ein Nachlassen der Zellfunktion sprechen. Als Stoffwechselzentren des Knorpels bilden und erhalten die Chondrozyten die Grundsubstanz [8]. Intrazellulär findet die Synthese von Kollagenvorstufen bis zum Prokollagen statt, nach Sekretion der Prokollagenmoleküle erfolgt extrazellulär die Aggregation und Vernetzung zu Tropokollagen, den kollagenen Fibrillen und schließlich den bis zu 0,5 µm dicken kollagenen Fasern. In den kollagenen Fasern überwiegt das Kollagen Typ II mit 80–85%, gegenüber Typ IX und XI mit jeweils 3–10%. Typ VI, X und XII sind nur in sehr geringen Mengen vorhanden (Tabelle 1). Erst bei pathologischen Veränderungen oder auch in der Zellkultur werden andere Kollagentypen, vor allem Typ I und III, synthetisiert. Die periodische Querstreifung der kollagenen Fasern kommt durch das versetzte Aneinanderlagern von Kollagen II- und XI-Molekülen zustande. Die Grundsubstanz enthält riesige Proteoglykan-Hyaluronsäure-Aggregate [MG≫1 Million], die eine flaschenbürstenartige Struktur aufweisen und zu 95% aus den Glycosaminoglycanen Hyaluronsäure, Chondroitinsulfat und Keratansulfat und zu 5% aus Proteinen (Core- und Link-Proteine etc.) bestehen. Aufgrund ihrer sehr starken Fähigkeit Wasser zu binden (Hydratation) sind die Proteoglykan-Aggregate für den hohen Gewebsturgor und somit für die Permeabilität und Elastizität des Knorpels verantwortlich, maskieren allerdings nur in einer spezifischen „normalen" Zusammensetzung die kollagenen Fasern. Da Proteoglykanmoleküle bis auf 20% ihres Volumens komprimiert werden können, sorgt der bei allen Körperbewegungen auftretende Wechsel von Druck und Entspannung für eine ständige Flüssigkeitsbewegung. Im Gegensatz zum Knorpelkollagen, das eine sehr langsame Umsatzrate besitzt, weisen die Proteoglykane eine hohe Umsatzrate auf. Kovalente Bindungen zwischen den kollagenen Fasern und den Glykosaminoglykanketten stellt unter anderem das Fibrillen-assoziierte Kollagen IX her, das dem Kollagen II außen angelagert ist [9]. Diese Übersicht gibt natürlich keinen Aufschluss über regionale Unterschiede der Knorpelzusammensetzung, die im Knorpelhof anders ist als in der Knorpelkapsel oder im Interterritorium bzw. auch altersabhängig verschieden ist.

░ Funktionelle Morphologie des Gelenkknorpels

Der Gelenkknorpel stellt einen Verbund von Knorpelzellen und Interzellularsubstanz hochvisköser Konsistenz mit einer Verfestigung und Verstärkung durch Ausbildung fädiger Makromoleküle in netz- oder bündelartigen Verbänden dar. Seine physikalischen Eigenschaften – hohe Druckfestigkeit in Verbindung mit einer geringen Zugfestigkeit – beruhen
░ auf druckelastischen Elementen, das sind
  – die durch zugfeste Umwicklungen unter Spannung gehaltenen Chondrone und
  – die Gesamtheit der hydratisierten Proteoglykanmoleküle, und
░ auf den zugfesten Elementen, die durch die kollagenen Faserlamellen und -bündel gebildet werden.

Die Kollagenfibrillen und -fasern, die bereits auf molekularer Ebene eine trajektorielle Ausrichtung besitzen, weisen in jeder Knorpelzone und dort in den perizellulären, territorialen und interterritorialen Matrixkompartimenten eine jeweils spezifische Zusammensetzung und Struktur auf. Die Vernetzung der kollagenen Fibrillen mit den Proteoglykanen und die arkadenartige Architektur des Kollagenfasergerüstes gewährleisten einerseits ein gewebstypisches Maß an Verformbarkeit und Elastizität, andererseits aber auch an Druck- und Stoßfestigkeit. Aufgrund dieser Eigenschaften determinieren bei Beanspruchung Gelenkinkongruenz und Knorpeldicke den Kontaktstress und die Teillasten zwischen den flüssigen und festen Phasen des Gelenkknorpels. Die wasserreiche Grundsubstanz bildet mit der Synovialflüssigkeit ein geschlossenes System, das einem hydraulischen Stoßdämpfer entspricht und gleichzeitig ein Pumpsystem darstellt, das die Ernährung der Chondrozyten im gefäßfreien Knorpel sicherstellt. An dieses hochdifferenzierte Netzwerk extrazellulärer Matrixkomponenten sind die Knorpelzellen nicht nur mechanisch angebunden, sondern sie sind in dieses funktionell mit ihrem Zellstoffwechsel integriert. Erst kürzlich konnte

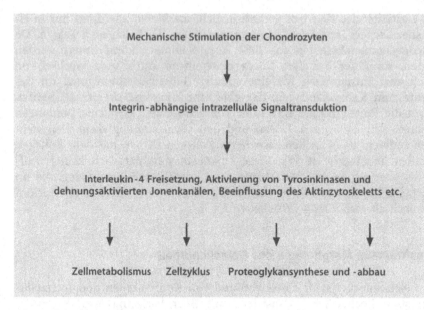

Abb. 1. Mechanotransduktion in Chondrozyten

in vitro gezeigt werden, dass Knorpelzellen verschiedene Integrinrezeptoren an ihrer Zellmembranoberfläche besitzen, deren mechanische Stimulation eine autokrine/parakrine Freisetzung chondroprotektiver Zytokine, wie Interleukin 4, bewirkte und zu einer gesteigerten Aktivität von Ionenkanälen mit einer Hyperpolarisation der Zellmembran führte [5, 12]. Eine Aktivierung derartiger Integrin-Mechanozeptoren oder auch anderer Signaltransduktionswege kann Änderungen der Genexpression, der Proteinsynthese und weiterer wichtiger regulatorischer Mechanismen bewirken, z.B. die Proteoglykansynthese, die ihrerseits die Struktur und Funktion des Knorpels maßgeblich beeinflussen [12, 13] (Abb. 1). Damit kann die Funktion der Knorpelzellen durch mechanische Stimulation so reguliert werden, dass eine optimale mechanische Stimulation den Erhalt der Knorpelintegrität garantiert, während eine gesteigerte oder verminderte mechanische Stimulation zur Schädigung des Knorpels und als Folge davon zur Entwicklung und Progression einer Arthrose führen kann [6, 12].

▦ Altersbedingte Veränderungen des Gelenkknorpels

Mit zunehmendem Alter werden Veränderungen des Gelenkknorpels beobachtet, die unter den Gelenken erheblich variieren können. So beschrieb Müller im Jahr 1913 röntgenologische, funktionelle und anatomische Zustandsveränderungen des Gelenkes, wobei fließende Übergänge zwischen einem physiologischen „arthrosefreien" und dem pathologischen „arthroti-

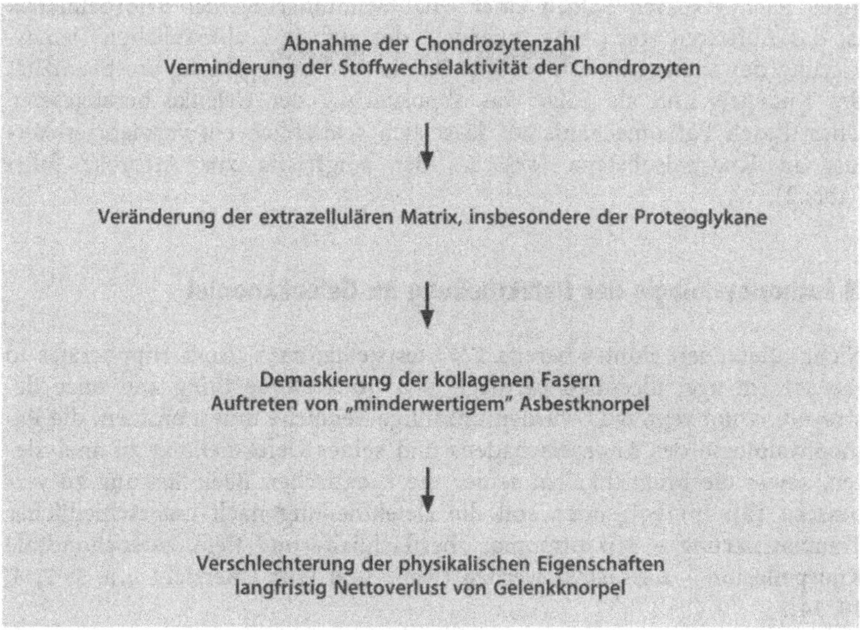

Abnahme der Chondrozytenzahl
Verminderung der Stoffwechselaktivität der Chondrozyten

↓

Veränderung der extrazellulären Matrix, insbesondere der Proteoglykane

↓

Demaskierung der kollagenen Fasern
Auftreten von „minderwertigem" Asbestknorpel

↓

Verschlechterung der physikalischen Eigenschaften
langfristig Nettoverlust von Gelenkknorpel

Abb. 2. Veränderungen des hyalinen Gelenkknorpels im Alter

schen" Altersgelenk festgestellt wurden [7]. Bereits im 4. Lebensjahrzehnt kommen häufiger „ältere" Chondrozyten vor, in denen übermäßige Ansammlungen von Glykogen im Zytoplasma und vermehrte Chromatinkondensationen in den Zellkernen als Zeichen einer verminderten Zellvitalität angesehen werden. Ihr Absterben wird häufig von einem Schrumpfen des Zellvolumens als erstem ultrastrukturell erkennbaren Zeichen einer beginnenden Knorpeldegeneration eingeleitet. Der Gelenkknorpel, der im jungen Knorpel bläulich-weiß aussieht und glatt, transparent und leicht dehnbar ist, wird mit zunehmendem Alter gelblich, trübe und spröder. Dafür soll einmal der altersbedingte Verlust der Chondrozytenzahl und unabhängig davon eine gleichzeitig sich zunehmend verschlechternde Stoffwechselsituation der Knorpelzellen verantwortlich sein. Letztere könnte auf qualitative und quantitative Veränderungen der Synovialflüssigkeit – ihr Proteingehalt und ihre Viskosität (Minderung des Polymerisationsgrades der Hyaluronsäure) nehmen im Alter ab – und einen dadurch bedingten verminderten Substratnachschub zurückzuführen sein. Durch die metabolische Störung der Chondrozytenaktivität werden Proteoglykane nur noch mangelhaft und in veränderter Form, z.B. kürzere Mucopolysaccharidketten, nachgebildet. So ist bekannt, dass Chondrozyten älterer Tiere strukturell andere Proteoglykane synthetisieren als junge Tiere: Ihre Chondroitinsulfatketten sind länger, ihre Keratansulfatketten kürzer und insgesamt können sie weniger Wasser in Form von Hydrathüllen um sich anordnen. Eine der morphologisch nachweisbaren Folgen einer Qualitätsminderung der Knorpelmatrix ist das Auftreten von „Asbestknorpel", der auf einer allmählichen Demaskierung der Kollagenfasern beruht. Damit wird zwangsläufig die Elastizität des Knorpels und als Folge die Abpolsterung der Gelenke herabgesetzt. Über diesen Pathomechanismus lässt sich schließlich ein vermehrter Verlust an Knorpelsubstanz erklären, der langfristig zur Arthrose führt (Abb. 2).

■ Pathophysiologie der Defektheilung im Gelenkknorpel

Nicht zuletzt seit Hunter bereits 1743 feststellte, dass „from Hippocrates to the present age, ulcerated cartilage is a troublesome thing and once destroyed, is not repaired" wurden unzählige Versuche unternommen, die Pathophysiologie des Knorpelschadens und seiner Defektheilung zu analysieren, sowie die Möglichkeiten seiner therapeutischen Beeinflussung zu verbessern [3]. Im Folgenden soll die Defektheilung nach unterschiedlicher Traumatisierung – Mikrotrauma, oberflächliche und tiefe, osteochondrale Knorpelläsion – dargestellt werden (Abb. 3–5) [zur Übersicht u. a. 1, 2, 4, 10, 14].

Nach Mikrotraumatisierung des Gelenkknorpels kommt es primär zu einer Veränderung der extrazellulären Matrix durch chondrozytäre Chondrolyse, die mit einem Verlust von Proteoglykanen und „normalem" Kollagen II, sowie dem Auftreten „fremder" Kollagene I, III und X einhergeht. Re-

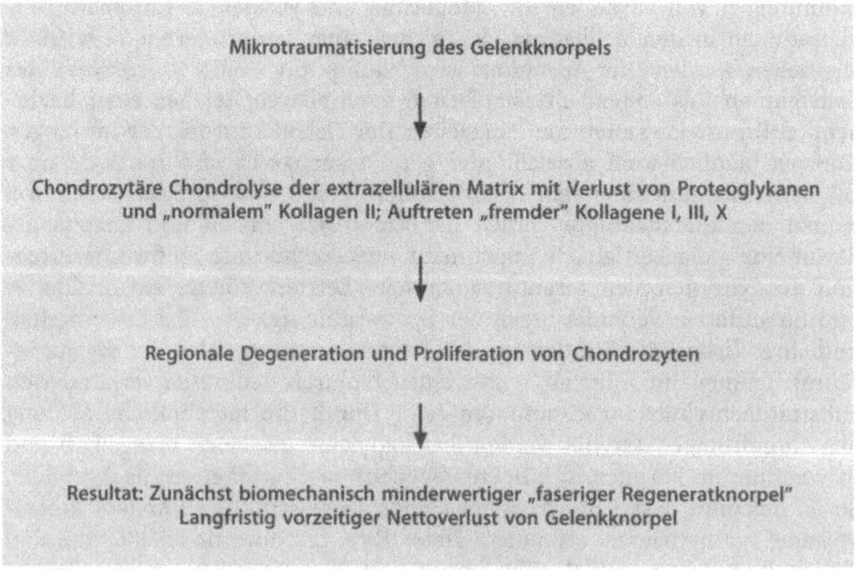

Abb. 3. Folgen einer Mikrotraumatisierung des Gelenkknorpels

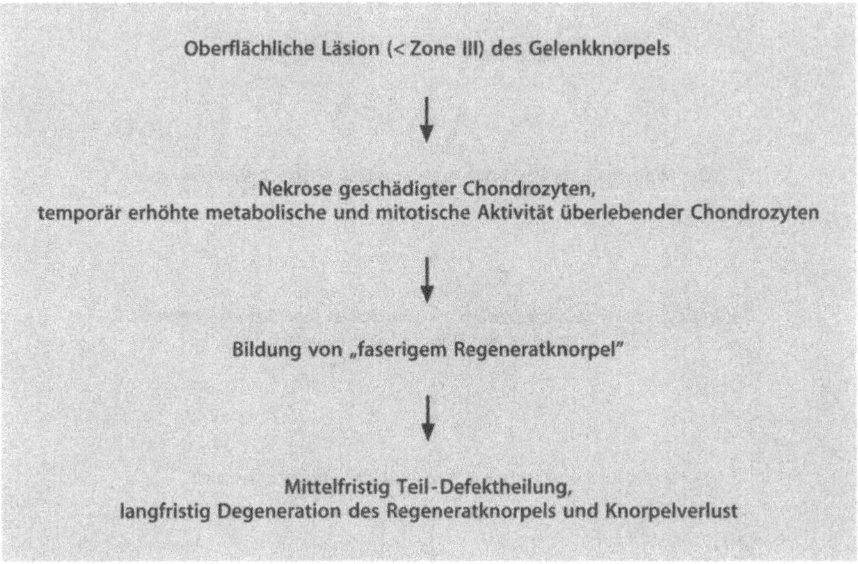

Oberflächliche Läsion (< Zone III) des Gelenkknorpels

↓

Nekrose geschädigter Chondrozyten,
temporär erhöhte metabolische und mitotische Aktivität überlebender Chondrozyten

↓

Bildung von „faserigem Regeneratknorpel"

↓

Mittelfristig Teil-Defektheilung,
langfristig Degeneration des Regeneratknorpels und Knorpelverlust

Abb. 4. Defektheilung nach oberflächlicher Schädigung des Gelenkknorpels

gional werden sowohl eine Degeneration als auch eine Proliferation von Chondrozyten beobachtet. Als Resultat entsteht zunächst biomechanisch minderwertiger „Faserknorpel", der langfristig einen vorzeitigen Nettoverlust von Gelenkknorpel bedingt (Abb. 3). In eigenen experimentellen Untersuchungen konnten wir als Folge einer 4-wöchigen Immobilisation bereits Störungen der Chondrozytenfunktion, wie das Auftreten von Chondrozyten, die von einem demaskierten Filz von Mikrofibrillen umgeben waren, von sog. Brutnestern, sowie das Einsprossen von Gefäßen aus der subchondralen Knorpelregion etc. histologisch und ultrastrukturell nachweisen [12; unveröffentlichte Befunde].

Nach oberflächlicher Läsion (< Zone III bzw. < 3 mm im Durchmesser) des Gelenkknorpels tritt zunächst eine Nekrose geschädigter und in den überlebenden bzw. in der Umgebung der Läsion gelegenen Chondrozyten ein temporärer Anstieg der metabolischen und mitotischen Aktivität auf. Als Folge davon kommt es zur vermehrten Synthese und Ablagerung von Proteoglykanen und Kollagen II in der extrazellulären Matrix. Obwohl also zunächst eine Teil-Defektheilung in Form eines faserigen Regeneratknorpels erfolgt, führen eine inadäquate Proliferation und fehlende Migration der Chondrozyten langfristig zu einer vorzeitigen Degeneration des neusynthetisierten Gewebes (Abb. 4).

Die Heilung eines osteochondralen Defektes haben in ausgedehnten experimentellen Studien Shapiro und Mitarbeiter 1993 untersucht [10]. Sie fanden akut die Ausbildung eines Hämatoms und anschließend eine typische inflammatorische „Wundheilung" über den subchondralen Knochen-

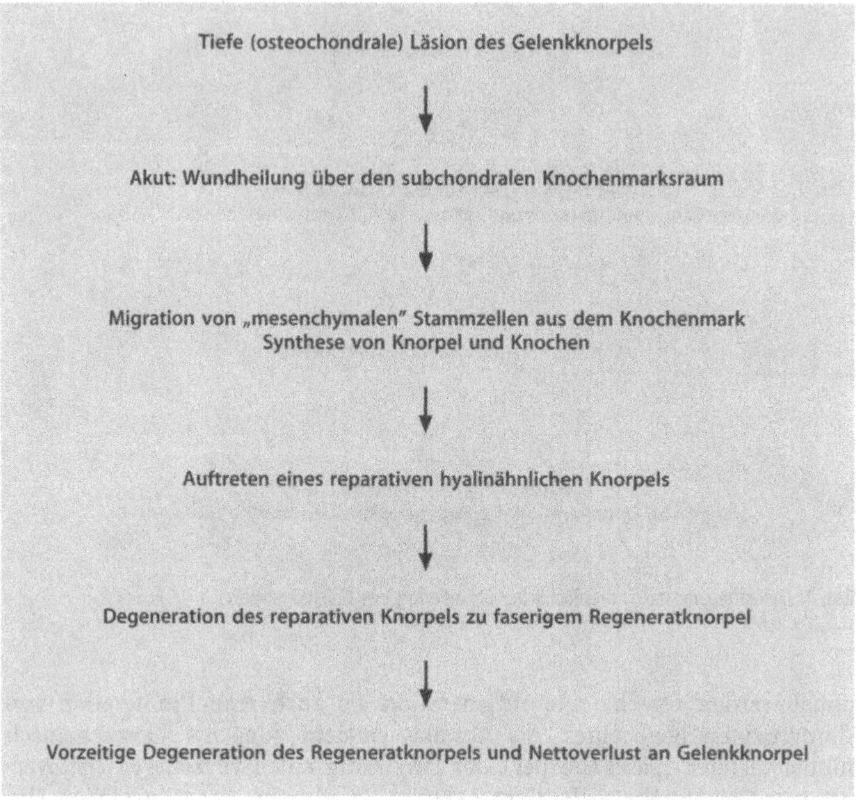

Tiefe (osteochondrale) Läsion des Gelenkknorpels

Akut: Wundheilung über den subchondralen Knochenmarksraum

Migration von „mesenchymalen" Stammzellen aus dem Knochenmark
Synthese von Knorpel und Knochen

Auftreten eines reparativen hyalinähnlichen Knorpels

Degeneration des reparativen Knorpels zu faserigem Regeneratknorpel

Vorzeitige Degeneration des Regeneratknorpels und Nettoverlust an Gelenkknorpel

Abb. 5. Defektheilung nach tiefer (osteochondraler) Läsion des Gelenkknorpels

markraum. Innerhalb von 2–7 Tagen kam es zu einer Migration von „mesenchymalen" Stammzellen aus dem Knochenmark. Diese differenzierten sich in knorpel- und knochenbildende Zellen, die innerhalb von 6–8 Wochen den Defekt durch Knorpel und Knochen zum Teil ausfüllten. Dieser frühe „reparative Knorpel" war hyalinähnlich, das heißt, dass die Chondrozyten Kollagen II und Proteoglykane ähnlich der normalen extrazellulären Matrix gebildet hatten. Innerhalb von 3–12 Monaten degenerierte jedoch dieser reparative Knorpel zu biomechanisch minderwertigem „faserigem Regeneratknorpel". Beim Menschen übereinstimmende Befunde lassen eine ähnliche Pathophysiologie der Regeneration osteochondraler Knorpeldefekte annehmen. So werden die Ränder eines osteochondralen Defektes zunächst durch eine Art primitiven Faserknorpel geschlossen. Davon unabhängig scheint vom subchondralen Knorpel aus zusätzlich eine geringe Regenerationsfähigkeit des hyalinen Knorpelgewebes aufgrund interstitiellen Wachstums möglich zu sein. Allerdings ist das langfristige Resultat, wie bei anderen Defektheilungen, ein minderwertiger fasriger Regeneratknorpel. Zusammenfassend kann aus diesen experimentellen wie klinischen Daten geschlossen werden, dass nach Verletzung des Gelenkknorpels ein sub-optimales „faseriges" Knorpelregenerat entsteht, das weder die ursprüng-liche Struktur noch die physikalischen Eigenschaften wie hyaliner Gelenk-knorpel aufweist [1, 2, 4, 10, 14].

■ Literatur

1. Chen F, Frenkel S, Di Cesare P (1999) Repair of articular cartilage defects: Part I. Basic science of cartilage healing. Am J Orthop 28:31–33
2. Chen F, Frenkel S, Di Cesare P (1999) Repair of articular cartilage defects: Part I. Treatment options. Am J Orthop 28:88–96
3. Hunter W (1743) On the structure and diseases of articulating cartilage. Philos Trans R Soc Lond 42b:514–521
4. Mankin H (1982) Current concepts review: the response of articular cartilage to mechanical injury. J Bone Joint Surg 64A:460–466
5. Millward-Saddler S, Wright M, Lee HS, Nishida K, Caldwell H, Nuki G, Salter D (1999) Integrin-regulated secretion of interleukin 4: a novel pathway of mechano-transduction in human articular chondrocytes. J Cell Biol 145:183–189
6. Mow V, Ratcliffe A, Poole A (1992) Cartilage and diathrodial joints as paradigms for hierarchical materials and structures. Biomaterials 13:67–97
7. Müller von F (1913) Differenzierung der chronischen Gelenkentzündungen. Münch Med Wschr 60:2017–2018
8. Muir H (1995) The chondrocyte, architect of cartilage. Bioassays 17:1039–1048
9. Olsen B (1997) Collagen IX. Int J Biochem Cell Biol 29:555–558
10. Shapiro F, Koide S, Glimcher M (1993) Cell origin and differentiation in the repair of full-thickness defects of articular cartilage. J Bone Joint Surg 74A:532–553
11. Svoboda K (1998) Chondrocyte-matrix attachment complexes mediate survival and differentiation. Microsc Res Tech 43:111–122
12. Steinbrück K, Metz J, Binzus G, Krahl H (1981) Der Immobilisationsschaden am Gelenk. Klinische und experimentelle Untersuchungen. In: Kindermann W, Hort W (eds) Sportmedizin für Breiten- und Leistungssport
13. Veldhuijzen J, Bourret L, Rodan G (1979) In vitro studies of the effect of intermit-tent compressive forces on cartilage cell proliferation. J Cell Physiol 98:299–306
14. Wirth C, Rudert M (1996) Techniques of cartilage growth enhancement: a review of the literature. Arthroscopy 12:300–308

Kommentar M. STEINWACHS

Der menschliche Gelenkknorpel zeigt einen einzigartigen, an seine Funktion angepassten strukturellen Aufbau. Dabei sorgen die nur mit etwa 1–10% am Gesamtvolumen beteiligten Chondrozyten für das Gleichgewicht zwischen Aufbau und Abbau der Knorpelgrundsubstanz. Dabei betreiben die durch die diffusions-ernährten Chondrozyten nur einen sehr langsamen Stoffwechsel. Dementsprechend lange Halbwertzeiten von 800–1000 Tagen sind zur Erneuerung der Grundsubstanz notwendig. Für die mechanische Festigkeit des Knorpels sorgen gerichtete dreidimensionale, als Netzwerk angelegte Kollagenfasern, in die gitterartig die Proteoglykane (7–9%) eingewoben sind. Aufgrund der hohen Wasserbindungsfähigkeit kommt es zum passiven Einstrom von Wasser in das dreidimensionale Netzwerk der Grundsubstanz. Der so entstandene Gewebsturgor sorgt für die charakteristische Druckelastizität des Knorpels. Unter dynamischen Lastwechseln wird das bis 90% des Volumens ausmachende Wasser wie aus einem Schwamm herausgepresst und wieder aufgenommen. Unter solcher mechanischer Belastung kommt es zur Aktivierung des Zellstoffwechsels. Durch ein dynamisches Gleiten der Gelenkflächen wird somit auf der einen Seite die Nährstoffversorgung dieses bradytrophen Gewebes sichergestellt und auf der anderen Seite die Synthesen der Grundsubstanzen gesteigert. Reparaturprozesse können nur in einem sehr begrenzten Umfang nachgewiesen werden. Als Antwort auf einen strukturellen Knorpelschaden entsteht ein biomechanisch minderwertiger faseriger Regeneratknorpel, der über lange Zeiträume zur Ausbildung einer Arthrose führt.

➡ Eine Schädigung des Gelenkknorpels führt zur Ausbildung von biomechanisch minderwertigem faserigen Regeneratknorpel.

➡ Gelenkbewegung sichert die Nährstoffversorgung der Knorpelzellen und die Neusynthesen der Knorpelgrundsubstanzen.

2 Articular Cartilage Biology and Biomechanics

M. Wong, E. B. Hunziker

■ Overview

The intricate patterns of movement seen in vertebrate animals are made possible through the elegant design of synovial joints. The synovial joint is an organ whose function depends on several connective tissues including bone, ligament, tendon, synovium and articular cartilage. Of these, articular cartilage has perhaps the most highly specialized biomechanical properties. It provides the lubricated bearing surface which permits skeletal elements to glide and rotate against each other in a friction-free manner. In addition, the superficial layers of articular cartilage act as a deformable cushion which distributes and attenuates the peak loads associated with physical activity. Articular cartilage is also an extremely resilient tissue which can withstand tens of millions of cycles of load over the course of its lifetime.

The thickness of articular cartilage shows considerable variation across species (from ~ 50 microns in the mouse to several millimeters in man), though the maximum thickness rarely exceeds 3–4 millimeters. The thickness of articular cartilage may be inherently limited as the tissue is dependent on diffusion of nutrients from the synovial fluid [47]. Within an animal, the thickness of cartilage varies from joint to joint as well as from site to site within a joint. The thickness and contour of articular cartilage may be related to the mechanical loading history applied to the joint during its development [7]. Cartilage thickness correlates with body weight across a wide range of species [47] and, in man, is higher in the high weightbearing joints of the lower extremity compared to the upper extremity [50].

Despite the variation in thickness, the general stratified arrangement of articular cartilage is similar across species. It is the architectural orientation of the collagen fibrils which give articular cartilage its overall structure. The collagen fibrils extend upwards from the calcified cartilage layer and bend over near the cartilage surface to form an arcade-like structure (Fig. 1).

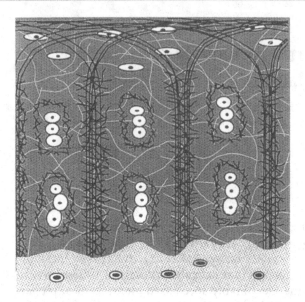

Fig. 1. Schematic of adult articular cartilage. The collagen fibrils (black lines) give articular cartilage its overall structure. In the radial zone, the collagen fibrils are predominantly oriented perpendicular to the bone plate and provide anchorage to the subchondral bone. In the transitional zone, the fibrils bend over to form arcades. In the superficial zone, the fibrils run parallel to the surface (reproduced from Hunziker et al. (1997) [18], with permission)

▪ Matrix Composition

Articular cartilage is a relatively acellular tissue, whose extracellular space is occupied by interstitial fluid (60–80%) and organic extracellular matrix components, primarily proteoglycans and collagens. The chondrocytes are responsible for maintaining the extracellular matrix by controlling the synthesis and degradation of the extracellular matrix proteins. The extracellular matrix molecules are organized into a complex supramolecular network. The functional properties of articular cartilage result directly from the properties of this network and its interaction with the interstitial fluid. In healthy, normal articular cartilage, there exists a strong correlation between the structure and biochemical composition of the tissue and its biomechanical properties. In disease states, such as osteoarthritis, the disruption of the structural integrity of the matrix by the degradation of individual matrix proteins leads to reduced mechanical properties and impaired function.

▪ **The Cells.** The cells of cartilage, known as chondrocytes, are highly specialized and control the synthesis, assembly, and turnover of proteins in the extracellular matrix. The cell volume density of adult articular cartilage (e.g. the volume of the tissue occupied by cells) ranges from 1.5–4% in hu-

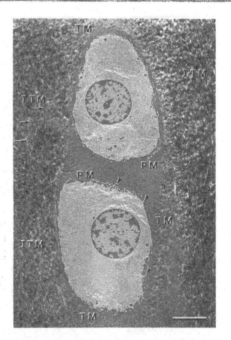

Fig. 2. Electron micrograph of a pair of radial zone chondrocytes embedded in extracellular matrix. The chondrocytes show organelles necessary for matrix synthesis, including endoplasmic reticulum and Golgi membranes. The extracellular matrix is compartmentalized into the pericellular matrix [PM], territorial matrix [TM] and interterritorial matrix [ITM]. Arrowheads: fine cellular processes. Cartilage tissue was processed by high-pressure freezing, freeze substitution and Epon embedding to optimally preserve the ultrastructure. 3500×; bar = 5 microns (reproduced from Hunziker et al. (1997) [18], with permission)

mans [19] to 15% in rabbits [9]. The cell numerical density (e.g. number of cells per volume of tissue) varies inversely with the size of the animal, the cell density in rabbits being several times greater than in man. One consequence of the relatively low cell density of articular cartilage is that the metabolic domain of a single chondrocyte (e.g. the volume of matrix regulated by a single cell) is much greater than the size of the cell itself [19]. Chondrocytes are therefore thought to be metabolically active cells.

The shape of chondrocytes are rounded in the deep zones of articular cartilage and ellipsoidal in the superficial layer (Fig. 1). When viewed at the resolution of the electron microscope, however, one sees a great number of microvilli on the surface of the cells which provides a highly interdigitated contact with the adjacent matrix (Figs. 2 and 3). The close contact between the cell and the surrounding matrix may have important consequences for cartilage physiology. Cartilage is devoid of vascular and lymphatic vessels, and the chondrocytes are dependent on direct diffusion of nutrients through the extracellular space from the synovial fluid. Unlike other connective tissue cell types, chondrocytes have no direct contact with other cells. Factors which regulate cartilage matrix remodelling, including growth factors, cytokines, and mechanochemical signals, must be communicated to the cell via the extracellular matrix. Similarly, transport of matrix proteins, enzymes, growth factors, and degradation products must be transported from the cell to their appointed destination via the extracellular matrix.

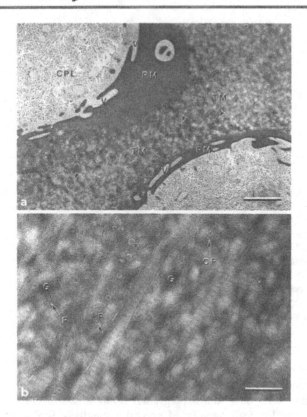

Fig. 3a, b. Electron micrograph of adult human articular cartilage. **a** Radial zone of cartilage showing the pericellular matrix [PM] and territorial matrix [TM] between two chondrocytes. CPL, cytoplasma, V, microvilli protruding into the pericellular matrix. The pericellular matrix has a fine granular appearance whereas the territorial matrix shows many collagen fibrils some cut in cross-section (arrowheads). 20000×; bar = 1 micron. **b** Interterritorial matrix revealing longitudinal- and cross-sectioned collagen fibrils. Hydrated proteoglycans appear in the extrafibrillar space as a fine, granulated substance [G]. 40000x; bar=0.5 microns (reproduced from Hunziker et al. (1997) [18], with permission)

■ **Extracellular Matrix Molecules.** In the electron microscope, the extracellular matrix is composed of collagen fibrils (both longitudinally and cross-sectioned) and a fine, granulated substance thought to represent hydrated proteoglycans (Fig. 3b). Of the twenty or so extracellular matrix proteins, which have been identified in articular cartilage, type II collagen and a large aggregating proteoglycan known as aggrecan are found in the highest abundance and have a function which is best understood. The aggrecan monomer consists of a core protein onto which many glycosaminoglycans (GAG) chains are covalently bonded. In turn, hundreds of monomers can bind to a hyaluronan backbone to form a huge aggregated molecule with a molecular weight up to 200 million Da. The monomers are stabilized onto the backbone via a specialized link protein.

The high density of fixed, negatively-charged GAG side chains creates an osmotic swelling pressure in the tissue, which contributes to the mechanical stiffness of the cartilage under compression [3, 24, 36]. In addition, repulsive forces generated by compression of the negatively charged aggrecan molecules serves to stiffen the matrix. Both of these mechanisms allow the cartilage matrix to re-swell after a compressive load has been removed.

In vivo, the osmotic swelling of the aggrecan molecule is restricted by a collagen network [5]. The collagenous component of cartilage is thought to contribute significantly to the tensile strength and stiffness of cartilage and to enhance the cohesiveness of the matrix by entrapping aggrecan molecules. The density of intramolecular and intermolecular crosslinks in the collagen network may also contribute to the mechanical integrity of the tissue [41].

The functions of the numerous other minor proteins found in cartilage have yet to be fully elucidated. Cartilage contains small amounts of other forms of collagen (types V, VI, IX, X, and XI), small proteoglycans (biglycan, decorin, fibromodulin), and other proteins (fibronectin, cartilage oligomeric matrix protein (COMP), thrombospondin-1, tenascin, chondronectin, osteonectin, matrilin-3). Some of these molecules, including type IX collagen, decorin, and fibromodulin have been localized to the surface of the type II collagen fibril [14, 16, 30, 48] and may be involved in mediating fibrillogenesis and/or collagen-collagen and collagen-proteoglycan interactions. Of these type II collagen-associated molecules, decorin expression appears to be regulated by mechanical loading [27, 49] and this molecule may contribute to mechanical integrity of the matrix [26]. Many major and minor cartilage matrix proteins bind to chondrocytes via integrins and other cell surface receptors and, in this manner, may transduce signals from the extracellular environment to the interior of the cell [55].

Matrix Compartmentalization. Unlike the extracellular matrix of immature cartilage, the extracellular matrix of adult articular cartilage is compartmentalized into the pericellular, territorial and interterritorial matrices (Figs. 2 and 3). Electron micrographs reveal a 1–2 micron thick, proteoglycan-rich layer known as the pericellular matrix (PM) surrounding the chondrocytes. Adjacent to the pericellular matrix is an envelope of collagen-rich material, known as the territorial matrix (TM) which may serve to protect the cells during loading. The largest stretch of matrix which occupies the spaces between chondrons is known as the interterritorial matrix (ITM).

The Functional Role of Articular Cartilage

In nature it is common to find soft, resilient parts interspersed with brittle segments [11], and diarthrodial joints are an excellent example of this design. In the skeleton, the bony segments provide the rigidity required for locomotion, and the cartilage layer cushions the impact of the load. The different roles that cartilage and bone play in joint function are reflected in their mechanical properties. Bone is more than 1000 times stiffer that cartilage and fractures at strains of less than 1%, whereas cartilage can undergo strains of 50% or more with no macroscopic fracturing. Because cartilage deforms more than the underlying bone, it increases the contact area during joint loading thus allowing the loads to be spread over a greater area [44].

Human articular cartilage is subjected to loads exceeding five times body weight during normal activities such as fast walking and jogging [6]. This joint loading corresponds to pressures in the range of 5–18 MPa [1, 17, 28]. The ability of cartilage to carry these pressures is thought to depend largely on the pressurization of the interstitial fluid [43, 46]. By pressurizing the fluid, articular cartilage is able to sustain high pressures while keeping the stresses and strains on the solid matrix low.

■ **Mechanical Properties.** The mechanical properties of cartilage are dependent on the composition and structural organization of the extracellular matrix, and therefore vary with species, age, and site. Like most biologic tissues, cartilage displays *non-linear, anisotropic* behavior, meaning that the mechanical properties are dependent on strain rate, strain direction (tension/compression) and specimen orientation. Much of the non-linear behavior of cartilage can be attributed to its biphasic nature [31]. Cartilage is comprised of two incompressible phases, a porous-permeable proteoglycan/collagen network and the interstitial fluid filling the pores [37]. The time-dependent properties of cartilage are related to the movement of fluid through the porous network.

Mechanical properties of cartilage are measured by subjecting cartilage to either tension, compression, shear or indentation. These tests can be performed under 'creep' conditions or 'stress relaxation' conditions. In the former case, the application of a constant load results in a rapid (elastic) deformation of the specimen followed by a further time- and fluid flow-dependent strain. The deformation of the disk stops when the resistance of the solid matrix and its osmotic pressure balances the external load (equilibrium). During stress relaxation, the specimen is subjected to a finite deformation (Fig. 4a), which results in an immediate rise in load followed by a time-dependent 'relaxation' until an equilibrium load is reached (Fig. 4b). In both creep and stress relaxation tests, the instantaneous or "short term" properties are measured before fluid exudation has occurred and reflect a stiff, elastic, incompressible material. The equilibrium properties on the other hand are measured after fluid flow is completed and reflect more the (softer) properties of the elastic solid matrix. Three parameters derived from mechanical tests of cartilage are most often used to describe the biomechanical behavior of cartilage. These are the modulus, the Poisson's ratio, and the permeability.

The *modulus* reflects a material's resistance to load and can be measured in tension, shear or compression. Due to the above-mentioned non-linear-

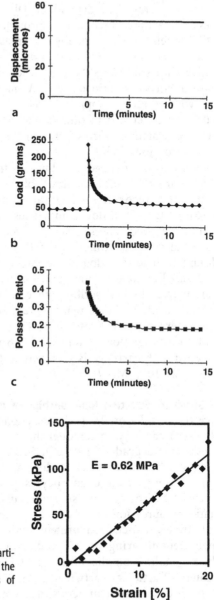

Fig. 4 a–c. 5% uniaxial unconfined compression of a disk of articular cartilage (**a**) results in a time-dependent change in load (**b**) and Poisson's ratio (**c**) (reproduced from Wong and Hunziker (1998) [52], with permission)

Fig. 5. Equilibrium compression test of articular cartilage to 20% of the original height. The slope of the stress/strain curve yields a compression modulus of 0.62 MPa

ity, the instantaneous modulus is generally higher than the modulus at equilibrium. Figure 5 illustrates the calculation of the equilibrium compressive modulus in compression. The compressive equilibrium (or aggregate) modulus of cartilage has been measured in the range of 0.5–1.0 MPa. Cartilage, particularly the superficial zone, is much stiffer in tension (~ 20 MPa [2]) than it is in compression. The short term properties of cartilage are strain rate dependent. Oloyede et al. (1992) found that the stiffness of cartilage increased approximately 10 fold (from ~ 1 MPa to ~ 12 MPa) when the strain rate was increased from 5×10^{-5} s^{-1} to 5×1^{-2}s^{-1} [34].

The *Poisson's ratio* describes the compressibility of a material. A material which shows no radial bulging when subjected to uniaxial compression will have a Poisson's ratio of zero. A material which bulges to the extent that the volume after compression is conserved, will have a Poisson's ratio of ~0.5 and is termed incompressible. The Poisson's ratio measured for adult articular cartilage varies between 0.0 and 0.4 [4, 20]. In cartilage, the apparent compressibility of the tissue is attributed to flow of fluid out of the tissue, not to a change in volume of the solid or fluid phase, both of which are assumed to be incompressible. As seen in Fig. 4C, cartilage behaves practically incompressibility after a step compression (Poisson's ratio ~0.5). At t>0, fluid flow commences until the equilibrium value of Poisson's ratio is reached. The similarity of the load versus time curve and the Poisson's ratio versus time curves (Fig. 4b and c) suggests the fluid is the dominant load carrying phase during dynamic loading.

A third commonly measured property of cartilage is the *permeability*, a parameter which describes the ease with which water can move through the pores of the solid matrix [32]. Permeability is a function of the size and interconnectivity of the pores. Cartilage has a porosity of about 70% and an average pore diameter of 3–6 nm. Due to the small pore size, fluid flow through cartilage is relatively difficult and the permeability of the tissue ($1-2 \times 10^{-15}$ M^4/Ns) is low [29].

■ **Structure/Function Relationships in Articular Cartilage.** Like many connective tissue cells of the skeleton, chondrocytes in articular cartilage have a (limited) capacity to remodel the extracellular matrix by altering the synthesis and degradation of individual matrix components. Recent evidence suggests that mechanical loading applied to the tissue can alter the metabolic activity of the chondrocytes [26, 39]. For example, physiologic levels of cyclic hydrostatic pressure upregulates proteoglycan synthesis [15], while static compression results in an inhibition in metabolic activity [12, 42, 53]. In vivo, increased proteoglycan content has been found in areas of high weightbearing [8, 45] and with increased physical activity [25]. Reduced loading on the other hand causes a decrease in the proteoglycan content of articular cartilage [8, 33, 35].

In order to better understand the structure/function relationships of cartilage tissue, studies correlating mechanical properties with biochemical and/or structural parameters have proved useful. In general, the tensile stiffness and strength of cartilage is related to the collagen content, fibril orientation and perhaps crosslinking density [22, 38, 41, 54]. The compressive properties of articular cartilage can be attributed primarily to the GAG content [24], although recent evidence has suggested that thickness and orientation of the superficial layer also contributes to stiffness [21]. Static compression of articular cartilage results in a highly inhomogeneous

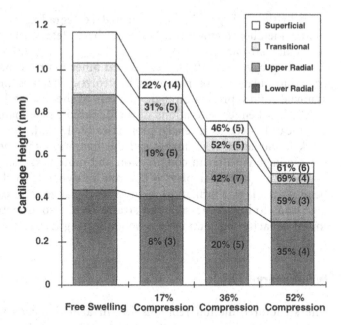

Fig. 6. Height of bovine articular cartilage in the free swelling state and with 17%, 36% and 52% uniaxial static compression. The zonal axial strains (given in bold type as percent ± SD) were inhomogeneous with the highest strains occurring in the upper zones and the lowest strains occurring in the deep radial zone (reproduced from Wong et al. (1997) [53], with permission)

strain pattern, with significantly higher strains in the superficial zone compared to the radial zone (Fig. 6). The relatively high water and low GAG content of the superficial zone compared to the deep zones of cartilage may be responsible for this strain pattern.

▪ **Biochemical and Biomechanical Alterations in Osteoarthritic Cartilage.** In normal healthy cartilage, the synthesis and degradation of matrix molecules are in balance. In pathologic conditions such as osteoarthritis, catabolic processes dominate and one observes a gradual, but irreversible destruction of the cartilage. Histologically, the first evidence of osteoarthritic degradation is the fibrillation of the articular surface and a loss of staining for proteoglycan. The damage to the collagen network leads to increased water content (swelling) in the tissue. In later stages, the fibrillation progresses to form fissures and cracks in the tissue which eventually extend down to the subchondral bone. Late stage osteoarthritis is also associated with pathologic changes to the joint tissues including cyst and osteophyte formation, replacement of hyaline cartilage with fibrocartilage, and eburnation.

Osteoarthritic cartilage is histologically heterogeneous, with areas of cell proliferation and elevated synthetic activity (indicative of repair activity) interspersed with regions of degradation, necrosis and inflammation. In osteoarthritic cartilage, high levels of matrix-degrading proteinases known as matrix metalloproteinases (MMP) have been detected [51]. Two of these, in particular stromelysin (MMP-3) and collagenase (MMP-1), are capable of degrading aggrecan [10], collagens and other matrix proteins. The presence of extracellular matrix fragments, proteolytic enzymes and cytokines in the synovial fluid represent biologic markers of the disease [40].

The biochemical alterations of the diseased tissue manifest themselves in significantly decreased tensile properties [2, 13, 23]. Once the collagen network is damaged, it is unable to limit hydration and the tissue swells [5]. OA cartilage is softer in compression and more permeable [3]. The superficial layer in particular plays a key role in dynamic load support in intact, healthy cartilage. Fibrillation of the superficial zone in osteoarthritic cartilage leads to higher stresses and strains on the solid matrix and a compromised capacity to function as a weightbearing tissue.

■ Summary

The structure/function relationships in articular cartilage depend on the dynamic interplay between the chondrocytes and the extracellular matrix. The chondrocytes maintain the matrix network by balancing synthesis and degradation of matrix products. Through this remodelling process, cartilage can adapt or optimize its properties to meet changes in functional demand. The matrix, on the other hand, protects the cells and helps maintain the chondrogenic phenotype. Although articular cartilage can provide upwards of eight decades of normal function, all too frequently osteoarthritic degeneration of the cartilage matrix results in impaired tissue and joint function. The challenge for the future will be to develop new strategies to arrest or even reverse the advance of this disease.

■ References

1. Afoke N, Byers P, Hutton W (1987) Contact pressures in the human hip joint. J Bone Joint Surg Br 69B:536–541
2. Akizuki S, Mow VC, Muller F, Pita JC, Howell DS, Manicourt DH (1986) Tensile properties of human knee joint cartilage. I. Influence of ionic conditions, weight bearing, and fibrillation on the tensile modulus. J Orthop Res 4:379–392
3. Armstrong C, Mow V (1982) Variations in the intrinsic mechanical properties of human articular cartilage with age, degeneration, and water content. J Bone Jt Surg 64A:88–94
4. Athanasiou K, Rosenwasser M, Buckwalter J, Malinin T, Mow V (1991) Interspecies comparisons of in situ intrinsic mechanical properties of distal femoral cartilage. J Orthop Res 9:330–340
5. Basser P, Schneiderman R, Bank R, Wachtel E, Maroudas A (1998) Mechanical properties of the collagen network in human articular cartilage as measured by osmotic stress technique. Arch Biochem Biophys 351:207–219

6. Bergmann G, Graichen F, Rohlmann A (1993) Hip joint loading during walking and running, measured in two patients. J Biomech 26:969–990

7. Carter D, Wong M (1988) The role of mechanical loading histories in the development of diarthrodial joints. J Orthop Res 6:804–816

8. Caterson B, Lowther D (1978) Changes in the metabolism of the proteoglycans from sheep articular cartilage in response to mechanical stress. 540:412–422

9. Eggli PS, Hunziker EB, Schenk RK (1988) Quantitation of structural features characterizing weight- and less-weight-bearing regions in articular cartilage: a stereological analysis of medial femoral condyles in young adult rabbits. Anat Rec 222:217–227

10. Flanary C, Lark J, Sandy J (1992) Identification of a stromelysin cleavage site within the interglobular domain of human aggrecan: evidence of proteolysis at this site in vivo in human articular cartilage. J Biol Chem 267:1008–1014

11. Gordon J (1978) Structures: Or why things don't fall down. Penguin Books, Middlesex

12. Gray ML, Pizzanelli AM, Grodzinsky AJ, Lee RC (1988) Mechanical and physicochemical determinants of the chondrocyte biosynthetic response. J Orthop Res 6:777–792

13. Guilak F, Ratcliffe A, Lane N, Rosenwasser M, Mow V (1994) Mechanical and biochemical changes in the superficial zone of articular cartilage in canine experimental osteoarthritis. J Orthop Res 12:474–484

14. Hagg R, Bruckner P, Hedbom E (1998) Cartilage fibrils of mammals are biochemically heterogeneous: Differential distribution of decorin and collagen IX. J Cell Biol 142:285–294

15. Hall A, Urban J, Gehl K (1991) The effects of hydrostatic pressure on matrix synthesis in articular cartilage. J Orthop Res 9:1–10

16. Hedlund H, Mengarelli-Widholm S, Heinegard D, Reinholt F, Svensson O (1994) Fibromodulin distribution and association with collagen. Matrix Biol 14:227–232

17. Hodge W, Fijan R, Carlson K, Burgess R, Harris W, Mann R (1986) Contact pressures in the human hip joint measured in vivo. PNAS 83:2879–2883

18. Hunziker EB, Michel M, Studer D (1997) Ultrastructure of adult human articular cartilage matrix after cryotechnical processing. Microsc Res Tech 37:271–284

19. Hunziker EB (1992) Articular cartilage structure in humans and experimental animals. In: Kuettner KE, Schleyerbach R, Peyron JG, Hascall VC (Eds) Articular Cartilage and Osteoarthritis. Raven Press, New York, pp 183–199

20. Jurvelin J, Buschmann M, Hunziker EB (1996) Optical and mechanical determination of poisson's ratio of adult bovine humeral articular cartilage. J Biomechanics 30:235–241

21. Jurvelin J, Wong M, Arokoski J, Helminen H, Hunziker EB (1999) Importance of the superficial tissue layer on the indentation stiffness of articular cartilage. J Biomechanics in revision

22. Kempson G (1975) Mechanical properties of articular cartilage and their relationship to matrix degradation and age. Ann Rheum Dis 34:111–113

23. Kempson G, Muir H, Pollard C (1973) The tensile properties of the cartilage of human femoral condyles related to the content of collagen and glycosaminoglycans. Biochim Biophys Acta 297:456–472

24. Kempson G, Muir H, Swanson S, Freeman M (1970) Correlations between stiffness and the chemical constituents of cartilage on the human femoral head. Biochem Biophys Acta 215:70–77

25. Kiviranta I, Tammi M, Jurvelin J, Säämänen A, Helminen H (1988) Moderate running exercise augments glycosaminoglycans and thickness of articular cartilage in the knee joint of young beagle dogs. J Orthop Res 6:188–195

26. Korver THV, Vandestadt RJ, Kiljan E, Vankampen GPJ, Vanderkorst JK (1992) Effects of loading on the synthesis of proteoglycans in different layers of anatomically intact articular cartilage in vitro. J Rheumatol 19:905–912

27. Little CB, Ghosh P, Bellenger CR (1996) Topographic variation in biglycan and decorin synthesis by articular cartilage in the early stages of osteoarthritis: An experimental study in sheep. J Orthopaed Res 14:433–444

28. Macirowski T, Tepic S, Mann R (1994) Cartilage stresses in the human hip joint. J Biomech Eng ASME 116:10–18

29. Mansour J, Mow V (1976) The permeability of articular cartilage under compressive strain and at high pressures. JBJS 58A:509

30. Miosge N, Flachsbart K, Goetz W, Schultz W, Kresse H, Herken R (1994) Light and electron microscopical immunohistochemical localization of the small proteoglycan core proteins decorin and biglycan in human knee joint cartilage. Histochem J 26:939–945

31. Mow VC, Kuei SC, Lai WM, Armstrong CG (1980) Biphasic creep and stress relaxation of articular cartilage in compression: theory and experiments. J Biomech Eng 102:73–84

32. Mow VC, Ratcliffe A, Poole AR (1992) Cartilage and Diarthrodial Joints as Paradigms for Hierarchical Materials and Structures. Biomaterials 13:67–97

33. Olah E, Kostenszky K (1972) Effect of altered functional demand on the glycosaminoglycan content of articular cartilage of dogs. Acta Biol Acad Sci Hung 23:195–200

34. Oloyede A, Flachsmann R, Broom N (1992) The dramatic influence of loading velocity on the compressive response of articular cartilage. Connect Tissue Res 27:211–224

35. Palmoski M, Perricone E, Brandt K (1979) Development and reversal of a proteoglycan aggregation defect in normal canine knee cartilage after immobilization. Arth Rheum 22:508–517

36. Parsons J, Black J (1987) Mechanical behavior of articular cartilage: Quantitative changes with enzymatic alteration of the proteoglycan fraction. Bull Hosp Jt Dis Orthop Inst 47:13–30

37. Ratcliffe A, Mow V (1996) Articular Cartilage. In: Comper W (Eds) Extracellular Matrix. Harwood Academic Publishers, Amsterdam, S 234–302

38. Roth V, Mow V (1980) The intrinsic tensile behavior of the matrix of bovine articular cartilage and its variation with age. J Bone Joint Surg 62A:1102–1117

39. Sah RL, Kim YJ, Doong JY, Grodzinsky AJ, Plaas AH, Sandy JD (1989) Biosynthetic response of cartilage explants to dynamic compression. J Orthop Res 7:619–636

40. Scher D, Stolerman E, DiCesare P (1996) Biologic markers of arthritis. Am J Orthop 25:263–272

41. Schmidt M, Schoonbeck J, Mow V (1987) The relationship between collagen cross-linking and the tensile properties of articular cartilage. Trans Orthop Res Soc 12:134

42. Schneiderman R, Keret D, Maroudas A (1986) Effects of mechanical and osmotic pressure on the rate of glycosaminoglycan synthesis in the human adult femoral head cartilage: An in vitro study. J Orthop Res 4:393–408

43. Setton L, Zhui W, Mow V (1993) The biphasic poroviscoelastic behavior of articular cartilage: Role of the superficial zone in governing the compressive behavior. J Biomechanics 26:581–592

44. Simon W (1970) Scale effects in animal joints. I. Articular cartilage thickness and compressive stress. Arthritis Rheum 13:244–256

45. Slowman S, Brandt K (1986) Composition and glycosaminoglycan metabolism of articular cartilage from habitually loaded and habitually unloaded sites. 29:88–94

46. Soltz M, Ateshian G (1998) Experimental verification and theoretical prediction of cartilage interstitial fluid pressurization at an impermeable contact interface in confined compression. J Biomech 31:927–934

47. Stockwell R (1971) The interrelationship of cell density and cartilage thickness in mammalian articular cartilage. J Anat 109:411–421

48. Vaughan L, Mendler M, Huber S, Bruckner P, Winterhalter K, Irwin M, Mayne R (1988) D-periodic distribution of collagen type IX along cartilage fibrils. J Cell Biol 106:991–997

49. Visser N, Van Kampen G, Dekoning M, Vanderkorst J (1994) Mechanical loading affects the synthesis of decorin and biglycan in intact immature articular cartilage in vitro. Int J Tissue React 16:195–203

50. Werner O (1897) Die Dicke der menschlichen Gelenkknorpel. University of Berlin, Berlin

51. Wolfe G, MacNaul K, Buechel F, McDonnell J, Hoerrner L, Lark M, Moore V, Hutchinson N (1993) Differential in vivo expression of collagenase and stromely-sin in synovium and cartilage: In human RA and OA patients and in two animal models of acute inflammatory arthritis. Arthritis Rheum 36:1540–1547

52. Wong M, Hunziker EB (1998) Articular cartilage biology and mechanics. Sports Med Arthr Rev 6:4–12

53. Wong M, Wuethrich P, Buschmann M, Eggli P, Hunziker EB (1997) Chondrocyte biosynthesis correlates with local tissue strain in statically compressed adult articular cartilage. J Orthop Res 15:189–196

54. Woo S-Y, Akeson W, Jemmott G (1976) Measurements of nonhomogeneous, directional mechanical properties of articular cartilage in tension. J Biomech 9:785–791

55. Wright M, Nishida K, Bavington C, Godolphin J, Dunne E, Walmsley S, Jobanputra P, Nuki G, Salter D (1997) Hyperpolarisation of cultured human chondrocytes following cyclical pressure-induced strain: Evidence of a role of $\alpha_5\beta_1$ integrin as a chondrocyte mechanoreceptor. J Orthop Res 15:742–747

▪ Kommentar M. Steinwachs

Der menschliche Gelenkknorpel ist eines der widerstandsfähigsten Gewebe, das bis zum 80. Lebensjahr Millionen von Bewegungszyklen unbeschadet überstehen kann. Unter normaler körperlicher Tätigkeit wird der Gelenkknorpel mit dem 5fachen seines Körpergewichtes belastet. Dabei entstehen Drucke in einem Bereich von 5–18 MPa. An gesundem Knorpel besteht eine strenge Korrelation zwischen der Struktur, der biochemischen Zusammensetzung und den biomechanischen Eigenschaften. Bei einer durchschnittlichen Knorpeldicke von 3–4 mm variiert die biochemische Zusammensetzung in Abhängigkeit von der zonalen Gliederung. Für die biomechanische Belastbarkeit ist der arkadenförmige Aufbau der Kollagenfibrillen von entscheidender Bedeutung. Da Knorpelzellen von ihrer extrazellulären Matrix umgeben sind, müssen sämtliche den Metabolismus steuernde Zytokine, growth factors und Mechanosignale durch die extrazellulären Matrixmoleküle transportiert werden. Dabei kann eine durchschnittliche Knorpelporosität von 70% bei einem durchschnittlichen Porendurchmesser von 3–6 nm nachgewiesen werden. Decorin, eines der kleinen Proteoglykanmoleküle wird in Abhängigkeit von der mechanischen Belastung synthetisiert und ist für die Mechanointegrität der Matrix verantwortlich. Als Signalüberträger für die mechanische Belastung fungiert ein weiteres Proteoglykanmolekül, das Integrin. Das elastische Verhalten des Knorpels ist durch eine nicht lineare biphasische Verformung charakterisiert. Schäden der extrazellulären Matrix können nur in einem sehr begrenzten Umfang durch Erhöhung der Matrixsynthesen ausgeglichen werden. Dabei ist von entscheidender Bedeutung, dass durch Einwirkung zyklischer hydrostatischer Drucke ein Anstieg der Proteoglykansynthesen in humanen Chondrozyten nachweisbar ist. Im Gegensatz dazu führt statischer Druck zu einer Hemmung der Matrixsynthesen.

➡ Knorpel besitzt nur eine geringe Kapazität zur Regeneration struktureller Schäden in der biochemischen Zusammensetzung.

➡ Die oberflächliche Knorpelzone spielt für die biomechanische Kompensation von Kräften eine entscheidende Rolle (größte Verformbarkeit bei höchstem Flüssigkeitsgehalt).

➡ Zyklische Belastung (Bewegung/CPM) stimuliert die Bildung von Matrixbestandteilen.

➡ Statischer Druck (Immobilisation/Gips) hemmt die Bildung von Matrixbestandteilen.

3 Tissue Engineering

M. Sittinger

■ Differenzierung mesenchymaler Zellen für das Tissue Engineering

Der Bedarf für neue therapeutische Ansätze zur Behandlung von Knorpel- und Knochendefekten nimmt mit der wachsenden Zahl an Patienten mit degenerativen Erkrankungen des Skelettsystems, wie z. B. der Arthrose, stetig zu. Vielversprechende neue Technologien bietet das Tissue Engineering durch die Transplantation funktionell aktiver autologer Zellen, den Einsatz von morphogenen Wachstumsfaktoren und formgebender oder temporär stützender Biomaterialien. Mit Hilfe dieser Technologie soll neues Knorpel- und Knochengewebe aufgebaut bzw. das pathologisch veränderte Gewebe regeneriert werden.

Das Tissue Engineering basiert üblicherweise auf der Vermehrung autologer Zellen, die anschließend z. B. in Form einer Lösung oder als ausgereiftes Transplantat wieder in den Patienten gebracht werden. Leider ist das Proliferationspotential der Zellen begrenzt und eine Vermehrung über viele Zellpassagen in vitro reduziert deutlich die funktionale Qualität der Zellen. Daher wird auch vielfach die Verwendung von pluripotenten Vorläuferzellen oder auch mesenchymaler Stammzellen für die Transplantatzüchtung angestrebt. Deren Potential zur Proliferation und Differenzierung ist deshalb von besonderem Interesse für die Regeneration von Geweben und Organen mit Hilfe des Tissue Engineering.

So wurden auch mesenchymale Zellen der Knochenhaut genutzt, um unter verschiedenen experimentellen Bedingungen Gewebe zur Heilung von Knorpel- und Knochendefekten in Kaninchen zu züchten. Eine entsprechende Reifung zu Vorläufergeweben wurde in dreidimensionalen Kulturen mit Hilfe von Matrixstrukturen aus Fibrin, Alginat und Polymergerüststrukturen erzielt [1, 2].

Dabei wird auch das Differenzierungsverhalten unter Einfluss verschiedener morphogener Faktoren der TGF-β-Superfamilie unter definierten Kulturbedingungen untersucht. Erste Ergebnisse entsprechender in vivo-Untersuchungen zeigen, dass eine Stimulierung von Transplantaten mit TGF-β die Bildung von hyalinem Knorpel zugunsten einer verstärkten subchondralen Ossifikation inhibiert [3]. Bislang sind die komplexen Wechselwirkungen der mesenchymalen Zellen mit den morphogenen Wachstumsfaktoren sowie die Rolle der entsprechenden Rezeptoren aber noch nicht ausreichend verstanden.

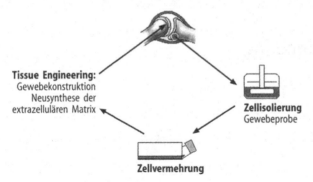

Tissue Engineering:
Gewebekonstruktion
Neusynthese der
extrazellulären Matrix

Zellisolierung
Gewebeprobe

Zellvermehrung

Abb. 1. Grundprinzip der autologen Gewebetransplantation mit Hilfe des Tissue Engineering: Aus einer Gewebeprobe des Patienten werden Zellen isoliert. Nach einer Vermehrungsphase wird ein neues Gewebe gezüchtet und anschließend in den Patienten implantiert

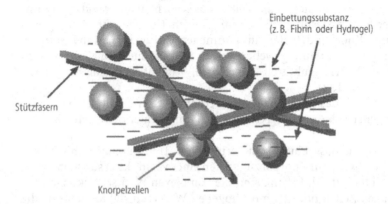

Abb. 2. In vitro gezüchtetes Knorpelgewebe in Form einer Ohrmuschel. Das Gewebe enthält 150 Mio Zellen, die aus einer kleinen Probe eines Nasenseptumknorpels gewonnen wurden

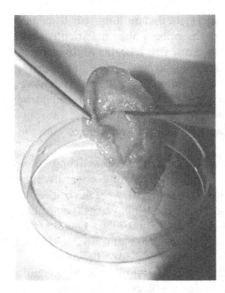

Einbettungssubstanz
(z. B. Fibrin oder Hydrogel)

Stützfasern

Knorpelzellen

Abb. 3. Prinzip der Einbettung und Verteilung humaner Zellen in einer resorbierbaren Gerüststruktur

■ Definition des Tissue Engineering

> *Tissue Engineering ist die Anwendung von Prinzipien und Methoden der technischen Entwicklung und der Biowissenschaften zum Zwecke eines besseren Verständnisses der Beziehungen von Struktur und Funktion in gesunden und pathologisch veränderten Geweben und die Entwicklung eines biologischen Ersatzes zur Wiederherstellung, Erhaltung oder Verbesserung der Gewebefunktionen*

Übersetzt aus dem Englischen, National Science Foundation, USA, 1988

■ Wachstumsfaktoren zur Differenzierung und Stabilisierung

Bone Morphogenetic Proteins (BMP) zeigen als Mitglieder der TGF-β-Superfamilie in der frühen Knorpel- und Knochenentwicklung großen Einfluss auf mesenchymale Zellen als Wachstums- und Differenzierungsfaktoren. Im Zuge entsprechender Grundlagenforschungsarbeiten zur Verwendung von mesenchymalen Vorläuferzellen müssen auch weitere Einblicke in die Beteiligung der Wachstumsfaktor-Rezeptoren an der Entwicklung der Bindegewebe *in vitro* und *in vivo* gewonnen werden. So führt beispielsweise der Einfluss von BMP-2 auf diese Vorläuferzellen zur Ausprägung von Knochen- und Knorpelzellen. Durch den Einsatz unterschiedlicher BMP-2-Rezeptorvarianten konnte gezeigt werden, dass der eine BMP-Rezeptor (BMPR-IA) sowohl für die Knorpel- als auch Knochenentwicklung unabdingbar, während der zweite BMP-Rezeptor (BMPR-IB) mehr für die Knochenentwicklung verantwortlich zu sein scheint [4].

Des Weiteren werden Mitglieder der TGF-β-Superfamilie gezielt in primäre Knorpelzellen eingebracht, um Knorpelgeweben in entzündeten Gelenken eine höhere in vivo-Stabilität und bessere Überlebenschancen nach Implantation zu ermöglichen. Auch Knorpeltransplantate mit gentechnisch veränderten Zellen werden zunächst in drei-dimensionalen in vitro-Zellkulturen hinsichtlich ihrer Ausbildung von Knorpelmatrix histologisch, biochemisch und über semiquantitative Analysen zur Genexpression geprüft, bevor sie in geeigneten Tiermodellen weiter getestet werden.

■ Zellzucht

Die Technologie des Tissue Engineering erfordert eine vergleichsweise aufwendige Handhabung von Zellen, die einem Patienten entnommen und schließlich wieder zurückgeführt werden sollen. Dies verlangt in allen Teilschritten besondere Sorgfalt, um eine Gefährdung des Patienten z. B. durch potentiell infektiöse Zusätze oder anderen Kontaminationen auszuschließen. Auf die übliche Methode, Zellen in Kultur mit fötalem Kälberserum zu züchten, sollte angesichts der Infektionsgefahr durch Prionen verzichtet werden [5]. Bislang gelingt es noch nicht, die Chondrozyten mit serumfreiem Medium ausreichend zu vermehren bzw. die Matrixsynthese anzuregen. Deshalb sollte autologes Serum vom Patienten selbst gewonnen und für sämtliche Schritte des Tissue Engineering eingesetzt werden.

Das Proliferationsvermögen bei Chondrozyten des humanen Nasenseptums wurde ausführlich untersucht. Vermehrungsraten von über tausendfach können erzielt werden [6]. Ein Zusammenhang zwischen dem Vermehrungspotential und dem Lebensalter der Patienten konnte in dieser Untersuchung nicht festgestellt werden. Wesentlich schwieriger erwies sich im Allgemeinen jedoch die Vermehrung humaner Gelenkchondrozyten. Dagegen lassen sich artikuläre Knorpelzellen von adulten Rindern und Kaninchen problemlos 100fach vermehren.

■ Regeneration von Gelenkknorpel

Die Reparatur umschriebener Defekte im Gelenkknorpel z. B. nach Sportverletzungen ist heute schon mittels Knorpelzellsuspensionen unter Periostabdeckung möglich. Dieses Verfahren wurde erstmals von Brittberg et al. 1994 publiziert. Um aber größere zerstörte Knorpelflächen zu reparieren, wie sie gewöhnlich bei der Arthrose und Arthritis auftreten, müssen jedoch ganze Gewebestücke bis hin zu vitalen „Bioprothesen" entwickelt werden.

Weit mehr als bei Ersatzgeweben in der plastischen Chirurgie kommt es beim Gelenkknorpelersatz auf eine sehr hohe mechanische Festigkeit und eine gute Fixierung des Transplantats an. Derzeit gezüchtete Gewebe erreichen in vitro noch keine ausreichende Stabilität, um damit größere Gelenkflächen zu therapieren. Bislang durchgeführte Tierversuche mit Therapie artifizieller Defekte in Kaninchen- oder Pferdegelenken sind noch nicht vergleichbar mit dem Ersatz einer gesamten Gelenkfläche.

Der aktuelle Stand der Forschung zeigt zwei Hauptprobleme auf, die es in Zukunft zu lösen gilt:
▩ die mechanische Festigkeit und
▩ die Fixierung des Knorpeltransplantats im Gelenk.

Für eine ausreichende mechanische Stabilität muss ein Verfahren entwickelt werden, mit dem die Matrix des künstlichen Knorpelgewebes zu einer ausreichenden Festigkeit verdichtet wird. Derzeit wird in diesem Zusammenhang an einer heterotopen Transplantation gearbeitet. Dabei reift das Gewebe nach einer in vitro-Phase zunächst noch an einer gut versorgten Stelle in vivo heran, z. B. in der Leistenregion. Erst danach wird es in das Gelenk verpflanzt. Im Prinzip könnten gezüchtete Knorpelschichten auf defekte Gelenkflächen mit Fibrinkleber aufgeklebt oder durch resorbierbare Pins fixiert werden. Derzeit erscheint es aber noch zweifelhaft, ob allein durch Klebung eine ausreichende Verbindung zwischen dem Transplantat und dem subchondralen Knochen erreicht werden kann. Um dieses wichtige Problem zu lösen, werden Knorpel-Knochen-Verbundgewebe basierend auf mehrschichtigen Trägermaterialien gezüchtet. Dabei wird der künstliche Knorpel direkt über einem spongiösen Knochenersatz gezüchtet [7].

■ Transplantationen und Tiermodelle

In den ersten Schritten hin zur Entwicklung in vitro gezüchteter Knorpel werden im Allgemeinen ausführliche Transplantationsexperimente in immundefizienten Nacktmäusen durchgeführt, um zunächst die Gewebe und Trägermaterialien in vivo auf Stabilität und Verhalten zu untersuchen [8, 9]. Dabei werden häufig sehr gute Ergebnisse erzielt. Sowohl die makroskopische als auch die histologische Beurteilung zeigt unter geeigneten Gewebekulturbedingungen eine knorpeltypische Gewebeentwicklung.

In einem weiteren Modell können gezüchtete Gewebescheiben in Stanzdefekte von Kaninchengelenken implantiert werden [10, 11]. Auch hier

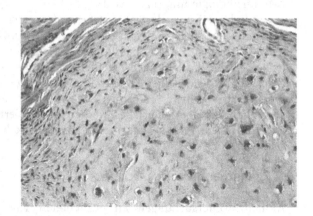

Abb. 4. Histologie eines gezüchteten Knorpeltransplantats nach subkutaner Implantation in die Nacktmaus

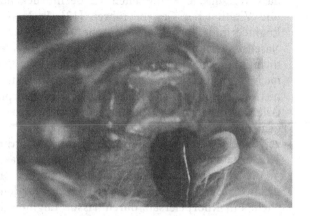

Abb. 5. Transplantation von gezüchteten Knorpelscheiben in Kniegelenken bei Kaninchen

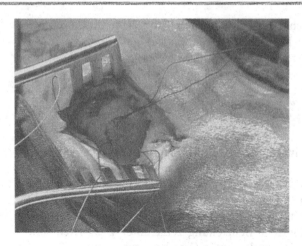

Abb. 6. Transplantation von präformierten Knorpeltransplantaten in Fesselgelenken bei Pferden

wird zunächst geprüft, ob das Transplantat und die Zellmorphologie erhalten bleiben oder ob das Ersatzgewebe zu fibrösem Gewebe mit gestreckter Zellmorphologie umgebaut wird.

Artikuläres Knorpelgewebe ist besonders auch bei Pferden einer starken mechanischen Belastung ausgesetzt, und es entstehen aufgrund der Gelenksüberbeanspruchung häufig Knorpelschäden vor allem in den Fesselgelenken. Daher besteht auch bei Pferden ein bedeutender klinischer Bedarf, geschädigtes Knorpelgewebe durch autologe Knorpeltransplantate zu therapieren. Entsprechend präformierte Gewebe mit autologen Zellen und unterschiedlichen Trägermaterialien werden implantiert. Dabei müssen vor allem auch geeignete Verankerungsmethoden entwickelt und geprüft werden.

⬛ Biomechanische Eigenschaften

Aktuelle Untersuchungen an gezüchteten Knorpeltransplantaten zeigen, dass verlängerte Kulturzeiten zu beeindruckender mechanischer Qualität und Vitalität der Gewebe führen [12]. In Nacktmäusen entwickelt Tissue Engineering-Knorpel mechanische Festigkeiten, die etwa dem humanen Nasenseptumknorpel vergleichbar sind [13]. Allerdings ist es derzeit noch nicht klar, in welchem Maße transplantierte Knorpelzellen oder Gewebe nach Transplantation in Gelenkknorpeldefekte ihre natürlichen mechanischen Eigenschaften erreichen. Die Histomorphologie eines regenerierten Gelenkknorpelgewebes unterscheidet sich normalerweise klar vom umliegenden nativen Knorpel. Die Zellverteilung erscheint eher zufällig und zeigt meist keine typische säulenförmige Anordnung. Ferner fehlt die typische arkadenförmige Architektur der Knorpelfasern und ist es auch unklar, ob die Wasserbindungskapazität der Knorpelmatrix ausreicht, um die enorme hydroelastische Belastbarkeit eines gesunden Gelenkknorpels zu erreichen. Ein Knorpelersatz durch Tissue Engineering kann also aller Voraus-

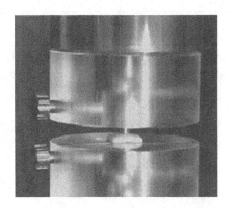

Abb. 7. Biomechanische Prüfung von Knorpeltransplantaten definierter Größe

sicht nach nur durch die Unterstützung weiterer natürlicher Heilungspro-
zesse zum nachhaltigen therapeutischen Erfolg führen.

■ Immunologische Aspekte

Für gezüchtete autologe Knorpel- und Knochentransplantate können zwei
immunologische Risiken abgeleitet werden.

■ Biomaterialien, die zur Einbettung der Zellen oder als Gerüststrukturen
benötigt werden, führen leicht zur Infiltration von Fremdkörperriesen-
zellen oder Granulozyten.

■ Man muss davon ausgehen, dass gezüchtete Transplantate praktisch immer
unvollständig ausgereifte Zellgewebe darstellen und einem nativen Knorpel nicht gleichgesetzt werden können. Möglicherweise werden in Transplantaten ohne ausreichend dichter Gewebematrix sogar unter autologen
Bedingungen dem Immunsystem „fremde" Strukturen präsentiert, die
normalerweise im bradytrophen Gewebe verdeckt sind.

So zeigt die klinische Erfahrung, dass auch etwa 3–8% nativer autologer rekonstruktiver Knorpeltransplantate resorbiert bzw. abgestoßen werden [14].
Diese Patienten zeigen signifikant erhöhte Antikörpertiter gegen die mino-
ren Kollagene (fibrillenassoziiert) Typ IX und XI. Auch die Untersuchungen
mit konservierten xenogenen Knorpeltransplantaten führten zu signifikant
erhöhten Titern insbesondere gegen Typ IX [15]. Trotz des üblicherweise
autologen Ansatzes bei Tissue Engineering, z.B. auch die Verwendung
autologen Serums oder autologer Fibrinkleber, muss also abhängig von der
klinischen Situation mit immunologischen Reaktionen gerechnet werden.
So gilt es beispielsweise zu bedenken, dass gezüchteter Knorpel im Gegensatz zu natürlichem Nasenseptum- oder Ohrknorpel bisher kein Perichondrium besitzt.

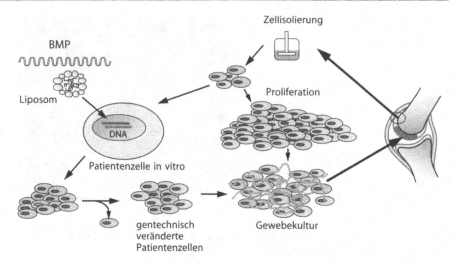

Abb. 8. Ansatz zur Knorpelregeneration bei der rheumatoiden Arthritis: In vivo Protektion des gezüchteten Knorpels durch Transfer von Genen der TGF-β Superfamilie (z. B. BMP-7)

▨ Knorpelaufbau bei chronischen Gelenkerkrankungen

Bei inflammatorischen Gelenkerkrankungen tragen viele Entzündungsfaktoren, z. B. IL-1 [16, 17] und TNF-α, durch die Aktivierung von Metalloproteinasen zur Zerstörung der extrazellulären Matrix bei und damit zum Verlust an Knorpelgewebe. Um Knorpeldefekte zu regenerieren und um erneuter Zerstörung entgegenzuwirken, stellt eine Transplantation von künstlichem Knorpel in Verbindung mit Maßnahmen zur Förderung des Regenerationspotentials und der Matrixneubildung eine neue Strategie zur Therapie der entzündlichen Gelenkerkrankungen dar. Eine zusätzliche regenerative Potenz und eine antientzündliche Eigenschaft der Transplantate könnte in Zukunft insbesondere durch den Transfer von Genen der TGF-β-Superfamilie (bone morphogenetic proteins) erreicht werden [18]. Erste erfolgversprechende Hinweise lieferte die Expression von BMP-7 bei in Nacktmäusen transplantierten Knorpelgeweben. Hier wurde eine Inhibition von Zellinvasionen aus umliegenden Zellschichten beobachtet [19].

Zur Verifizierung der entzündungshemmenden Eigenschaften von Faktoren kann ferner in vitro ein interagierendes Gewebemodell (in vitro-Pannus) [20] herangezogen werden.

▨ Zusammenfassung

„Tissue Engineering" ist ein interdisziplinäres Forschungsgebiet zur Entwicklung von lebenden Geweben und Organen für biomedizinische Anwendungen. Gezüchtete Zellen werden dazu meist in eine Stütz- und Bindematrix aus Biomaterialien eingebettet und durch geeignete Kulturbedingungen zur organspezifischen Ausdifferenzierung und Reifung des Gewebes gebracht. Die Herstellung von körpereigenen Ersatzgeweben aus den gezüchteten Zellen des Patienten steht dabei im Vordergrund. So können Knorpel- und Knochendefekte mittels gezüchteter adulter Zellen oder auch mesenchymaler Vorläuferzellen therapiert werden. Morphogene Wachstumsfaktoren und spezielle dreidimensionale Zellkulturtechniken dienen als wichtige Werkzeuge zur Züchtung der autologen Ersatzgewebe. Unterschiedliche in vitro- und in vivo-Modelle werden zur umfangreichen funktionellen Prüfung der Zelldifferenzierung und Gewebeentwicklung herangezogen, bevor eine klinische Umsetzung der Tissue Engineering-Techniken erfolgen kann.

■ Literatur

1. Redlich A, Perka C, Schultz O, Spitzer R, Häupl T, Burmester GR, Sittinger M.: Bone engineering on the basis of periosteal cells cultured in polymer fleeces. J Mat Sci (in press)
2. Perka C, Schultz O, Spitzer R, Lindenhayn K, Burmester G, Sittinger M: Segmental Bone Repair by Tissue Engineered Periosteal Cell Transplants with Different Bioresorbable Carriers in Rabbits. Biomaterials (in press)
3. Perka C, Schultz O, Spitzer R, Lindenhayn K: The influence of transforming growth factor β_1 on mesenchymal cell repair of full-thickness cartilage defects (submitted)
4. Kaps C, Hoffmann A, Czichos S, Tzylanowski P, Sittinger M, Häupl T, Huylebroeck D, Gross G, Gazit D: BMP-receptor-IA (BMPR-IA, Alk3) and not the BMP-receptor-IB (BMPR-IB, Alk6) mediates the BMP-2 dependent chondro-/osteogenic differentiation potential in mesenchymal progenitors C3H10T1/2. J Bone Min Res (submitted)
5. Gruber R, Sittinger M, Bujia J (1996) Untersuchungen zur in vitro Kultivierung von Humanchondrozyten bei Einsatz FCS-freier Zuchtmedien: Minimierung des möglichen Risikos einer Infektion mit Erregern von Prionen-Erkrankungen. Laryngo-Rhino Otol 75:105–108
6. Sittinger M, Bräunling J, Kastenbauer E, Hammer C, Burmester G, Bujia J (1997) Untersuchungen zum Vermehrungspotential von Nasenseptum-Chondrozyten für die in-vitro Züchtung von Knorpeltransplantaten. Laryngo-Rhino Otol 76:96–100
7. Kreklau B, Sittinger M, Mensing M, Voigt C, Berger G, Burmester G-R, Rahmanzadeh R, Gross U (1999) Tissue Engineering of Biphasic Joint Cartilage Transplants. Biomaterials 20:1743–1749
8. Rotter N, Sittinger M, Hammer C, Bujia J, Kastenbauer E (1997) Transplantation in vitro hergestellter Knorpelmaterialien: Charakterisierung der Matrixsynthese. Laryngo-Rhino Otol 76:241–247
9. Haisch Rathert T, Jahnke V, Burmester GR, Sittinger M (1997) In vitro engineered cartilage for auricular reconstruction. Advances in Tissue Engineering and Biomaterials, York
10. Freed LE, Grande DA, Lingbin Z, Emmanuel J, Marquis JC, Langer R (1994) Joint resurfacing using allograft chondrocytes and synthetic biodegradable polymer scaffolds. J Biomed Mat Res 28:891–899
11. Perka C, Schultz O, Lindenhayn K, Spitzer RS, Muschik M, Sittinger M, Burmester GR: Joint cartilage repair with transplantation of embryonic chondrocytes embedded in collagen-fibrin-matrices. Clin Exp Rheum (in press)

12. Ma PX, Langer R (1999) Morphology and mechanical function of long-term in vitro engineered cartilage. J Biomed Mater Res 44:217–221
13. Endres M (1999) Untersuchung biomechanischer Eigenschaften von in vitro hergestellten Knorpeltransplantaten. Diplomarbeit Biotechnologie, Thesis, TFh Berlin
14. Bujia J, Alsalameh S, Naumann A, Wilmes E, Sittinger M, Burmester GR (1994) Humoral immune response against minor collagens type IX and XI in patients suffering from cartilage graft resorption after reconstructive surgery. Ann Rheum Dis 53:229–234
15. Sittinger M, Jerez R, Burmester G-R, Krafft T, Spitzer W (1996) Antibodies to collagens in sera from patients receiving bovine cartilage grafts. Ann Rheum Dis 55:333–334
16. Goldring MB, Birkhead J, Sandell LJ, Kimura T, Krane SM (1988) Interleukin 1 suppresses expression of cartilage-specific types II and IX collagens and increases types I and III collagens in human chondrocytes. J Clin Invest 82:2026–2037
17. Campbell IK, Piccoli DS, Butler DM, Singleton DK, Hamilton JA (1988) Recombinant human interleukin-1 stimulates human articular cartilage to undergo resorption and human chondrocytes to produce both tissue- and urokinase-type plasminogen activator. Biochim Biophys Acta 967:183–194
18. Luyten FP, Chen P, Paralkar V, Reddi AH (1994) Recombinant bone morphogenetic protein-4, transforming growth factor-beta 1, and activin A enhance the cartilage phenotype of articular chondrocytes in vitro. Exp Cell Res 210:224–229
19. Kaps C, Rathert T, Bramlage C, Haisch A, Ungethüm U, Sittinger M, Burmester G-R, Gross G, Häupl T: Bone morphogenetic proteins promote cartilage differentiation and protect engineered artificial cartilage from fibroblast invasion. Arthritis & Rheumatism (submitted)
20. Schultz O, Keyszer G, Zacher J, Sittinger M, Burmester G-R (1997) Development of in vitro model systems for destructive joint diseases. Novel strategies to establish inflammatory pannus. Arthritis and Rheumatism 40:1420–1429

▓ Kommentar M. STEINWACHS

Das Tissue Engineering ist ein junges interdisziplinäres Forschungs-gebiet mit der Zielsetzung einer kontrollierten Geweberekonstruktion. Vor allem bei Geweben mit einer limitierten Reparaturkapazität (Knor-pel/Knochen) entwickeln sich neue Behandlungsmöglichkeiten. Die Basis dieser Technik besteht in der Entnahme einer Gewebeprobe des Zielge-webes. Nach Zellisolation und Zellvermehrung außerhalb des Körpers kann durch Rückgabe der Zellen in Kombination mit einem resorbier-baren stützenden Biomaterial eine Geweberekonstruktion erzielt werden. Erste schon in der klinischen Anwendung befindliche Therapieformen wie die autologe Chondrozytentransplantation zeigen ermutigende Er-gebnisse über einen Zeitraum bis zu zehn Jahren. Die Züchtung unbe-lasteter Knorpelrekonstrukte für Nasen- und Ohrknorpel ist unter expe-rimentellen Gesichtspunkten bereits durchgeführt worden. Beim Einsatz in großen Gelenken zeigt das derzeit gezüchtete Gewebe in vitro noch keine ausreichende biomechanische Stabilität. Histomorphologisch un-terscheidet sich das regenerierte Knorpelgewebe klar vom gesunden um-gebenden Knorpel. Eine vollständige Rekonstruktion des zonalen Auf-baus konnte bisher nicht erreicht werden. Die Kombination mit Zyto-kinen oder Wachstumsfaktoren zeigt im Tierversuch gute Ergebnisse. Gleiches kann für den Einsatz mesenchymaler Stammzellen gesagt wer-den. Dennoch besteht bislang für die komplexen Wechselwirkungen zwischen Zellen, Biomaterialien und Wachstumsfaktoren sowie die Rolle der entsprechenden Rezeptoren ein noch nicht ausreichendes Verständ-nis. Auch die Frage der Refixierbarkeit von im Labor gezüchtetem dreidimensionalem Knorpel ist nicht geklärt. Limitierend wirken sich darüber hinaus die im Tierexperiment nachweisbaren immunologischen Reaktionen aus.

➨ Vielversprechende Technologie mit hoher klinischer Relevanz in der Zukunft.

➨ In der Gelenkchirurgie gegenwärtig nur als autologe Chondrozyten-transplantation einsetzbar.

➨ Die Rekonstruktion von Gelenkschäden durch dreidimensional ge-züchteten Tissue engineerten Knorpel ist gegenwärtig durch man-gelnde biomechanische Stabilität, immunologische Reaktionen und ungeklärter Fixation eingeschränkt.

4 Wachstumsstimulation in Knorpelgeneration, Knorpeldegeneration, Knorpelregeneration und Knorpelersatz

T. Aigner, S. Söder

Degenerativen und traumatischen Knorpeldefekten steht gleichermaßen die Unfähigkeit des hyalinen adulten Gelenkknorpels gegenüber, in wesentlichem Umfang kompensatorisches Knorpelwachstum oder Knorpelmatrixsynthese zu zeigen. Weder kann adulter Knorpel defektfüllend wachsen noch scheint er in der osteoarthrotischen Knorpeldegeneration in der Lage zu sein, partiell oder ganz destruierte Matrixanteile suffizient zu ersetzen.

■ Knorpelrepair: Knorpelregeneration und Knorpelersatz

Wichtig für das Verstehen der an die anabolen Fähigkeiten der Knorpelzellen zu stellenden Anforderungen ist die Unterscheidung von mikro- und makromolekularen Knorpeldefekten, die entweder molekulare Regeneration (= mikromolekularer Repair) oder kompletten Knorpelersatz (= makromolekularer Repair) erfordern.

Beim mikromolekularen Repair geht es hierbei um den Ersatz substantiell gestörter molekularer Komponenten oder Komponentengruppen im ansonsten prinzipiell noch vorhandenen Knorpelmatrixgrundgerüst. In erster Linie handelt es sich um zumindest partiell degradierte Aggrekan-Proteoglykan-Moleküle sowie um Repairprozesse im Bereich des Kollagennetzwerkes. Beide molekularen Hauptbestandteile der extrazellulären Knorpelmatrix sind für die funktionelle Integrität der Knorpelmatrix von zentraler Wichtigkeit: sichert das Kollagennetzwerk die Reißfestigkeit des Knorpelgewebes, so sind die hochgradig wasserbindenden Proteoglykane, insbesondere Aggrekan, das molekulare Substrat der für das Abfedern von Stößen notwendigen Prallelastizität der Knorpelmatrix. Beide wichtigen funktionellen Eigenschaften des Knorpelgewebes sind in der osteoarthritischen Knorpeldegeneration nur noch sehr eingeschränkt und final kaum mehr vorhanden.

Makromolekularer Repair bezieht sich im Gegensatz zum mikromolekularen Repair auf den Neuaufbau einer kompletten Knorpelmatrix (= Knorpelersatz, sekundäre Chondroneogenese) analog der Knorpelneubildung im Rahmen des fetalen Wachstumsprozesses (= primäre Chondroneogenese). Dies impliziert die Neusynthese eines kompletten Satzes der Knorpelmatrixbestandteile durch die beteiligten Knorpelzellen. Hierbei spielen nicht nur das „Dass" und das „Wieviel" der Matrixneusynthese, sondern v. a. das „Was?" und das koordinierte „Wie?" entscheidende Rollen.

Insgesamt ist sowohl für den balancierten Matrixturnover als auch insbesondere für die Matrixneusynthese mit einem Nettogewinn an Matrixbestandteilen die synthetische Aktivität der Knorpelzellen von zentraler Bedeutung. Im normalen Gelenkknorpel findet sich hierbei z. B. eine basale kontinuierliche Neusynthese von Aggrekan, welche im Gleichgewicht mit einer kontinuierlichen auch im normalen Knorpelgewebe stattfindenden Degradation von Aggrekanmolekülen steht [1]. Im Gegensatz zu Aggrekan zeigt Kollagen Typ II kaum einen Turnover im normalen adulten Gelenkknorpel und eine Neusynthese ist daher praktisch nicht nachweisbar [2, 3]. Im Rahmen der Osteoarthrose kommt es zunächst sogar zu einer anfänglichen Aktivierung der synthetischen Aktivität der Knorpelzellen in den geschädigten Arealen [4, 5]. Gerade in den oberflächlichen Schichten, in denen die eigentliche Knorpelzerstörung stattfindet, nimmt die synthetische Aktivität der Chondrozyten jedoch wieder ab. Daher kommt es gerade in den hauptbelasteten oberflächlichen Schichten zu einem Verlust des Proteoglykangehaltes im degenerierten Knorpelgewebe [2, 6]. Die stärkste Expression und Neusynthese von Knorpelmatrixkomponenten findet man im fetalen Wachstumsknorpel [7] und im Rahmen der sekundären Chondroneogenese z. B. im Bereich der osteophytären Knorpelneubildung [8]. In den genannten Situationen muss nicht nur Knorpelmatrix erhalten, sondern neu aufgebaut werden. Dies gilt insbesondere auch für die hierbei stark exprimierten Kollagene, die – wie erwähnt – keine wesentliche Neusynthese im adulten normalen Gelenkknorpel zeigen.

▪ Anabole Knorpelwachstumsfaktoren (Abb. 1)

Der wohl am besten charakterisierte und zumindest für die Proteoglykansynthese im adulten Gelenkknorpel eventuell wichtigste Faktor ist der Insulin-ähnliche Wachstumsfaktor I (= Insulin-like growth factor I = IGF-I), das frühere Somatomedin-C. Wie von J. Tyler (Cambridge, England) und anderen gezeigt, wirkt dieser Faktor in vitro stark anabol aktivierend [9, 10] und zumindest auch im Tiermodell in vivo [11]. Hierbei kommt es v. a. zu einer starken Stimulation der Aggrekan-Proteoglykan-Expression. IGF-1 kann durch katabol wirksame Faktoren wie das Interleukin-1 (Il-1) und den Tumor-Nekrose-Faktor (TNF-α) in seinen anabolen Wirkungen auf die Knorpelzellen antagonisiert werden [12].

IGF-I wird v. a. in der Leber auf Stimulation durch Wachstumshormon synthetisiert und als endokriner Faktor sezerniert (Überblick siehe [13]). Frühere Untersuchungen haben zusätzlich in vielen Organen eine „periphere" Synthese von IGF-I nachweisen können [14]. Eine lokale Neusynthese von IGF-I wurde auch für die Gelenkknorpelzellen behauptet, was eine chondrozytenabhängige auto- und parakrine anabole Regulation der IGF-Synthese und der biologischen Aktivität von IGF implizieren würde [15].

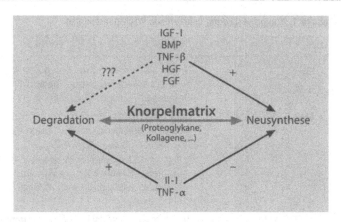

Abb. 1. Modulatoren des Knorpelmatrixturnovers

Eigene neuere Arbeiten konnten jedoch zeigen, dass IGF-I kein Genexpressionsprodukt adulter humaner Chondrozyten ist und somit das im Knorpel in relativ hoher Konzentration nachweisbare IGF-I via Diffusion vermutlich aus dem Serum und damit der Leber stammt. IGF-I wird in seiner Wirkung über einen eigenen Rezeptor mediiert und durch zahlreiche sogenannte IGF-Bindungsproteine in seiner Verteilung und Wirkung moduliert [13]. Hierbei ist zwar bekannt, dass eine Reihe dieser Moleküle im Knorpel exprimiert werden bzw. vorkommen [16, 17], die genauen Wirkzusammenhänge sind jedoch unklar.

Eine in letzter Zeit immer besser charakterisierte Gruppe anabol stimulierender und Knorpelwachstum initiierender Mediatoren stellen die sogenannten Bone-Morphogenetic Proteins (BMPs) dar: insbesondere BMP-7 (Osteogenin 1) scheint hierbei eine vielversprechende stimulatorische Fähigkeit zuzukommen. Arbeiten aus der Arbeitsgruppe von K. Kuettner (Chicago, USA) konnten eine über sonstige anabole Faktoren weit hinausgehende Stimulation von knorpelspezifischer Proteoglykan- und Kollagensynthese durch rekombinant hergestelltes BMP-7 aufzeigen [18]. Hierzu war keine Zugabe von Serumfaktoren notwendig. Es ist davon auszugehen und wurde teilweise auch experimentell nachgewiesen, dass zahlreiche weitere Mitglieder dieser inzwischen über neun Faktoren zählenden Familie ähnliche Wirkungsspektren aufweisen. So wurde BMP-2A, ein weiterer chondroneogenetischer Faktor aus dieser Proteinfamilie, von der Arbeitsgruppe von W. van den Berg (Nijmegen, Niederlande) in vivo analysiert [19]: BMP-2A wurde hierbei intraartikulär Mäusen gespritzt und sowohl eine anabole Stimulation der vorhandenen Chondrozyten als auch Chondroneogenese festgestellt.

Die Bone-Morphogenetic Proteins gehören zur TGF-β-Superfamilie von Wachstumsfaktoren. Daher überrascht es nicht, dass die TGF-β (Transforming Growth Factors) selbst ebenfalls eine knorpelanabole und chondroneogenetische Aktivität aufweisen. Wiederum in der Arbeitsgruppe von

Tabelle 1. Knorpelneubildung induzierende Wachstumsfaktoren

Faktor	Literatur
⬛ IGF-I	Nixon et al. (1999) Enhanced repair of extensive articular defects by insulin like growth factor-I-laden fibrin composites. Journal of Orthopaedic Research 17:475–487
⬛ BMP-7 (OP-1), BMP-2	Grigic et al. (1997) Regeneration of articular cartilage defects in rabbits by osteogenic protein-1 (bone morphogenetic protein-7). Acta Medica Croatika 51(1):23–27
	Sellers et al. The effect of recombinant human bone morphogenetic protein-2 (rhBMP-2) on the healing of full thickness defects of articular cartilage. Journal of Bone and Joint Surgery (A) 79:1452–1463
⬛ bFGF, Insulin	Toolan et al. (1996) Effects of growth-factor-enhanced culture on a chondrocyte-collagen implant for cartilage repair. Journal of Biomedical Material Research 31:273–280
	Otsuka et al. (1997) Requirement of fibroblast growth factor signaling for regeneration of epiphyseal morphology in rabbit full thickness defects of articular cartilage. Developmental Growth Differentiation 39:143–156
	Fujimoto et al. (1999) Beneficial effect of basic fibroblast growth factor on the repair of full-thickness defects in rabbit articular cartilage. Archives of Orthopaedic and Trauma Surgery 119: 139–145
⬛ TGF-β_1/TGF-β_1+bFGF	Dounchis et al. (1997) Chondrogenic phenotype of perichondrium-derived chondroprogenitor cells is influenced by transforming growth factor-beta 1. Journal of Orthopaedic Research 15:803–807
	Bradham and Horton (1998) In vivo cartilage formation from growth factor modulated articular chondrocytes. Clinical Orthopaedics 352:239–249
⬛ HGF	Wakitani et al. (1997) Hepatocyte growth factor facilitates cartilage repair. Full thickness articular defects studied in rabbit knees. Acta Orthopaedica Scandinavica 68:474–480

W. van den Berg wurde TGF-β_1 im direkten Vergleich zu BMP-2 auf seine Wirksamkeit hin getestet. Wiederum wurden Mäusegelenke mit BMP-2 und vergleichend TGF-β_1 injiziert [19]: hierbei wurde mittels BMP-2 eine stärkere, wenngleich auch weniger anhaltende Stimulation der Knorpelproteoglykansynthese erzielt. Die kürzere Wirksamkeit von BMP-2 konnte jedoch durch mehrmaliges Injizieren zumindest teilweise ausgeglichen werden. TGF-β_1 war hingegen länger, jedoch weniger potent anabol wirksam. Interessanterweise führten beide Wachstumsfaktoren zur Knorpelneubildung, jedoch an unterschiedlichen Stellen im injizierten Mäusegelenk.

Weitere Wachstumsfaktoren, die auch bereits mehr oder weniger intensiv auf ihre knorpelanabolen bzw. Chondroneogenese fördernden Eigenschaften getestet wurden, stellen Mitglieder der FGF-Familie (Fibroblast growth factors) sowie der Hepatocyte Growth Factor (= HGF) dar. In Tabelle 1 sind neuere Arbeiten zusammengestellt, bei denen Wachstumsfaktoren für Knorpelersatzexperimente angewandt und auf ihre Wirksamkeit getestet wurden.

Insgesamt steht also eine Vielzahl durchaus vielversprechender Faktoren oder Faktorgruppen zur Verfügung, jedoch ist für keinen der Faktoren das genaue Wirkprofil bekannt. Insbesondere liegen keine gesicherten Erkenntnisse über ihre Rolle im physiologischen Knorpelturnover oder im Falle von in vivo stattfindenden mikro- oder makromolekularen Knorpelrepairprozessen vor.

■ Knorpelzellen sind Chamäleons – Knorpelanabolismus und Knorpelzelldifferenzierung

Neben der rein synthetischen Aktivität stellt auch die richtige Differenzierung der Knorpelzellen eine wesentliche Voraussetzung für eine effektive anabole Aktivität der Chondrozyten dar, da eine durchaus sehr prominente Neusynthese knorpelfremder Matrixbestandteile den Aufbau einer der mechanischen Belastung gewachsenen funktionellen Knorpelmatrix nicht gestattet. Hierbei zeigen Chondrozyten wie keine andere mesenchymal differenzierte Zelle phänotypische Veränderungen, die v.a. in der fetalen Wachstumszone, aber auch in vitro gut zu beobachten sind [20]. Diese Veränderungen spiegeln sich in besonderer Weise in ihrem Expressionsprofil extrazellulärer Matrixproteine, insbesondere der Kollagentypen, wider. So exprimieren Chondroprogenitorzellen ein typisches alternatives Expressionsprodukt des Knorpelkollagens, das sogenannte Kollagen IIA [21], während funktionelle Chondrozyten, die die eigentliche Knorpelmatrix synthetisieren, die typischen Knorpelmatrixbestandteile wie Kollagentypen II, IX und XI sowie Knorpelproteoglykan Aggrekan synthetisieren. Terminal differenzierte Chondrozyten im fetalen Wachstumsknorpel, sogenannte „hypertrophe" Chondrozyten, synthetisieren vorrangig Typ X Kollagen [22]. In vitro kommt es zusätzlich sehr schnell nach Isolation von Chondrozyten und Kultur in wenig dicht gesäten Monolayerkulturen zur sogenannten „Dedifferenzierung" von Chondrozyten, womit ein fibroblastenähnlicher Zellphänotyp gemeint ist. Diese Zellen ähneln Fibroblasten nicht nur morphologisch [23], sondern auch von ihrem Genexpressionsmuster, indem sie nicht die knorpelspezifischen Kollagentypen II, IX und XI, sondern Kollagentypen I und III synthetisieren [24]. Das Knorpelproteoglykan Aggrekan wird ebenfalls nicht produziert. Hieraus ergibt sich unmittelbar, dass stimulierte „dedifferenzierte" Chondrozyten niemals zu Knorpelrepair oder Knorpelwachstum wirklich beitragen können. Vielmehr synthetisieren sie eine dem fibrösen Bindegewebe ähnelnde extrazelluläre Matrix, ein Problem, wie es in sehr vielen Knorpelrepairexperimenten beschrieben wird. Diese Matrix weist aufgrund der fehlenden Knorpelproteoglykaneinlagerung nicht die für die Knorpelmatrix wichtige Prallelastizität auf und hält daher auf Dauer der vorhandenen mechanischen Belastung nicht stand. Daher müssen ggf. „dedifferenzierte" Chondrozyten zuerst redifferenziert werden, bevor sie funktionell wieder ihre Aufgaben übernehmen und zum Knorpelrepair beitragen können.

Neben der synthetischen Aktivität und der richtigen Differenzierung der Knorpelzellen ist zusätzlich im Rahmen des Knorpelwachstumsprozesses (z.B. mikromolekularer Repair) häufig eine zusätzliche Vermehrung der Knorpelzellen notwendig. Eine Vermehrung von Knorpelzellen im Rahmen des degenerierten originalen Gelenkknorpels hingegen erscheint nicht sonderlich zielfördernd, da jede Zelle per se im Prinzip ein Loch in der Knorpelmatrix darstellt und eine erhöhte synthetisch-anabole Gesamtaktivität proliferierender Zellen eher fraglich ist [2]. Interessanterweise sind häufig alle drei Parameter (synthetische Aktivität – Differenzierung – Proliferation) in vielen Fällen eng im Rahmen von Wachstumsfaktorstimulationen miteinander verknüpft. So scheint IGF-I sowohl die synthetische Aktivität der Chondrozyten zu stimulieren als auch eine mitotische und Phänotyp-stabilisierende Wirkung auszuüben [25]. BMP-7 wirkt ebenfalls neben der stark anabolischen Komponente Phänotyp-stabilisierend [18].

▪ Wohin des Weges?

Trotz zahlreicher Befunde existieren bisher eher einzelne Daten als ein zusammenhängendes Verständnis für die in Knorpelwachstum und Knorpelrepair involvierten Faktoren und die relevanten Wirkmechanismen. Die Vielzahl der Daten aus in vitro- und in vivo-Studien hat bisher kein klares Muster der Zusammenhänge ermöglicht. Daher gibt es auch keine Patentrezepte zur Lösung der anstehenden Fragen und klinischen Probleme. Vielmehr ist es wichtig, die anstehenden Probleme klar zu identifizieren und darauf aufbauend Faktoren daraufhin zu testen, inwieweit diese zur Lösung des Problems beitragen können. BMP und TGF-β sind hierbei primär erfolgversprechende Kandidaten, um mikro- und makromolekularen Knorpelrepair zu verstärken. Trotz allem sind auch sie noch weit davon entfernt, etablierte Wirksubstanzen darzustellen. Im Moment bleibt nur, möglicherweise relevante Faktoren zu suchen und kritisch zu testen, bis das Glück den Suchenden mit einer richtigen Antwort belohnt.

▪ Literatur

1. Hardingham TE, Fosang AJ, Dudhia J (1992) Aggrecan, the chondroitin sulfate/keratan sulfate proteoglycan from cartilage. In: Kuettner K, Schleyerbach R, Peyron JG, Hascall VC (Eds) Articular cartilage and osteoarthritis. pp 5–19
2. Aigner T, Vornehm SI, Zeiler G, Dudhia J, von der Mark K, Bayliss MT (1997) Suppression of cartilage matrix gene expression in upper zone chondrocytes of osteoarthritic cartilage. Arthritis Rheumatism 40:562–569

3. Aigner T, Stöß H, Weseloh G, Zeiler G, von der Mark K (1992) Activation of collagen type II expression in osteoarthritic and rheumatoid cartilage. Virchows Archiv B 62:337–345

4. Adams ME, Matyas JR, Huang D, Dourado GS (1995) Expression of proteoglycans and collagen in the hypertrophic phase of experimental osteoarthritis. The Journal of Rheumatology 22:94–97

5. Nimni ME, Deshmukh K (1973) Differences in collagen metabolism between normal and osteoarthritic human articular cartilage. Science 181:751–752

6. Aigner T, Dudhia J (1997) Phenotypic modulation of chondrocytes as a potential therapeutic target in osteoarthritis: a hypothesis. Annals of the Rheumatic Diseases 56:287–291

7. Sandberg M, Vuorio E (1987) Localization of types I, II, and III collagen mRNAs in developing human skeletal tissues by in situ hybridization. Journal of Cell Biol 104:1077–1084

8. Aigner T, Dietz U, Stöß H, von der Mark K (1995) Differential expression of collagen types I, II, III, and X in human osteophytes. Laboratory Investigation 73:236–243

9. Tyler JA (1989) Insulin-like growth factor I can decrease degradation and promote synthesis of proteoglycan in cartilage exposed to cytokines. Biochemical Journal 260:543–548

10. McQuillan DJ, Handley CJ, Campbell MA, Bolis S, Milway VE, Herington AC (1986) Stimulation of proteoglycan biosynthesis by serum and insulin-like growth factor-I in cultured bovine articular cartilage. Biochemical Journal 240:423–430

11. Verschure PJ, van der Kraan PM, Vitters EL, van den Berg WB (1994) Stimulation of proteoglycan synthesis by triamcinolone acetonide and insulin-like growth factor 1 in normal and arthritic murine articular cartilage. The Journal of Rheumatology 21:920–926

12. Lazarus DD, Moldawer LI, Lowry SF (1993) Insulin-like growth factor-1 activity is inhibited by interleukin-1α, tumor necrosis factor-α, and interleukin-6. Lymphokine and Cytokine Research 12:219–223

13. Jones JI, Clemmons DR (1995) Insulin-like growth factors and their binding proteins: biological actions. Endocrine Reviews 16:3–34

14. Han VKM, D'Ercole AJ, Lund PK (1987) Cellular localization of somatomedin (insulin-like growth factor) messenger RNA in the human fetus. Science 236:193–197

15. Middleton JFS, Tyler JA (1992) Upregulation of insulin-like growth factor I gene expression in the lesions of osteoarthritic human articular cartilage. Annals of the Rheumatic Diseases 51:440–447

16. Tardif G, Reboul P, Pelletier J-P, Geng C, Cloutier J-M, Martel-Pelletier J (1996) Normal expression of type 1 insulin-like growth factor receptor by human osteoarthritic chondrocytes with increased expression and synthesis of insulin-like growth factor binding proteins. Arthritis Rheumatism 39:968–978

17. Olney RC, Smith RL, Kee Y, Wilson DM (1993) Production and hormonal regulation of insulin-like growth factor binding proteins in bovine chondrocytes. Endocrinology 133:563–570

18. Flechtenmacher J, Huch K, Thonar EJMA, Mollenhauer J, Davies SR, Schmid T, Puhl W, Sampath TK, Aydelotte MB, Kuettner KE (1996) Recombinant human osteogenic protein 1 is a potent stimulator of the synthesis of cartilage proteoglycans and collagens by human articular chondrocytes. Arthritis Rheumatism 39:1896–1904

19. Van Beuningen HM, Glansbeek HL, Morris EA, van der Kraan P, van den Berg WB (1997) Differential effects of local application of BMP-2 or TGF-β on both articular cartilage composition and osteophyte formation. Osteoarthritis and Cartilage 6:306–317

20. Cancedda R, Descalzi-Cancedda F, Castagnola P (1995) Chondrocyte differentiation. International Review of Cytology 159:265–358
21. Sandell LJ, Nalin AM, Reife RA (1994) The alternative splice form of type II procollagen mRNA (IIA) is predominant in skeletal precursors and non-cartilaginous tissues during early mouse development. Developmental Dynamics 199:129–140
22. Elima K, Eerola I, Rosati R, Metsäranta M, Garofalo S, Perälä M, de Crombrugghe B, Vuorio E (1993) The mouse collagen X gene: complete nucleotide sequence, exon structure and expression pattern. Biochemical Journal 289:247–253
23. Holtzer H, Abbott J, Lash JW, Holtzer S (1960) The loss of phenotypic traits by differentiated cells in vitro, I. Dedifferentiation of cartilage cells. PNAS 46:1533–1542
24. von der Mark K, Gauss V, von der Mark H, Müller PK (1977) Relationship between cell shape and type of collagen synthesized as chondrocytes lose their cartilage phenotype in culture. Nature 267:531–532
25. Guenther HL, Hannelore E, Guenther E, Froesch ER, Fleisch H (1982) Effect of insulin-like growth factor on collagen and glycosaminoglycan synthesis by rabbit articular chondrocytes in culture. Experientia 38:979–981
26. Nixon AJ, Fortier LA, Williams J, Mohammed H (1999) Enhanced repair of extensive articular cartilage defects by insulin-like growth factor-I-laden fibrin composites. Journal of Orthopaedic Research 17:475–487
27. Girgic M, Jelic M, Basic V, Pecina M, Vukicevic S (1997) Regeneration of articular cartilage defects in rabbits by osteogenic protein-1 (bone morphogenetic protein-7). Acta Medica Croatica 51:23–27
28. Sellers RS, Peluso D, Morris EA (1997) The effect of recombinant human bone morphogenetic protein-2 (rhBMP-2) on the healing of full-thickness defects of articular cartilage. Journal of Bone and Joint Surgery 79-A:1452–1463
29. Toolan BC, Frenkel SR, Pachence JM, Yalowitz L, Alexander H (1996) Effects of growth-factor-enhanced culture on a chondrocyte-collagen implant for cartilage repair. Journal of Biomedical Material Research 31:273–380
30. Otsuka Y, Mizuta H, Takagi K, Yoshitake Y, Nishikawa K, Suzuki F, Hiraki Y (1997) Requirement of fibroblast growth factor signaling for regeneration of epiphyseal morphology in rabbit full thickness defects of articular cartilage. Developmental Growth and Differentiation 39:143–156
31. Fujimoto E, Ochi M, Kato Y, Mochizuki Y, Sumen Y, Ikuta Y (1999) Beneficial effect of fibroblast growth factor on the repair of full thickness defects in rabbit articular cartilage. Archives in Orthopaedics and Trauma Surgery 119:139–145
32. Dounchis JS, Goomer RS, Harwood FL, Khatod M, Coutts RD, Amiel D (1997) Chondrogenic phenotype of perichondrium-derived chondroprogenitor cells is influenced by transforming growth factor-beta 1. Journal of Orthopaedic Research 15:803–807
33. Bradham DM, Horton WE jr (1999) In vivo cartilage formation from growth factor modulated articular chondrocytes. Clinical Orthopaedics 239–249
34. Wakitani S, Imoto K, Kimura T, Ochi T, Matsumoto K, Nakamura T (1997) Hepatocyte growth factor facilitates cartilage repair. Full thickness articular cartilage defect studied in rabbit knees. Acta Orthopaedica Scandinavia 68:474–480

◼ Kommentar M. STEINWACHS

Hyalinem Gelenkknorpel fehlt die Fähigkeit, degenerative und traumatische Knorpeldefekte zu regenerieren. Ein solcher makromolekularer Repair macht einen Neuaufbau der kompletten Knorpelmatrix notwendig. Hierfür ist eine gezielte Abfolge verschiedener differenzierter Schritte notwendig, die von den Knorpelzellen in größerem Umfang nicht geleistet werden können. Im physiologischen System besteht ein Gleichgewicht zwischen Neusynthese und Degradation der Matrixbestandteile. Diese Prozesse werden von Wachstumsfaktoren und Zytokinen geregelt. Bisher ist eine Zunahme der Degradation von Interleukin 1 und TNF-α belegt worden. Im Gegensatz dazu wurde eine Zunahme der Proteoglykansynthese (Aufbau der Matrix) durch IGF-1, BMP, TNF-β, HGF und FGF nachgewiesen. Im Rahmen der Osteoarthrose kommt es in den hauptbelasteten oberflächlichen Schichten durch Aktivierung von Interleukin 1 zum Verlust des Proteoglykangehaltes. Diesem Interleukin 1-vermittelten degradativen Abbau der Knorpelmatrix kann möglicherweise durch Blockaden der Rezeptoren wirksam begegnet werden. Für die Anwendung einer Geweberegeneration durch Transplantation von Knorpelzellen muss eine deutlich höhere Zellmenge gezüchtet werden. Bei einem solchen Vermehrungsprozess verändern die Knorpelzellen in Kultur ihr charakteristisches Aussehen zu fibroblastenähnlichen Zellen. Solche dedifferenzierten Chondrozyten können nicht zum Knorpelrepair beitragen, da sie nicht die knorpelspezifischen Matrixmoleküle synthetisieren können. Für solche Zelltransplantationen können nur redifferenzierungsfähige Chondrozyten, die eine ausreichende Synthesekapazität für Proteoglykane und Kollagen 2, 9 und 11 aufweisen, verwendet werden.

➡ Degeneration von Knorpel ist durch eine Dysbalance des Knorpelmetabolismus charakterisiert.

➡ Eine Modulation des Knorpelstoffwechsels durch Hemmung kataboler Zytokine und Wachstumsfaktoren (IL-1) oder durch Aktivierung anaboler Zytokine (BMP, TGF-β) ist möglich.

➡ Für die Regeneration von Knorpeldefekten sind redifferenzierungsfähige Knorpelzellen erforderlich.

5 Gentherapie bei Knorpeldefekten

U. Schneider, R. Wallich, U. Vettel

Der Einsatz der somatischen Gentherapie eröffnet völlig neue Möglichkeiten bei der Behandlung von Knorpeldefekten. Im Gegensatz zu anderen therapeutischen Ansätzen kann durch die Gentherapie das biologische System, welches zur Destruktion des Knorpels führt, direkt und damit sehr effektiv beeinflusst werden. Durch die gezielte Transfektion der lokalen Knorpelzellen in einem Knorpeldefekt mit einem Gen können Konzentrationen von therapeutisch wirksamen Substanzen erreicht werden, welche bei herkömmlichen Applikationsformen (Injektion, parenterale Gabe) unerreichbar sind. Durch die Produktion einer Substanz vor Ort werden Nachteile der systemischen Gabe, wie z.B. Proteolyse oder Inhibition durch andere Moleküle, umgangen. Die Intensität und die Dauer der Genexpression läßt sich über geeignete Promotorsequenzen, die das Ablesen des Gens steuern, regulieren. Auf diese Weise ist es möglich, therapeutisch wirksame Substanzen über einen definierten Zeitraum lokal und dadurch relativ nebenwirkungsarm bereitzustellen. Reparationsprozesse könnten somit gezielt gesteuert und unterstützt werden.

Das für die Gentherapie notwendige Gen kann aus cDNA-Banken hergestellt oder als pro- oder eukaryontisches Gen direkt gewonnen werden. Das Gen wird mit speziellen Transportvehikeln (Vektoren) verknüpft. Der Vektor kann entweder ein Phage, ein Virus oder ein Plasmid sein. Diese Vektoren können dann in das Zielorgan (z.B. Zellen, Gewebe, Organismen) appliziert werden (Abb. 1).

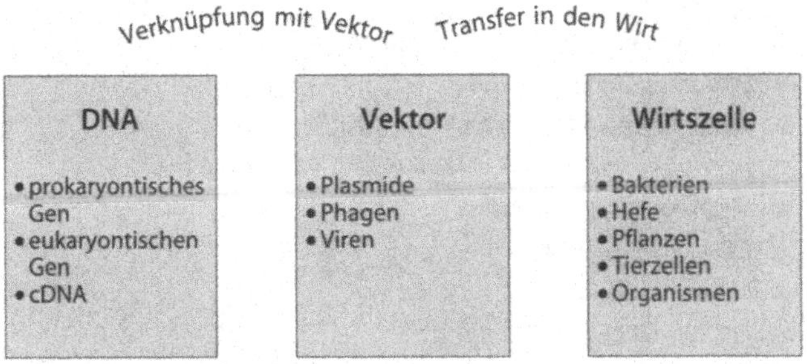

Verknüpfung mit Vektor   Transfer in den Wirt

DNA	Vektor	Wirtszelle
• prokaryontisches Gen • eukaryontischen Gen • cDNA	• Plasmide • Phagen • Viren	• Bakterien • Hefe • Pflanzen • Tierzellen • Organismen

Abb. 1. Arbeitsschritte eines gentechnologischen Experiments

Vor der Planung eines gentherapeutischen Ansatzes zur Behandlung von Knorpeldefekten sind zunächst einige Fragen zu beantworten:
- Welches therapeutische Gen oder Genkombination soll zum Einsatz kommen?
- Welche Transfermethode ermöglicht einen effizienten und sicheren Gentransfer?
- Welche Promotoren sind bei welcher Zellart bzw. Gewebe sinnvoll?
- Wie hoch ist die Transfektionseffizienz?
- Wie lange hält die Produktion der Mediatorproteine an?
- Welche therapeutischen Effekte sind unter den gegebenen Mikromilieubedingungen erreichbar?

▓ Therapeutische Gene zur Knorpelbehandlung

Es gibt eine ganze Reihe von Substanzen, welche eine „chondroprotektive" oder chondroreparative Wirkung besitzen (Tabelle 1). Zu gentherapeutischen Zwecken wurden bisher nur einige wenige eingesetzt [1–3], dies sind Interleukin-1-Rezeptorantagonisten (IL-1Ra) und Tumor-Nekrose-Faktor Rezeptoren (sTNFR). Die Ergebnisse entsprechender experimenteller und klinischer Studien sind sehr unterschiedlich. Der Gentransfer von IL-1Ra in Synovialiszellen bei der Rheumatoiden Arthritis führte sowohl tierexperimentell als auch klinisch zu einer Reduktion der Knorpeldestruktion [2, 4]. Dagegen hatte der Transfer von sTNFR-Genen im Arthritismodell der Maus (SCID) weder eine Reduktion der Pannusbildung noch eine Verminderung der Knorpeldestruktion zur Folge [6]. Allerdings konnte durch den retroviralen Transfer von sTNFR die krankheitsinduktive Potenz im Mausarthritismodell deutlich reduziert werden [7]. In einer klinischen Studie führte die Applikation von TNF-Rezeptoren (p55) bei Rheumatikern zu einer Reduktion der Krankheitsaktivität [8]. Faktoren, welche für die Knorpelreparation von großer Bedeutung sind, wurden bisher kaum eingesetzt. In einem Tiermodell mit antigeninduzierter Arthritis konnte der virale Gentransfer von Transforming Growth-Factor-β (TGF-β) die entzündliche

Tabelle 1. Chondroreparative und „chondroprotektive" Proteine

- Cytokinantagonisten (IL-1, IL-6, TNF-α)
- Cytokinrezeptorantagonisten
- Tumor-Nekrose-Faktor-Rezeptoren (sTNFR)
- protektive Cytokine (TGF-β-Familie, IL-4, γ-IFN, PDGF, IGF)
- Metalloproteinaseinhibitoren
- Collagenaseinhibitoren
- Collagen II, IX, XI
- Proteoglykane
- Hyaluronsäure

Komponente supprimieren [9]. Der virale Gentransfer von TGF-β in Chondrozyten kann in vitro zu einer Steigerung der Proteoglykan- und Kollagen Typ-II-Synthese führen [10–13].

▦ Methoden des Gentransfers

Der Transfer von Genen in die Zielorgane ist prinzipiell durch zwei unterschiedliche Techniken möglich: virale und nicht-virale Methoden. Die viralen Vektoren sind aufgrund der hohen Transfektionseffizienz am verbreitetsten. Gentherapeutisch eingesetzt werden zur Zeit überwiegend Retroviren, Adenoviren und adenoassoziierte Viren. Retroviren sind dabei die am häufigsten verwandten Vektoren. Die retroviral eingeschleusten Gene werden in das Genom der Wirtszelle fest integriert, was eine Weitergabe des Materials über die Mitose der transfizierten Zelle ermöglicht. Die stabile Genomintegration ist allerdings mit der Gefahr der Insertionsmutagenese verbunden. Da das Knorpelgewebe ein sehr bradytrophes Gewebe mit geringer Proliferationsaktivität der Zellen ist, kommt ein retroviraler Gentransfer nicht in Betracht. Für dieses Gewebe ist der adenovirale Gentransfer besser geeignet, da auch gering proliferierende Zellen adenoviral ausreichend transfizierbar sind. Es kann bei dieser Methode jedoch zur Entwicklung von pathogenen Varianten kommen. Des Weiteren besteht die Gefahr immunologischer Reaktionen. Diese können bis zum Tod des Patienten führen. Der adenoassoziierte Gentransfer eignet sich insbesondere für kleine Genomgrößen. Auch hier ist der Vorteil der stabilen Genomintegration mit der Gefahr der Insertionsmutagenese verbunden. Nicht-virale Gentransfertechniken gliedern sich in physikalische, biologische und chemische Methoden. Die zur Verfügung stehenden Techniken sind in Tabelle 2 aufgeführt. Primäre Zellen, wie z. B. Chondrozyten, sind durch nicht-virale Techniken deutlich schwerer zu transfizieren. Die Gefahr einer Insertionsmutagenese ist bei den nicht-viralen Techniken allerdings sehr gering. Für eine geplante klinische Anwendung spielen immunologische und mikrobiologische Aspekte eine große Rolle. Die zu erwartenden Nebenreaktionen sind bei den nicht-viralen Techniken allerdings deutlich geringer ausgeprägt als bei den viralen Methoden.

Bei der klinischen Anwendung der Gentherapie sollten Gefahrenquellen wie die Induktion einer Mutagenität, einer immunologischen Reaktion oder einer mikrobiologischen Kontamination möglichst umgangen werden. Des-

Tabelle 2. Nicht-virale Methoden des Gentransfers

▦ Mikroinjektion	▦ Kationische Lipide
▦ Elektroporation	▦ Proteinliganden
▦ Calciumphosphat	▦ Direkte Endozytose
▦ Liposomen	▦ Ballistische Verfahren

Tabelle 3. Vergleich unterschiedlicher nicht-viraler Transfektionsmethoden bei humanen Knorpelzellen. Die Zellen wurden durch verschiedene Reagenzien mit einem GFP-codierten Plasmid transfiziert. Die GFP-exprimierenden Zellen sind prozentual dargestellt

Transfektionsmethode	GFP-positive Zellen (%)		
	24 h	48 h	72 h
▦ Ca/P	4,5	7,4	4,1
▦ DOSPER	–	1,0	0,9
▦ DOTAP	–	0,0	0,0
▦ Lipofektin	0,6	13,0	6,24
▦ FuGene	0,0	15,9	10,7

halb sind zu diesem Zwecke nicht-virale Gentransfer-Techniken zu bevorzugen. Es ist bis heute unklar, wie hoch die Transfektionseffizienz beim Knorpelgewebe sein muss, um einen therapeutischen Effekt zu erzielen. Trotz der geringeren Transfektionsrate bevorzugen wir zur Behandlung von Knorpeldefekten nicht-virale Techniken. Zukünftige Studien müssen zeigen, ob dieser Weg erfolgreich sein kann.

Im Rahmen einer vergleichenden in vitro-Studie haben wir die verschiedenen biochemischen nicht-viralen Transfektionsmethoden bei explantierten humanen Knorpelzellen getestet. Die Transfektionseffizienz erreicht z.B. unter Verwendung der Liposomen Lipofektion bzw. FuGene nach 48 Stunden 13 und 16% (Tabelle 3).

Dass auch mit ballistischen Systemen hohe Transfektionsraten erzielt werden können zeigen neue Untersuchungen [14]. Die IL-12-Gen-Vakzination von autologen Melanomzellen mit dem PDS 1000 Gene-Gun-System (Abb. 2) führte zu ähnlichen Transfektionsraten, wie sie mit viralen Techniken erreicht werden können [15]. Das Prinzip des ballistischen Gentransfers beruht darauf, dass Plasmid-DNA auf Goldkügelchen aufgebracht wird, die dann mit hohem Druck (Helium) beschleunigt werden. Die beschichteten Goldpartikel durchschlagen die Zelle und streifen dabei das Plasmid ab. Die Perforation der Zellmembran durch die Goldpartikel führt bei geeigneter Geräteeinstellung nicht zu einer Zerstörung der Zelle. Ballistische Systeme können sowohl zur Transfektion von ganzen Organen als auch zur Transfektion von in vitro kultivierten Zellen eingesetzt werden. Dabei ist zu beachten, dass für jede Zell- und Gewebeart aufgrund der unterschiedlichen strukturellen Gegebenheiten spezifische Modifikationen des Gentransfersystems notwendig sind. Variiert werden kann der Applikationsdruck, der Abstand zwischen Applikator und Zielorgan und die Größe der Goldpartikel.

In einer in vitro-Untersuchung an Knorpelbiopsaten konnten wir zeigen, dass ein non-viraler Gentransfer mittels direkter ballistischer Verfahren technisch möglich ist. Das Beschießen der Knorpelbiopsate erfolgte mit einer Helios Gene-gun (Abb. 3). Getestet wurde der Einfluss des Applikati-

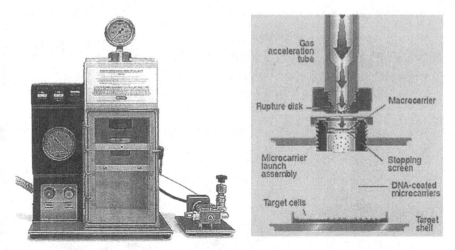

Abb. 2. PDS 1000-System zur Transfektion von Zellkulturen (aus der Produktbeschreibung der Firma BIORAD)

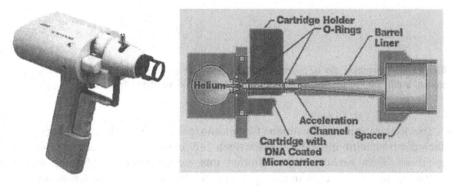

Abb. 3. Helios Gene-gun (aus der Produktbeschreibung der Firma BIORAD)

onsdrucks, der Goldpartikelgröße und des Geräteabstandes auf die Eindringtiefe der Goldpartikel in den Knorpel. Nur bei der Verwendung von 1,6 μm großen Goldpartikeln in Kombination mit einem speziellen Aufsatz (13 cm Abstand, konisch zulaufender Abstandhalter) und einem Applikationsdruck von 600 ψ war es möglich, die Knorpeloberfläche zu penetrieren (Abb. 4). Alle anderen Modifikationen lassen einen Gentransfer mittels ballistischen Methoden nicht zu. Die Goldpartikel erreichen dabei jedoch nur die oberflächlichen Chondrozyten. Die Eindringtiefe nimmt mit dem Schädigungsgrad des Knorpels zu. Unsere Ergebnisse zeigen, dass der hyaline Gelenkknorpel prinzipiell als direktes Zielorgan für den ballistischen Gentransfer geeignet ist; ob eine ausreichende Transfektion mit dieser Methode erreichbar ist, muss durch weiterführende Untersuchungen geklärt werden.

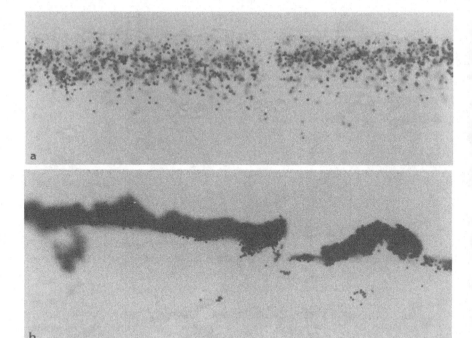

Abb. 4a, b. Penetration der Goldpartikel nach Beschuss mit der Helios Gene-Gun in ein Knorpel-biopsat. **a** mit 600 PSI und sziellem Aufsatz, **b** mit 400 PSI und Standardaufsatz

Die Reparation von hyalinem Gelenkknorpel durch moderne biologische Techniken scheint mit den einzigartigen Möglichkeiten der Gentherapie in greifbare Nähe gerückt. Wir befinden uns jedoch noch am Anfang einer Entwicklung. Bei der Behandlung von Defekten des hyalinen Gelenkknorpels muss insbesondere die zugrunde liegende Pathologie der Knorpelschädigung berücksichtigt werden. Traumatische Knorpelläsionen verhalten sich anders als degenerative oder entzündliche Knorpelschäden und wir sind nach wie vor weit davon entfernt, die Pathophysiologie der Knorpeldestruktion im Detail zu verstehen. Die modernen Techniken der Molekularbiologie sollen uns helfen, die komplizierten Abläufe der Knorpeldestruktion und auch der Knorpelreparation besser zu verstehen. Dadurch hoffen wir in die Lage versetzt zu werden, gezielt in die ablaufenden Reparationsprozesse eingreifen zu können.

■ Literatur

1. Otani K, Nita I, Macaulay W, Georgescu HI, Robbins PD, Evans CH (1996) Suppression of antigen-induced arthritis by gene therapy. J Immunol 156:3558–3562
2. Makarov SS, Olsen JC, Johnson WN, Anderle SK, Brown RR, Baldwin AS, Haskill JS, Schwab JH (1996) Suppression of experimental arthritis by gene transfer of interleukin-1 receptor antagonist cDNA. Proc Natl Acad Sci USA 93:402–406
3. Apparailly F, Verwaerde C, Jacquet C, Auriault C, Sany J, Jorgensen C (1998) Adenovirus mediated transfer of viral IL-10 gene inhibits murine collagen-induced arthritis. J Immunol 160:5213–5220
4. Evans CH, Robbins PD, Ghivizzani SC, Herndon JH, Kang R, Bahnson AB, Barranger JA, Elders EM, Gay S, Tomaino MM, Wasko MC, Watkins SC, Whiteside TL, Glorioso JC, Lotze MT, Wright TM (1996) Clinical trial to assess the safety, feasibility and efficacy of transferring a potentially anti-arthritic cytokine gene to human joints with rheumatoid arthritis. Hum Gen Ther 7:1261–1280
5. McCarthy M (1996) Gene therapy for rheumatoid arthritis starts clinical trials. Lancet 348:323
6. Müller-Ladner U, Evans CH, Franklin BN, Roberts CR, Gay RE, Robbins PD, Gay S (1999) Gene transfer of cytokine inhibitors into human synovial fibroblasts in the SCID mouse model. Arthritis Rheum 42:490–497
7. Chernajovsky Y, Adams G, Podhajcer O, Mueller G, Robbins PD, Feldman M (1995) Inhibition of transfer of collagen-induced arthritis into SCID mice by gene transfer of spleen cells with retrovirus expressing soluble human tumor necrosis factor receptor. Gene Ther 2:731–735
8. Moreland LW, Baumgartner SW, Shiff MH, Tindall EA, Fleischmann RM, Weaver AL, Ettlinger RE, Cohen S, Koopman WJ, Mohler K, Widmer MB, Blosch CM (1997) Treatment of rheumatoid arthritis with recombinant human tumor necrosis factor receptor (p75)-Fc fusion protein. N Eng J Med 337:141–147
9. Song XY, Gu M, Jin WW, Klinman M, Wahl SM (1998) Plasmid DNA encoding transforming growth factor-beta1 suppresses chronic disease in a streptococcal cell wall-induced arthritis model. J Clin Invest 101:1–7
10. Chernajovsky Y, Adams G, Triantaphyllopoulos K, Ledder F, Podhajcer OL (1997) Pathogenic lymphoids cells engineered to express TGF-beta1 ameliorate disease in a collagen-induced arthritis model. Gene Ther 4:553–559
11. Malemud CJ, Killeen W, Hering TM, Purchio AF (1991) Enhanced sulfated-proteoglycan core protein synthesis by incubation of rabbit chondrocytes with recombinant transforming growth factor-beta1. J Cell Physiol 149:151–159
12. Malemud CJ, Stevenson S, Mehraban F, Papay RS, Purchio AF, Goldberg VM (1994) The proteoglycan synthesis repertoire of rabbit chondrocytes maintained in Type II collagen gels. Osteoarthritis Cartilage 2:29–42
13. Möller HD, Evans CH (1999) Therapy of arthritis by gene transfer. Orthopäde 28:76–81
14. Wanner R, Zhang J, Dorbic T, Mischke D, Henz BM, Wittig B, Rosenbach T (1997) The promoter of the HaCaT keratinocyte differentiation-related gene keratin 4 contains a functional AP-2 binding site. Arch Dermatol Res 289:705–708
15. Sun Y, Jurgovsky K, Möller P, Alijagic D, Dorbic T, Georgieva J, Wittig B, Schadendorf D (1998) Vaccination with IL-12-gene-modified autologous melanoma cells: preclinical results and a first clinical phase I study. Gene Ther 5:481–490

■ Kommentar M. STEINWACHS

Bei der Gentherapie ist eine Beeinflussung den Knorpelstoffwechsel steuernder biologischer Systeme experimentell möglich. Dabei könnten transplantierte Knorpelzellen durch eine gezielte Transfektion am Ort des Defektes therapeutische Substanzen bilden. Die Intensität und Dauer der Expression eines transfizierten Gens kann durch geeignete Applikation genetischer Steuersequenzen (Promotorsequenzen) reguliert werden. Ein chondroprotektives Gen kann unter experimentellen Bedingungen über Vektorsysteme (Plasmide/Fargen/Viren) in eine Zielzelle eingebracht und dort integriert werden. Nach Ablesen der entsprechenden Gensequenzen beginnt die transfizierte Zelle mit der Bildung des entsprechenden Eiweißes. Zur Behandlung von Knorpelschäden wurden bisher Interleukin-1-Rezeptorantagonisten und TNF-Rezeptorantagonisten experimentell eingesetzt. Lediglich beim Interleukin-1-Rezeptorantagonisten konnte eine Reduktion der Knorpeldestruktion bei der rheumatoiden Arthritis nachgewiesen werden. Für den Gentransfer stehen verschiedene virale und nichtvirale Transfektionsmethoden zur Verfügung, die sich durch deutlich unterschiedliche Transfektionsraten und Halbwertzeiten charakterisieren lassen. Für eine breite Anwendung fehlt gegenwärtig noch das genaue Verständnis im Zusammenspiel der verschiedenen Zytokinen und growth factors.

➡ Durch Verwendung von Interleukin-1-Rezeptorantagonisten lässt sich die Knorpeldegeneration bei der rheumatoiden Arthritis bereits jetzt klinisch reduzieren.

6 Der Einfluss von Ionenkanalmodulatoren auf humane Chondrozyten

D. Wohlrab, F. Markwardt, W. Hein

■ Einleitung

In der tierischen und pflanzlichen Zellmembran existieren transmembranäre Kanalproteine, welche vom Extrazellulärraum bis in das Zytoplasma reichen. Diese Proteine besitzen zentral gelegene, hochselektive Poren, welche für den Transport von anorganischen Ionen spezialisiert sind. Diese Kanalproteine werden deshalb als Ionenkanäle bezeichnet. Im Unterschied zur einfachen wassergefüllten Pore besitzen Ionenkanäle eine Selektivität für bestimmte Ionensorten und sind nicht ständig geöffnet. Sie besitzen so genannte Schleusen oder Tore (engl.: gates), welche sich als Reaktion auf spezifische Reize kurzzeitig öffnen und sonst geschlossen sind. Diese Ionenkanäle besitzen eine enorme Leistungsfähigkeit. So ist ein Ionenkanal in der Lage, mehr als 1 Million Ionen pro Sekunde zu transportieren. Dies entspricht dem 1000-fachen der Transportrate der schnellsten Carrier-Systeme.

Die Aufgabe der Ionenkanäle besteht also darin, verschiedenen anorganischen Ionen, hauptsächlich Na^+, K^+, Ca^{2+} bzw. Cl^-, eine schnelle Diffusion durch die Lipid-Doppelschicht zu ermöglichen. Diese Diffusion erfolgt entlang dem elektrochemischen Gradienten. Der Ionentransport durch die Kanalproteine wird durch vielfältige Mechanismen reguliert. Als wichtigste Reizarten, welche zur Öffnung von Ionenkanälen führen, sind die Veränderung der Spannung zwischen beiden Seiten der Zellmembran (Spannungs-kontrollierte Kanäle), Dehnung der Zellmembran bzw. des Zytoskeletts (Dehnungs-kontrollierte Kanäle) sowie die Bindung eines Signalmoleküls (Liganden-kontrollierte Kanäle) bekannt. Bei letztgenanntem kann das Signalmolekül ein extrazellulärer Botenstoff (z.B. ein Hormon), der außen an das Kanalprotein bindet, ein membranassoziiertes Molekül (z.B. eine Untereinheit eines G-Proteins) oder ein intrazellulärer Botenstoff (sog. zweiter Bote) sein. Die Aktivität vieler Ionenkanäle wird zusätzlich durch Protein-Phosphorylierung und -Dephosphorylierung reguliert.

Die Fähigkeit zur Regulation des Ionenflusses ist für viele Zellfunktionen unbedingt erforderlich. Als Beispiel seien die Nervenzellen genannt, bei denen Ionenkanäle so spezialisiert sind, dass diese zum Empfang, zur Weiterleitung und Übertragung von Signalen dienen [1].

Chondrozyten gehören zu den nicht erregbaren Zellsystemen. Unter diesem Begriff werden Zellsysteme zusammengefaßt, an deren Zellmembran unter physiologischen Bedingungen keine Aktionspotentiale (wie z. B. bei Muskel- oder Nervenzellen) ausgelöst werden können, die aber, wie alle lebenden Zellsysteme, ein Ruhemembranpotential besitzen. Voraussetzung für die Entstehung dieses Membranpotentials ist das Vorhandensein von Ionenkanälen an der Zellmembran.

Der Einfluss von Ionenkanälen auf die Chondrozytenproliferation ist bisher nicht bekannt. Allerdings wurde aufgrund von experimentellen Ergebnissen bei anderen Zellsystemen ein Zusammenhang zwischen Ionenkanalaktivität und Proliferation nachgewiesen [2, 3].

In der vorliegenden Arbeit wurde der konzentrationsabhängige Einfluss der Ionenkanalmodulatoren Tetraethylammonium (TEA), 4-Amino-Pyridin (4-AP), 4′,4′-Diisothiocyanato-Stilben-2,2′-Disulfonsäure (DIDS), 4-Acetamido-4′-Isothiocyano-2,2′-Disulfonsäure Stilben (SITS) und Verapamil (Vp) auf das Membranpotential und die Proliferation humaner, primärer Chondrozyten durchflusszytometrisch untersucht.

TEA (Fluka GmbH, Buchs, Schweiz) und 4-AP (Sigma GmbH, Deisenhofen) sind bekannte unspezifische Kaliumionenkanalblocker [4, 5, 6]. DIDS und SITS (Sigma) blockieren Anionenkanäle mit Leitfähigkeiten für Cl^- und einige andere Anionen (z. B. Aspartat). Gleichzeitig besitzen beide Substanzen hemmende Wirkungen auf Anionenaustauscher-Proteine [6]. Verapamil (ICN-Biomedicals Inc., Aurora, Ohio, USA) blockiert Ca^{2+}-Kanäle in glatten und Herzmuskel-Zellen. Diesem Effekt werden die vasodilatativen und antiarrhythmogenen Effekte von Verapamil zugeschrieben [7].

▨ Material und Methoden

Für die nachfolgenden Untersuchungen wurden aus humanem Kniegelenksknorpel isolierte Chondrozyten verwendet.

Zur Bestimmung und Charakterisierung des Chondrozyten-Membranpotentials mit Hilfe des membranpotentialabhängigen Fluoreszenzfarbstoffes Oxonol VI wurde zuerst eine Eichung vorgenommen. Hierzu wurden die nativen Chondrozyten in Extrazellulärlösungen inkubiert (in mmol/l: 10 Hepes; 10 Glucose; 0,5 $MgCl_2$; 0,3 $CaCl_2$, pH 7,4) (Sigma), die sich in ihrer Na^+- und K^+-Konzentration (1 mmol/l bis 150 mmol/l) unterschieden. Zusätzlich wurde diesen Lösungen 2 µmol/l des Ionophors Valinomycin und 5 µmol/l des Fluoreszenzfarbstoffes Oxonol VI (Molecular Probes, Leiden, Holland) zugesetzt. Durch Valinomycin wird die Zellmembran für K^+ permeabel.

Primär wurden die Chondrozyten für 5 min in der Lösung mit 150 mmol/l K^+ inkubiert, anschließend zentrifugiert und in einer Lösung mit geringerer Kaliumionenkonzentration resuspendiert. Danach erfolgte umgehend die durchflusszytometrische Analyse der Zellen durch Bestimmung der membranpotentialabhängigen Fluoreszenzintensität von Oxonol - VI für die jeweiligen Kaliumlösungen innerhalb der folgenden 5 min in ca. 70 000 Zellen pro Ansatz.

Durch die Änderung der extrazellulären Kaliumionenkonzentration ($[K^+]_e$) diffundieren verstärkt K^+ entlang dem Konzentrationsgefälle durch die Zellmembran. Dieser ungehinderte Ionenstrom durch die Zellmembran wird möglich, da diese durch Valinomycin für K^+ permeabel ist. Nach Ausgleich der intra- und extrazellulären $[K^+]$ stellt sich ein neues Gleichgewichtspotential über der Zellmembran ein. Diesem neuen Gleichgewichtspotential entsprechend, ändert Oxonol VI seine Fluoreszenzintensität. Diese Fluoreszenzintensitätsänderung wird durchflusszytometrisch gemessen.

Aufgrund der Kenntnis der exakten Ionenkonzentrationen der verwendeten Lösungen ist es mit Hilfe der Nernst'schen Gleichung (s. u.) möglich, die verwendeten Konzentrationen in Membranpotentiale umzurechnen. Mit Hilfe dieser Eichkurve und deren mathematischer Funktion können alle gemessenen Fluoreszenzintensitäten von Oxonol VI in entsprechende Membranpotentiale umgerechnet werden.

Mit Hilfe der so erstellten Eichkurve konnte das Membranpotential von Chondrozyten in normaler Extrazellulärlösung (in mmol/l: 150 NaCl, 5,4 KCl, 10 Hepes; 10 Glucose; 0,5 $MgCl_2$; 0,3 $CaCl_2$, 0,005 Oxonol VI, pH 7,4) bzw. nach Zusatz von Ionenkanalblockern durchflusszytometrisch bestimmt werden. Es wurden Konzentrationen für TEA von 20 bzw. 40 mmol/l, für 4-AP von 1 oder 2 mmol/l, für DIDS von 0,1 bzw. 0,3 mmol/l und für SITS sowie Verapamil von 0,25 bzw. 0,5 mmol/l verwendet (alle Substanzen von Sigma).

Zur Bestimmung des DNA-Gehaltes humaner Chondrozyten wurden die Zellen zunächst in 80%-igem Alkohol fixiert. Anschließend erfolgte die Markierung der Chondrozyten-DNA unter Verwendung des CycleTEST™ PLUS DNA Reagent Kit (Becton Dickinson, San José, USA) mittels des Fluoreszenzfarbstoffes Propidiumjodid. Die Fluoreszenzintensität, welche proportional dem DNA-Gehalt ist, wurde durchflusszytometrisch bestimmt. Anschließend wurden die Häufigkeit der einzelnen Werte des DNA-Gehaltes der Zellen in einem Histogramm dargestellt und danach die prozentuale Verteilung dieser Werte entsprechend der einzelnen Gipfel des Histogramms berechnet und grafisch dargestellt [8].

■ Ergebnisse

■ **Membranpotential-Eichkurve.** Zur Charakterisierung des Membranpotentials humaner Chondrozyten wurde initial eine Membranpotential-Eichkurve ermittelt. Hierzu wurden die in Extrazellulärlösung mit verschiedenen Kaliumionenkonzentrationen $[K^+]_e$ inkubierten Chondrozyten durchflusszytometrisch unter Verwendung des membranpotentialabhängigen Farbstoffes Oxonol IV vermessen. Aus den gemessenen Fluoreszenzwerten wurde unter Kenntnis der exakten Ionenverteilung mit Hilfe der Nernst'schen Gleichung:

$$E = \frac{R \cdot T}{F \cdot z} \cdot \ln \frac{[x]_e}{[x]_i}$$

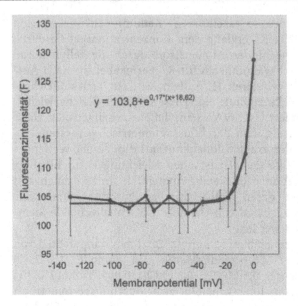

Abb. 1. Ergebnisse der durchflusszytometrischen Charakterisierung des Membranpotentials nativer humaner Chondrozyten mittels des Fluoreszenzfarbstoffes Oxonol VI und des Ionophors Valinomycin (N = 10)

E = Membranpotential; R = spezifische Gaskonstante; T = Temperatur in Kelvin; F = Faraday-Konstante; z = Ladung des Ions x; $[x]_e$ = extrazelluläre Konzentration des Ions x; $[x]_i$ = intrazelluläre Konzentration des Ions x

die entsprechenden Membranpotentiale berechnet. An die Messwerte dieser Eichkurve wurden die Parameter einer Exponentialfunktion angepaßt. So war es möglich, für jeden gemessenen Fluoreszenzwert das entsprechende Membranpotential annähernd zu errechnen. Die Messergebnisse sowie deren mathematische Funktion sind in Abb. 1 dargestellt.

█ **Einfluss von Ionenkanalmodulatoren auf das Membranpotential.** Unter dem Einfluss von 4-AP, Verapamil und SITS wurde eine erhebliche Abnahme des Chondrozyten-Membranpotentials registriert. Konzentrationsabhängige Unterschiede zeigten sich hierbei jedoch nicht. 40 mmol/l TEA führte zu einer Positivierung des Membranpotentials von 8% gegenüber der Kontrolle. DIDS hatte keinen Einfluss auf das Chondrozytenmembranpotential (Abb. 2).

█ **DNA-Gehalt humaner Chondrozyten.** Die Auswertung der Ergebnisse zum DNA-Verteilungsmuster humaner Chondrozyten zeigt, dass sich ca. 95% der untersuchten Zellen in der G0/G1-Phase des Zellzyklus befinden und lediglich 1% der S-Phase sowie 4% der G2/M-Phase zuzuordnen sind. In Abbildung 3 ist ein Beispiel der DNA-Verteilung einer Chondrozytenpopulation dargestellt. Neben der DNA-diploiden Stammlinie ist ein tetraploider Verdopplungsgipfel bei einem DNA-Index (Di) = 2,0 erkennbar. Die Zusammenfassung der Messergebnisse aller Untersuchungen (Abb. 4) zeigt nach

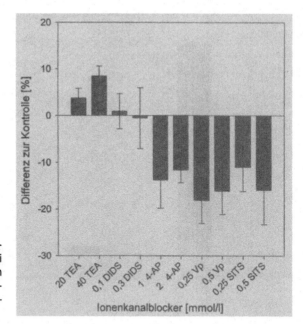

Abb. 2. Verhalten der Fluoreszenzintensität von Oxonol VI bei nativen humanen Chondrozyten unter dem konzentrationsabhängigen Einfluss verschiedener Ionenkanalmodulatoren ($N=6$)

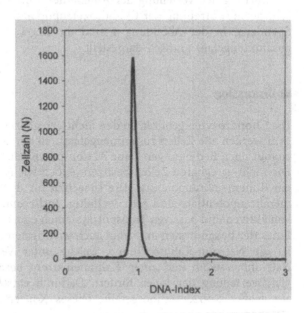

Abb. 3. Beispiel der DNA-Verteilung einer nativen humanen Chondrozytenpopulation

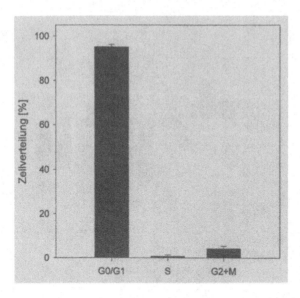

Abb. 4. Zellzyklusphasenverteilung nativer humaner Chondrozyten (N = 11)

Auswertung der Verteilung der Anteile der einzelnen Zellzyklusphasen eine sehr geringe Streuung der Chondrozytenpopulationen bei unterschiedlichen Spendern. In der Abbildung 4 sind die Ergebnisse aller Untersuchungen zusammengefaßt grafisch dargestellt.

▨ Diskussion

Die Chondrozyten gehören zu den nicht-erregbaren Zellen. Unter diesem Begriff werden alle Zellen zusammengefasst, an deren Zellmembran unter physiologischen Bedingungen keine Aktionspotentiale ausgelöst werden können. Die nicht-erregbaren Zellen besitzen jedoch wie auch die erregbaren Zellen ein Ruhemembranpotential. Die Ursachen für die Entstehung dieses Ruhemembranpotentials sind sehr vielfältig. Insbesondere spielen eine Vielzahl von aktiven und passiven Transportsystemen eine wichtige Rolle [7] (Abb. 5). Eines der bekanntesten und wohl auch wichtigsten aktiven Transportsysteme ist die Natrium-Kalium-Pumpe, welche unter Verbrauch von ATP einen Natriumausstrom und einen Kaliumeinstrom bewirkt und damit die Ungleichverteilung der Ionen fördert. Dadurch entsteht für die Kaliumionen ein großes Konzentrationsgefälle. Dieses Konzentrationsgefälle wird auch als chemischer Gradient bezeichnet. Der chemische Gradient bewirkt aufgrund der guten Leitfähigkeit der Zellmembran für Kaliumionen einen Kaliumionenausstrom aus der Zelle. Dieser Kaliumionenausstrom wird nun durch das steigende elektrische Potential bzw. den steigenden elektrischen Gradienten gehemmt. Es stellt sich ein Gleichgewicht zwischen dem chemischen und elektrischen Gradienten ein [7].

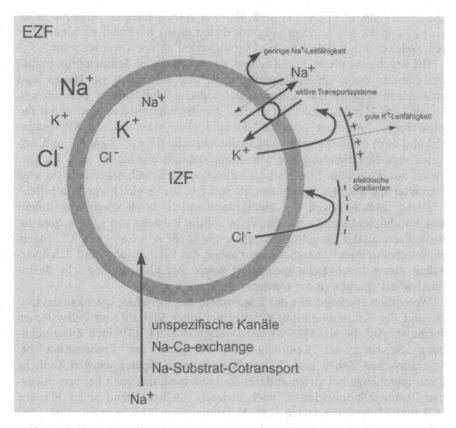

Abb. 5. Schematische Darstellung der Ursachen für die Entstehung des Membranpotentials. Nach Schmidt und Thews [7]

Die Membranen vieler Zellen besitzen auch eine gute Leitfähigkeit für Cl$^-$-Ionen. Die Cl$^-$-Konzentration im Intra- und Extrazellulärraum folgt langfristig dem elektrochemischen Gradienten über der Zellmembran und damit dem Membranpotential, wenn Cl$^-$-Ionen nicht aktiv durch die Zellmembran transportiert werden. Kurzzeitigen Änderungen des Membranpotentials wirken die Cl$^-$-Ströme entgegen. Sie sind also auch wesentlich an der Stabilisierung des Membranpotentials beteiligt [7].

Bei nicht-humanen Chondrozyten wurden bereits verschiedene Ionenkanäle charakterisiert. Long und Mitarbeiter [9] wiesen bei Hühner-Chondrozyten einen Ca^{2+}-aktivierten Kaliumionenkanal nach, der sich durch TEA bzw. durch Ba^{2+} blockieren lässt und durch eine katalytische Untereinheit der Proteinkinase A aktiviert werden kann. Des Weiteren beschrieben Sugimoto und Mitarbeiter [10] bei Kaninchen-Chondrozyten spezifische Ionenkanäle sowohl für Natrium-, Kalium- als auch für Chloridionen. Diese Ionenkanäle ließen sich durch die ionenkanalspezifischen Blocker Tetrodotoxin (TTX), TEA, 4-AP und SITS blockieren. Martina et al. [11] gelang es, bei Schweine-Chondrozyten einen K^+-Kanal zu identifizieren, welcher durch Dehnung der Chondrozyten aktiviert werden kann.

Die Ergebnisse dieser Arbeit zeigen, dass auch an der Zellmembran humaner Chondrozyten ein Ruhemembranpotential vorhanden ist. Dieses lässt sich durch verschiedene ionenkanalspezifische Modulatoren beeinflussen. So wird das Membranpotential an der Chondrozytenzellmembran durch Zugabe von K^+-, Anionen- oder Ca^{2+}-Kanalblockern verschoben. 4-AP, Verapamil und SITS bewirken als Ionenkanalblocker für K^+, Ca^{2+} bzw. Cl^- und Anionen eine Negativierung des Membranpotentials um bis zu 18 % im Vergleich zur Kontrolle. TEA als unspezifischer K^+-Kanalblocker bewirkt eine Positivierung des Membranpotentials von 8 % im Vergleich zur Kontrolle.

Diese Veränderungen des Membranpotentials durch spezifische Ionenkanalmodulatoren sind erste Hinweise auf die Existenz von spezifischen Ionenkanälen an der Chondrozytenzellmembran für K^+-, Ca^{2+}- bzw. Cl^--Ionen. In weiterführenden Untersuchungen sollen das Permeations- und Schaltverhalten dieser Ionenkanäle spezifiziert sowie ihre pharmakologische Beeinflussbarkeit charakterisiert werden.

Wesentlich erscheint uns der Zusammenhang zwischen Ionenkanalaktivität und der Zellproliferation, welcher bei einer Vielzahl von Zellsystemen vermutet wird. Bereits 1988 wiesen Deutsch et al. [4, 12] einen Zusammenhang zwischen der Kaliumkanalaktivität und der Proliferation bei Schwann'schen Zellen und B-Lymphozyten nach. Später wurden ähnliche Zusammenhänge bei vielen anderen Zellsystemen, u.a. auch bei verschiedenen Tumorzellpopulationen, nachgewiesen. Stellvertretend seien humane [13] und Mauskeratinozyten [14], Melanomzellen [15], Neuroblastom- und Astrozytomzellen [16] genannt. Bekannt ist auch bei verschiedenen Zellsystemen ein Zusammenhang zwischen der freien intrazellulären Ca^{2+}-Konzentration und der Zellproliferation [17]. Ob auch bei Chondrozyten die Proliferation durch die Ionenkanalaktivität verändert werden kann, ist bisher unbekannt. Erste Untersuchungsergebnisse unserer Arbeitsgruppe zeigen, dass es durch Modifikation der Ionenkanalaktivität bei humanen Chondrozyten zu Veränderungen im Proliferationsverhalten kommt.

Bisher wurde bei anderen Zellsystemen nachgewiesen, dass die Proliferationssteigerung durch Modulation der Ionenkanalaktivität auf einen Übertritt von Zellen aus der G0-Phase des Zellzyklus in die G1-Phase zurückzuführen ist [17, 18]. Daneben gilt als wahrscheinlich, dass zusätzlich die Arretierung von Zellen in der G1-Phase des Zellzyklus teilweise aufgehoben wird [17, 18]. Als Ergebnis dieser Vorgänge werden vermehrt Zellen in den Zellzyklus eingeschleust, d.h. die Proliferationssteigerung wird durch eine prozentuale Verschiebung von Zellen innerhalb der Zellzyklusphasen erzielt, also durch Veränderung der Regulation im Ablauf der Zellproliferation. Zusammenhänge dieser Art sind sowohl bei humanen als auch bei nicht-humanen Chondrozyten bisher unbekannt. Da sich humane Chondrozyten überwiegend (ca. 95%) in der G0/G1-Phase befinden (vgl. Abb. 4), ist eine Proliferationssteigerung durch vermehrtes Übertreten von Zellen aus G0 in G1 bzw. von G1 in S durchaus naheliegend. Weiterführende Untersuchungen sind notwendig, um einen möglichen Zusammenhang zwischen Ionenkanalaktivitäten und dem Proliferationsverhalten sowie der Zellzyklusphasenverteilung humaner Chondrozyten zu charakterisieren.

■ Literatur

1. Alberts B, Bray D, Lewis J, Raff M, Roberts U, Watson JD (1990) Molekularbiologie der Zelle. VCH, Weinheim New York Basel Cambridge Tokyo, S 599–649
2. Dubois MJ, Rouzaire-Dubois B (1993) Role of potassium channels in mitogenesis. Prog Biophys Mol Biol 59:1–21
3. Green H (1978) Cyclic AMP in relation to proliferation of the epidermal cell: a new view. Cell 15:801–811
4. Deutsch C (1988) K^+ channels and mitogenesis. Prog Clin Biol Res ■:2–21
5. Inohara S (1992) Studies and perspectives of signal transduction in the skin. Exp Dermatol 1:207–220
6. Nilius B, Schwarz G, Droogmans G (1993) Control of intracellular calcium by membrane potential in human melanoma cells. Am J Physiol 265:1501–1510
7. Schmidt RF, Thews G (1990) Physiologie des Menschen. Springer, Berlin Heidelberg New York, S 2–44
8. Hiddemann W, Schumann J, Andreeff M, Barlogie B, Herman CJ, Leif RC, Mayall RF, Murphy RF, Sandberg AA (1984) Convention on nomenclature for DNA cytometry. Cytometry 5:445–446
9. Long KJ, Walsh KB (1994) A calcium-activated potassium channel in growth plate chondrocytes: regulation by protein kinase A. Biochem Biophys Res Commun 201:776–781
10. Sugimoto T, Yoshino M, Nagao M, Ishii S, Yabu H (1996) Voltage-gated ionic channels in cultured rabbit articular chondrocytes. Comp Biochem Physiol 115C:223–232
11. Martina M, Mozrzymas JW, Vittur F (1997) Membrane stretch activates a potassium channel in pig articular chondrocytes. Biochim Biophys Acta 1329:205–210
12. Amigorena S, Choquet D, Teillaud LJ, Korn H, Fridman HW (1990) Ion channels and B cell mitogenesis. Mol Immunol 27:1259–1268
13. Mauro MT, Isseroff RR, Lasarow R, Pappone AP (1993) Ion channels are linked to differentiation in keratinocytes. J Membrane Biol 132:201–209
14. Harmon SC, Lutz D, Ducote J (1993) Potassium channel openers stimulate DNA synthesis in mouse epidermal keratinocyte and whole hair follicle cultures. Pharmacol Rev 6:170–178
15. Nilius B, Droogmans G (1994) A role for potassium channels in cell proliferation? News Physiol Sci ■:1–12
16. Lee YS, Sayeed MM, Wurster RD (1993) Inhibition of cell growth by K^+ channel modulatorsis due to interference with agonist-induced Ca^{2+} release. Cellular Signalling 5:803–809
17. Wohlrab D (1998) Der Einfluß elektrophysiologischer Membraneigenschaften auf die Proliferation humaner Keratinozyten. Tectum Verlag, Marburg, S 1–89
18. Lübbe J, Kleihues P, Burg G (1994) Das Tumorsuppressor-Gen p53 und seine Bedeutung für die Dermatologie. Hautarzt 45:741–745

▦ Kommentar M. STEINWACHS

Menschliche Knorpelzellen gehören zu den nicht erregbaren Zellsystemen. Wie alle lebenden Zellen besitzen sie ein Ruhemembranpotential, was für das Vorhandensein von Ionenkanälen spricht. Im Tiermodell wurden spezifische Ionenkanäle für Natrium, Kaliumchlorid und Kalzium nachgewiesen. Darüber hinaus konnte ein durch Dehnung aktivierbarer Kaliumkanal beschrieben werden. In humanen arthrotischen Chondrozyten lässt sich das bestehende Ruhemembranpotential durch Ionenkanalblocker verändern. Dies spricht für die Existenz von spezifischen Ionenkanälen an der Oberfläche von Chondrozyten. Inwieweit die untersuchten Ionen mit der perizellulären Matrix interagieren, ist nicht untersucht.

➡ Das vorhandene Ruhemembranpotential in humanen arthrotischen Chondrozyten spricht für die Existenz von spezifischen Ionenkanälen.

Die operative Behandlung von Gelenkknorpeldefekten

7 Magnetresonanztomographie (MRT) des hyalinen Gelenkknorpels

M. Uhl

Die MRT-Diagnostik des hyalinen Gelenkknorpels hat in den letzten Jahren durch die Einführung spezieller Untersuchungsprotokolle und neu eingeführter MRT-Meßsequenzen deutliche Fortschritte erfahren. Tatsächlich hat die MRT-Diagnostik eine Reihe von theoretischen Vorteilen gegenüber der Arthroskopie und spielt eine zunehmende Rolle in der Beurteilung von Gelenkknorpelabnormalitäten. Die MRT-Diagnostik ist nicht invasiv, für den Patienten völlig ungefährlich und zeitsparend [6]. Im Gegensatz zur Arthroskopie kann die MRT auch Aussagen über die Dicke des Knorpels, über das gesamte Knorpelvolumen eines Gelenkes [9, 10] sowie über die Knorpelbeschaffenheit unterhalb der arthroskopisch einsehbaren Oberfläche treffen. Gerade diese internen Knorpeltexturstörungen sind arthroskopisch nur indirekt zu erfassen. Darüber hinaus ist mit der MRT mit einer hohen Spezifität und Sensitivität die Darstellung von Meniskusschäden, Bandläsionen sowie assoziierten subchondralen Knochenläsionen in einer Untersuchung möglich. Andere wichtige Gelenksveränderungen wie Ergüsse, Synovialitis, Pannusgewebe oder Alignementveränderungen können mittels MRT einfach klassifiziert werden.

Im Folgenden werden die wichtigsten Aspekte der modernen *Knorpeldiagnostik in der MRT* dargestellt.

■ Der normale Knorpel in der MRT-Abbildung

Kenntnisse des normalen Knorpelbildes in der MR-Bildgebung sind wichtig für das Verständnis von der MR-Symptomatik kranken Knorpels.

Die Darstellung des Gelenkknorpels ist abhängig von der gewählten Meßsequenz. Untersuchungsprotokolle mit einer sehr kurzen Echozeit (von unter 10 ms), wie sie für die Gewinnung von T1-gewichteten Aufnahmen benutzt werden, zeigen regelhaft eine uniforme Signalgebung des gesunden Gelenkknorpels, vergleichbar dem Signal der angrenzenden Muskulatur [8, 19]. Diese einförmige Signalgebung des Gelenkknorpels hängt mit der uniformen T1-Relaxation der Knorpelsubstanzen zusammen. Trunkationsartefakte können allerdings eine signalarme Zone im Zentrum des Knorpelbandes vortäuschen. Wird die Echozeit verlängert (moderate oder lange Echozeit von über 10 ms) werden die T2-Effekte im hyalinen Gelenkknor-

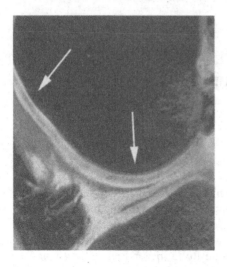

Abb. 1. Zonaler Aufbau des hyalinen Knorpels in einer fettsupprimierten T1-gewichteten Gradientenechosequenz am Beispiel des Femurkondylus

pel zunehmend wichtiger für das Erscheinungsbild des Knorpels. Knorpel wird in diesen Sequenzen mit einem zonalen Schichtaufbau sichtbar, der sich auf die unterschiedlichen T2-Relaxationszeiten einzelner Knorpelsubstanzen zurückführen läßt [16]. Mit der entsprechenden hochauflösenden Meßtechnik zeigt sich in diesen Sequenzen eine dünne oberflächliche Schicht mit einem hypointensen Signal, das histologisch zur Superficialschicht bzw. Gleitschicht korreliert. Diese dünne Zone besteht aus dicht zusammengepackten Kollagenfasern mit einem geringen Wasseranteil an der mechanisch stark beanspruchten Gelenkknorpeloberfläche [17, 30]. Unmittelbar angrenzend an diese Zone findet sich in der MRT-Abbildung des Knorpels eine signalreiche Bande, histologisch korrelierend zur Tangential- und Übergangszone. Diese Zone zeigt einen großen Reichtum an hydrophilen Proteoglykanmolekülen [20–22]. Die daran angrenzende signalarme Zone korrespondiert histologisch zur Radiärzone. Ein dünnes Band von intermediärer Signalgebung findet sich unmittelbar daran angrenzend, histologisch korrelierend zur kalzifizierten Knorpelzone [20–22] (Abb. 1).

Da die T2-Effekte durch unterschiedliche Meßprotokolle auch unterschiedlich zur Geltung kommen, variieren die Breiten der Knorpelschichten in der MRT-Abbildung beträchtlich. Bei Benutzung einer sehr langen Echozeit oder aber einer räumlich niedrig auflösenden Meßsequenz ist die zonale Struktur des Knorpels kaum sichtbar, der Knorpel erhält wieder eine homogene Abbildung.

Darüber hinaus ändert sich die Signalgebung des Knorpels in Abhängigkeit der räumlichen Orientierung des Knorpelabschnittes im Magnetfeld des MR-Tomographen. Ursache dieser wechselnden Knorpelabbildung, auch Anisotropie-Effekt genannt, beruht auf dem „Magic angle"-Effekt. Entsprechend der anisotropen Eigenschaften der im Knorpel vorkommenden Kollagenfasern ändert sich die T2-Relaxation bei unterschiedlicher räumlicher Orientierung im Magnetfeld des MR-Tomografen [28, 30]

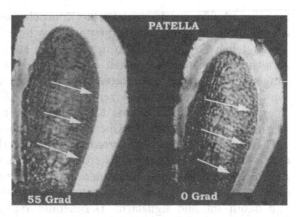

Abb. 2. Rotationsabhängigkeit der Knorpeldarstellung in der MR-Bildgebung. Bei einem Winkel von ±55° zwischen Knorpelkollagenfasern und dem Magnetfeld wird die Abbildung des Knorpels homogen. Bei den sonstigen Rotationswinkeln findet sich eine zonale Abbildung des Knorpels

(Abb. 2). Wenn die Kollagenfasern einen Winkel von 55 Grad zum Hauptmagnetfeld erreichen, sind die T2-Effekte maximal ausgeprägt. Der Knorpel wird dementsprechend uniform signalreich und ohne zonale Schichtung abgebildet. Knorpelabschnitte außerhalb dieser 55 Grad-Zone zeigen hingegen den oben angeführten Schichtaufbau, wobei insbesondere die radiale Zone des Knorpels dramatische Signaländerungen erfährt, je weiter der betreffende Knorpelabschnitt vom 55 Grad-Winkel gegenüber dem Magnetfeld wegrotiert wird.

Ursachen dieser Winkelabhängigkeit der Knorpelabbildung sind auf molekularer Ebene auf die Kollagenfaserorientierung sowie Kollagenkonzentration in der Radiärzone zurückzuführen. Die Kollagenfasern sind in der Radiärzone senkrecht zur Knochenoberfläche ausgerichtet, in diesem hochstrukturierten Gewebe ist die Bewegung der Wasserprotonen räumlich stark eingeschränkt (Spin-Spin-Kopplungsphänomen). Kollagenfasern lassen den an sie gebundenen Protonen nur bestimmte Relaxationsbewegungen zu, was letztlich zur Winkelabhängigkeit der Kollagenfaserabbildung in der MRT führt.

■ MRT – Technik und Untersuchungsprotokolle

In der MR-Tomographie der Knorpelschäden wurden in der Vergangenheit verschiedenste MR-Techniken benutzt, um degenerativ oder entzündlich bedingte Knorpelschäden der Gelenke erfassen zu können [4, 7, 13, 14, 25, 31]. Sowohl T1-gewichtete, wie auch T2-gewichtete *Spinechosequenzen* erwiesen sich als nützlich. Die T1-gewichteten Sequenzen zeigen eine gute anatomische Abbildung des Knorpels wie auch des subchondralen Knochens. Die T2-gewichteten Bilder erlauben eine Abgrenzung von Gelenkflüssigkeit bzw. Gelenkserguß von der Knorpeloberfläche. Mit T2-gewichteten Spinechobildern wurde eine Sensivität von 48–90% und eine Spezifität zwischen 50 und 96% bei der Diagnostik von degenerativen Knorpelläsionen erreicht. Die T2-gewichteten Bilder zeigen sowohl die morphologischen Defekte an der Oberfläche (Knorpelerosionen oder Ulzerationen), wie auch die signalreichen Texturstörungen innerhalb des Knorpels. Diese signalreichen Zonen innerhalb des Knorpels entsprechen histologisch dem vermehrten freien Wassergehalt infolge der Degeneration und Frakturierung der Kollagenfaserstrukturen. Die im T2-gewichteten Bild sichtbaren Knorpeltexturstörungen sind zeitlich vor der Oberflächenzerstörung des Knorpels nachzuweisen, sodass Knorpelläsionen erkannt werden, bevor sie zu arthroskopisch sichtbaren Oberflächenveränderungen führen.

Die *Magnetisierungs-Transfertechnik* [32, 34] erlaubt die Signalabschwächung der Steady-State-Magnetisierung des freien Wassers durch einen speziellen Sättigungsimpuls, über einen Magnetisierungstransfer werden dann die Protonen der angrenzenden Proteoglykanmoleküle magnetisch gesättigt und damit im Bild signalarm. Degenerativ veränderter Knorpel hat eine verringerte Sensitivität auf diesem Magnetisierungs-Transfer, sodass eine relative Zunahme des Signals in diesen Knorpelarealen resultiert. In den klinischen Studien zeigte diese Magnetisierungs-Transfertechnik allerdings keine wesentlich höhere Sensitivität oder Spezifität im Vergleich zu den herkömmlichen Spinechosequenzen.

Der eigentliche Durchbruch gelang mit der Einführung von T1-gewichteten, fettsupprimierten, 3-dimensional akquirierten und gespoilten *Gradientenechosequenzen* [26, 27, 29, 31]. Die Fettsuppression vermindert das störende helle Fettsignal im angrenzenden subchondralen Knochen. Zudem kann über die Fettsuppressionstechnik der gefürchtete Chemical-Shift-Artefakt vermieden werden. Die 3-dimensionale Datenakquisition erlaubt eine Untersuchung mit Schichtdicken von minimal (0,5–) 1 mm und einer beliebigen Schichtführung durch das Gelenk. Die gespoilte Gradientenechotechnik (z.B. FLASH®) kann durch die Wahl bestimmter Parameter (kurze Echozeit, kurze Repetitionszeit, kleiner Auslenkwinkel) so verfeinert werden, dass der Knorpel im Vergleich zu den angrenzenden Gewebestrukturen und der Gelenkflüssigkeit sehr signalreich erscheint.

Die Abbildung 1 zeigt ein solches Gradientenechobild mit dem hohen Kontrast zwischen dem hellen Knorpel und dem relativ dunklen Signal von Knochen, Fett, Muskulatur und Gelenkflüssigkeit.

Der Gelenkknorpel wird in diesen Sequenzen zonal abgebildet, es lassen sich drei Schichten abgrenzen, wobei die oben angeführten Anisotropie-Effekte bei dieser Sequenz besonders stark die Breite der einzelnen Schichten beeinflusst. Typischerweise ist die oberflächliche und die tiefe Schicht signalreich, die mittlere Zone hingegen signalarm dargestellt.

Der Einsatz dieser neuartigen „Knorpelsequenz" hat die Sensitivität und die Spezifität zur Entdeckung von Knorpelläsionen auf über 90% ansteigen lassen. Auch die Vorhersagewahrscheinlichkeit für Knorpeldefekte kann heute mit rund 90% angegeben werden. Die höchste Sensitivität wird bei Gelenken mit großem Knorpelanteil erreicht, z.B. dem Patello-Femoralgelenk, die geringste Sensitivität im Kniegelenk findet sich darum auch an der lateralen Tibiagelenkoberfläche. Je höhergradig der Knorpeldefekt, desto größer auch die Sensitivität und Spezifität.

Darüber hinaus kann die dreidimensionale Datenakquisition benutzt werden, um über Bildnachbearbeitungstechniken das Knorpelvolumen und die Knorpeldicke an jedem beliebigen Punkt des Gelenkes sowie [9] die Knorpeltextur in jedem Gelenkabschnitt darzustellen.

▓ Experimentelle Techniken zur MR-Tomographie des Gelenkknorpels

Der nächste Schritt der MRT-Diagnostik wird die Abbildung von biochemischen Änderungen zur Frühdetektion von Knorpelläsionen sein. MRT-Sequenzen mit einer extrem kurzen Echozeit (unter 150 µs) können auch die Komponenten des Knorpels untersuchen, die extrem kurze T2-Relaxationszeiten aufweisen. In einer experimentellen Studie von Brossmann [5] konnte gezeigt werden, dass die Sensitivität und Spezifität für die Detektion von frühen Knorpeldefekten auf nahezu 100% gesteigert werden kann.

Der Einsatz von ionischen, intraartikulären und Gadolinium-haltigen Kontrastmitteln ist ein anderer neuer Ansatz zur Beurteilung der biochemischen Zusammensetzung des hyalinen Gelenkknorpels. Durch die intraartikuläre Injektion des Kontrastmittels kann zunächst die Knorpeloberfläche aufgrund des unterschiedlichen Signalverhaltens von Kontrastmittel und der oberflächlichen Knorpelschicht kontrastreich dargestellt werden. Darüber hinaus können die negativ geladenen ionischen Kontrastmoleküle (z. B. Gd-DTPA) über die biochemischen Qualitäten des Knorpels eine Auskunft geben [21]:

Normalerweise verhindern die negativ geladenen Proteoglykane die Verteilung des Kontrastmittels in der Knorpelgrundsubstanz. Der Verlust von Proteoglykanen im frühen Stadium der Knorpeldegeneration führt aber zu einer vermehrten Aufnahme des negativ geladenen Kontrastmittels in die Knorpelgrundsubstanz, sodass die Kontrastmittelanreicherung im MR-Bild nachweisbar wird. Nachteilig ist allerdings die notwendige intraartikuläre Kontrastmittelinjektion sowie die notwendige Pause zwischen Kontrastmittelapplikation und der möglichen T1-gewichteten Bildgebung [21].

▓ Klassifikation der Knorpelläsionen in der MRT

Von den verschiedenen vorgeschlagenen Grading-Skalen hat sich insbesondere die modifizierte Outerbridge-Klassifikation durchgesetzt. Diese ursprünglich für die Arthroskopie entwickelte Klassifikation ist für die MRT in folgender Weise modifiziert [27, 29]:

0   normaler Knorpel

1   oberflächliche Rauhigkeiten und Knorpelerweichung (Abb. 3 a)

2   Knorpelläsion (Erosion) betrifft maximal die äußeren 50% der Knorpeldicke

3   die Knorpelläsion (Ulcus) betrifft 50–100% der Knorpeldicke (Abb. 3 b)

4   Knorpelglatze, der subchondrale Knochen liegt frei.

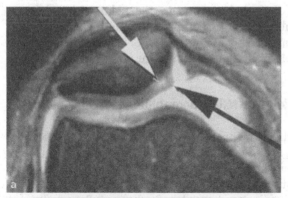
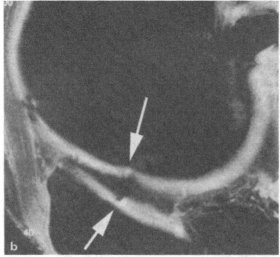

Abb. 3 a, b. Outerbridge-Stadium I **(a)** und III **(b)** einer Knorpeldegeneration im Patellofemoralgelenk

In den MRT-Bildern entspricht die Grad 1-Läsion einer lokalen Signaländerung innerhalb des Knorpels ohne lokale Knorpelverdünnung (Abb. 3 a) [15, 16, 23, 33]. Histologisch finden sich an diesen Stellen frühe Degenerationszeichen wie die Ruptur des Kollagenfasernetzwerkes. Der erhöhte Wassergehalt des Knorpels im Stadium der frühen Degeneration lässt sich auf den Verlust der straffen Kollagenfasern zurückführen. Die von ihrem straffen Kollagennetz befreiten, stark hydrophilen Proteoglykanmakromoleküle können nun anschwellen und große Mengen von Wasser binden. In den fettsupprimierten Gradientenechosequenzen sind diese Knorpelareale signalreich dargestellt [12, 20, 30]. Die weiteren Stadien der Knorpeldegeneration sind in der MRT-Abbildung an Hand des Ausdünnungsgrades der Knorpeldicke klassifiziert.

■ MRT-Artefakte in der Knorpeldiagnostik

Eine Reihe von MRT-Artefakten können das Erscheinungsbild des Knorpels verändern. Insbesondere sind es die bekannten Chemical-Shift-Artefakte (feldstärken-abhängig) und Suszeptibilitäts-Artefakte (abhängig von der gewählten Sequenz) oder auch Trunkations-Artefakte (abhängig von der gewählten Matrix und Ausleserichtung) [11]. Durch den Vergleich verschiedener Meßprotokolle, der Änderung der Richtung der Auslesegradienten und der Bildmatrix können die einzelnen Artefakte erfasst und ausgeschlossen werden.

Zur Vermeidung von Fehldiagnosen benutzen wir deshalb routinemäßig eine Abbildung in zwei verschiebenen Ebenen und benutzen prinzipiell verschiedene Meßsequenzen, um Artefakte zu erkennen bzw. ausschließen zu können.

■ MRT-Protokollvorschlag

Unser *Standardprotokoll* umfasst bei der Knorpeldarstellung von mittelgroßen und großen Gelenken eine
- T1-gewichtete Spinechosequenz (SE)
- T2-gewichtete Turbospinechosequenz mit Fettsuppression (TSE)
- T1-gewichtete fettsuprimierte Gradientenechosequenz (GE) mit 3 D-Datenakquisition („Knorpelsequenz") mit einer kurzen Echozeit TE (z.B. 10 ms), einer kurzen Repetitionszeit TR (z.B. 50 ms) sowie einem kleinen bis moderaten Flipwinkel (z.B. 30°).

Die Darstellung der Gelenke erfolgt im Regelfall in sagittaler und koronarer Schnittführung. Abhängig von der Fragestellung werden weitere Spezialsequenzen zur Anwendung kommen (z.B. die fettsuprimierten Inversion-Recovery-Sequenzen mit kurzer Inversionszeit, die sog. STIR-Sequenz, zur Beurteilung eines subchondralen Knochenmarködems).

■ Zusammenfassung

Die MR-Bildgebung des hyalinen Gelenkknorpels erlaubt die Detektion von Knorpeldefekten mit einer ausgezeichneten Spezifität und Sensitivität in allen Fällen von höhergradigen Knorpeldefekten. Frühe Texturveränderungen des Knorpels, insbesondere biochemische Veränderungen der Protoglykane und Kollagenfasern, können mit einer Sensitivität von 60–70% detektiert werden.

Neuartige therapeutische Möglichkeiten wie Mikrofraktur-Technik oder Knorpeltransplantation werden die nichtinvasive MRT-Methode für die präoperative Diagnostik und für die postoperative Nachsorge häufiger zum

Einsatz kommen lassen. Möglicherweise kann die MRT-Technik so frühe Stadien der Knorpelerkrankung erkennen, dass eine orthopädische Intervention den Degenerationsprozess anhalten oder sogar umkehren kann. Zukünftige MR-Entwicklungen werden unsere Möglichkeiten der biochemischen Beurteilung des hyalinen Knorpels weiter verbessern.

■ Literatur

1. Adam G, Nolte-Ernsting C, Prescher A, Bühne M, Bruchmüller K, Küpper W et al (1991) Experimental hyaline cartilage lesions: two dimensional spin-echo versus three dimensional gradient-echo MR imaging. JMRI 1:665–672
2. Bachmann G, Heinrichs C, Jürgensen I, Rominger M, Scheiter A, Rau WS (1997) Comparison of different MRT techniques in the diagnosis of degenerative cartilage diseases. In vitro study of 50 joint specimens of the knee at T1.5. Fortschr Röntgenstr 166:429–436
3. Blackburn WD Jr, Bernreuter WK, Rominger M, Loose LL (1994) Arthroscopic evaluation of knee articular cartilage: a comparison with plain radiographs and magnetic resonance imaging. J Rheumatol 21:675–679
4. Bohndorf K (1996) Injuries at the articulating surfaces of bone (chondral, osteochondral, subchondral fractures and osteochondrosis dissecans). Eur J Radiol 22:22–29
5. Brossmann J, Frank L, Resnick D (1997) Detection of cartilage lesions with fat-suppressed three-dimensional spoiled gradient-echo MR imaging. Am J Roentgenol 169:910–911
6. Chalkias S, Frezza F, Cova M, Pozzi-Mucelli R, Pozzi-Mucelli M, Dalla-Palma L (1994) Magnetic resonance of the cartilages of the large joints (editorial). Radiol Med 87: 555–573
7. Chandnani VP, Ho C, Chu P, Trudell D, Resnick D (1991) Knee hyaline cartilage evaluated with MR imaging: a cadaveric study involving multiple imaging sequences and intraarticular injection of gadolinium and saline solution. Radiology 178:557–561
8. Eckstein F, Sittek H, Milz S, Putz R, Reiser M (1994) The morphology of articular cartilage assessed by magnetic resonance imaging (MRI). Reproducibility and anatomical correlation. Surg Radiol Anat 16:429–438
9. Eckstein F, Gavazzeni A, Sittek H et al (1996) Determination of knee joint cartilage thickness using three-dimensional magnetic resonance chondro-crassometry (3D MR-CCM). Magn Reson Med 36:256–265
10. Eckstein F, Sittek H, Gavazzeni A et al (1996) Magnetic resonance chondro-crassometry (MR CCM): a method for accurate determination of articular cartilage thickness? Magn Reson Med 35:89–96
11. Erickson JE, Waldschmidt JG, Czervionke LF, Prost RW (1996) Hyaline cartilage: Truncation artifact as a cause of trilaminar appearance with fat suppressed three-dimensional spoiled gradient recalled sequences. Radiology 201:260–264
12. Gahunia HK, Lemaire C, Cross AR, Babyn P, Kessler MJ, Pritzker KP (1993) Osteoarthritis in rhesus macaques: assessment of cartilage matrix quality by quantitative magnetic resonance imaging. Agents Actions Suppl 39:255–259
13. Hayes CW, Sawyer RW, Conway WF (1990) Patellar cartilage lesions: in vitro detection and staging with MR imaging and pathologic correlation. Radiology 176:479–483

14. Heron CW, Calvert PT (1992) Three-dimensional gradient-echo MR imaging of the knee: comparison with arthroscopy in 100 patients. Radiology 183:839–844
15. Ho C, Cervilla V, Kjellin I, Haghigl P, Trudell D, Resnick D (1992) Cartilage changes in osteoarthritis of the knee. Invest Radiol 27:84–90
16. Hunziker EB (1992) Articular cartilage structure in humans and experimental animals. In: Kuettner KE, Schleyerbach R, Peyron JG (Hrsg) Articular cartilage and osteoarthritis. Raven Press, New York, pp 183–199
17. Jeffery AK, Blunn GW, Archer CW, Bentley G (1991) Three-dimensional collagen architecture in bovine articular cartilage. J Bone Joint Surg (Br) 73:795–801
18. Kim DK, Ceckler TL, Hascall VC, Calabro A, Balaban RS (1993) Analysis of water-macromolecule proton magnetization transfer in articular cartilage. Magn Reson Med 29:211–215
19. Kneeland JB (1995) Magnetic resonance imaging: biophysical basis for the proton magnetic resonance appearance of normal cartilage; other magnetic resonance techniques. J Rheumatol Suppl 43:60–61
20. Lehner KB, Rechl HP, Gmeinwieser JK, Heuck AF, Lukas HP, Kohl HP (1989) Structure, function, and degeneration of bovine hyaline cartilage: assessment with MR imaging in vitro. Radiology 170:495–499
21. McCauley T, Disler D (1998) MRI of articular cartilage. Radiology 209:629–640
22. Modl JM, Sether LA, Haughton VM, Kneeland BJ (1991) Articular cartilage: Correlation of histologic zones with signal intensity at MR imaging. Radiology 181:853–855
23. Monson NL, Haughton VM, Modl JM, Sether LA, Ho K-C (1992) Normal and degenerating articular cartilage: in vitro correlation of MR imaging and histologic findings. JMRI 2:41–45
24. Paul PK, O'Byrne E, Blancuzzi V, Wilson D, Gunson D, Douglas FL et al (1991) Magnetic resonance imaging reflects cartilage proteoglycan degradation in the rabbit knee. Skeletal Radiol 20:31–36
25. Peterfy CG, Majumdar S, Lang P, van Dijke CF, Sack K, Genant HK (1994) MR imaging of the arthritic knee: Improved discrimination of cartilage, synovium, and effusion with pulsed saturation transfer and fat suppressed T1-weighted sequences. Radiology 191:413–419
26. Recht MP, Kramer J, Marcelis S, Pathria MN, Trudell D, Haghighi P et al (1993) Abnormalities of articular cartilage in the knee: analysis of available MR techniques. Radiology 187:473–478
27. Recht MP, Piraino DW, Paletta GA, Schils JP, Belhobek GH (1996) Accuracy of fat-suppressed three-dimensional spoiled gradient-echo FLASH MR imaging in the detection of patellofemoral articular cartilage abnormalities. Radiology 198: 209–212
28. Rubenstein JD, Kim JK, Morava-Protzner I, Stanchev PL, Henkelmann M (1993) Effects of collagen orientation on MR imaging characteristics of bovine articular cartilage. Radiology 188:219–226
29. Uhl M, Allmann KH, Laubenberger J, Tauer U, Ihling Ch, Adler CP, Langer M (1998) Osteoarthritis and cartilage destruction of the knee – comparison of available MR-sequences in vitro. BJR 71:291–296
30. Uhl M, Ihling Ch, Allmann KH, Laubenberger J, Tauer U, Adler CP, Langer M (1998) Human articular cartilage: In vitro correlation of high-resolution MRI and histologic findings. Europ Radiology 8:1123–1129
31. Uhl M, Allmann KH, Ihling Ch, Hauer MP, Conca W, Langer M (1998) Cartilage destruction in small joints by rheumatoid arthritis: Assessment of fat-suppressed three-dimensional gradient-echo MR-pulse sequences in vitro. Skeletal Radiology 27:677–682

32. Vahlensieck M, Dombrowski F, Wagner U, Reiser M (1994) Magnetization transfer contrast (MTC) and MTC-subtraction: enhancement of cartilage lesions and intra-cartilaginous degeneration in vitro. Skeletal Radiol 23:535–539

33. Watson PJ, Carpenter TA, Hall LD, Tyler JA (1996) Cartilage swelling and loss in a spontaneous model of osteoarthritis visualized by magnetic resonance imaging. Osteoarthritis & Cartilage 4:197–207

34. Wolff SD, Chesnick S, Frank JA, Lim KO, Balaban RS (1991) Magnetization Transfer Contrast: MR imaging of the knee. Radiology 179:623–628

■ Kommentar C. Erggelet

Aufgrund verschiedener Vorteile ist die Magnetresonanztomographie als nicht invasives Verfahren heute Standard in der Diagnostik von Gelenkknorpeldefekten:

■ Die Beurteilung des gesamten Knorpelvolumens ist möglich
■ Subchondrale Veränderungen werden frühzeitig erfasst
■ Meniskus- und Bandläsionen kommen gleichzeitig zur Darstellung.

Verschiedene Einstellungen (Gewichtungen/Sequenzen) erlauben eine individuelle und detaillierte Darstellung des Knorpels:

■ T1-Gewichtung: anatomische Abbildung von Knorpel und Knochen
■ T2-Gewichtung Abgrenzung von Knorpel zum Gelenkbinnenraum (wichtig für die Darstellung der Oberflächenstruktur und Erosionen)
■ T1-Gradientenechosequenzen erlauben mit Fettsuppression die Verminderung des hellen Fettsignals im subchondralen Knochen. Die 3-D-Aquirierung ermöglicht die Untersuchung mit Schichtdicken von 0,5 – 1 mm und eine beliebige Schnittführung durch das Gelenk.

Durch spezielle „Knorpelsequenzen" wird eine Sensitivität und eine Spezifität von 90% erreicht. Experimentelle Arbeiten z. B. mit extrem kurzen Echozeiten lassen eine weitere Steigerung dieses Wertes möglich erscheinen. Für die Früherkennung von Knorpelschäden und in der Qualitätssicherung nach knorpelchirurgischen Maßnahmen wird an einer Verbesserung der Darstellung durch intraartikuläre Gabe von Kontrastmittel (Gadolinium) gearbeitet. Die magnetresonanz-tomographische Zuordnung verschiedener Gewebsqualitäten, zum Beispiel hyalinem und fibrösem Knorpel, ist (noch) nicht möglich.

■ MRT- Protokollvorschlag:

■ T1-gewichtete Spinechosequenz (SE)
■ T2-gewichtete Turbospinechosequenz mit Fettsuppression (TSE)
■ T1-gewichtete fettsuprimierte Gradientenechosequenz (GE) mit 3D-Datenakquisition („Knorpelsequenz") mit einer kurzen Echozeit TE (z. B. 10 ms), einer kurzen Repetitionszeit TR (z. B. 50 ms) sowie einem kleinen bis moderaten Flipwinkel (z. B. 30°).

Die Darstellung der Gelenke erfolgt im Regelfall in sagittaler und koronarer Schnittführung. Abhängig von der Fragestellung kommen weitere Spezialsequenzen zur Anwendung (z. B. die fettsuprimierte Inversion – Recovery Sequenzen mit kurzer Inversionszeit (STIR), zur Beurteilung eines subchondralen Knochenmarködems).

8 Knochenmarkstimulierende Techniken – Mikrofracture

H. H. Pässler

■ Einführung

Ein intakter Gelenkknorpel ist essentiell für die normale Gelenkfunktion. Unglücklicherweise ist der Knorpel relativ leicht verletzbar, sei es durch Traumen oder infolge degenerativer Einflüsse. Während die verletzte Haut oder der gebrochene Knochen folgenlos ausheilen können, besitzt die Natur beim geschädigten Knorpel nur eine sehr begrenzte Möglichkeit der Heilung, so dass häufig die Entwicklung einer schmerzhaften Arthrose droht. Die mangelhafte Regenerationsfähigkeit des Knorpel ist seit dem 18. Jahrhundert bekannt [9]. Zahlreiche Operationsverfahren wurden entwickelt, um eine Knorpelneubildung zu stimulieren, doch keine Methode war bisher in der Lage, günstige Ergebnisse zu produzieren, wenn sie auf der Basis eines funktionellen Outcomes und hinsichtlich ihrer Anwendbarkeit untersucht wurde. Die verschiedenen Verfahren haben unterschiedliche Ansatzpunkte. Am häufigsten angewendet werden so genannte knochenmarkstimulierende Verfahren.

Deren Ziel ist es, pluripotente Stammzellen aus dem Knochenmark zur Stimulierung eines Ersatzknorpels in den Defekt zu bringen. Das älteste Verfahren ist die von Pridie 1959 beschriebene Anbohrung des Markraums durch den sklerosierten subchondralen Knochen [14]. Auch der Abrasionsarthroplastik nach Lanny Johnson [10] liegt die Stimulierung der subchondralen Schicht mit breiter Eröffnung von gut durchblutetem Knochen zugrunde.

Richard Steadman [19] entwickelte 1985 ein weiteres Verfahren zur Markstimulierung, in dem er in den freiliegenden subchondralen Knochen mit einer dornbesetzten Ahle zahlreiche Perforationen einbringt. Da randständig an den Löchern durch die konische Form des Dorns feine Fissuren entstehen, aus denen zusätzlich Blut aus dem Mark treten kann, nannte er das Verfahren „Mikrofrakturierung".

Die primitiven Stammzellen des Knochenmarks können sich unter dem Einfluss biologischer und mechanischer Faktoren in Knochen und Knorpel differenzieren. Durch die Eröffnung des vaskularisierten Knochengewebes entsteht im Knorpeldefekt ein Blutkoagel („super clot"), das die Stammzellen enthält. Aufgrund der rauhen Oberfläche des Defektes nach der Mikrofrakturierung bleibt das entstehende Koagel haften. Es differenziert und remodelliert sich mit dem Ergebnis eines den Defekt füllenden Faserknorpels [3].

Ein wesentlicher Vorteil gegenüber der Pridiebohrung ist das Fehlen thermischer Schäden des subchondralen Knochens [12]. Vorteilhaft erscheint auch die fehlende negative Beeinflussung der biomechanischen Stabilität zu sein.

Techniken mit Penetrierung der subchondralen Schicht (Abrasion, Pridiebohrung) führten in veterinärmedizinischen Studien beim Pferd zu keinem besseren Ersatzgewebe als bei der unbehandelten Kontrollgruppe [8, 18, 20]. Die Unterbrechungen der subchondralen Knochenschicht waren sogar von biomechanischen Veränderungen begleitet mit der Folge von Zerreissungen des Ersatzknorpels [8].

Kritisch werden auch die Ergebnisse nach der Abrasionsarthroplastik gesehen [1, 2, 5, 6]. Vor allem scheint es schwierig zu sein, eine gleichmäßige Tiefe des Debridements der subchondralen Knochenschicht zu realisieren [11, 15]. Frisbie und Mitarbeiter haben bei 10 Pferden die Wirkung der Mikrofrakturierung untersucht. Um Renntraining zu simulieren, wurden die Pferde präoperativ an eine Hochgeschwindigkeitstretmühle gewöhnt, die dann postoperativ für das Training eingesetzt wurde. Es wurde arthroskopisch ein 1×1 cm großer Defekt bis auf den subchondralen Knochen in den gewichtstragenden Teil des radialen Karpalknochens einerseits und des medialen Femurkondylus des Femorotibialgelenkes andererseits gesetzt. Mit einer Ahle, deren Spitze dornartig auslief und 35° abgewinkelt war (Linvatec), wurden entsprechend der Mikrofraktur-Technik von Steadman 3 mm tiefe Perforationen im Abstand von 2–3 mm in den Knochen eingebracht. Dies reichte aus, um eine gute Blutung zu erzeugen. Der zweite unbehandelte Defekt diente als Kontrolle, wobei randomisiert wurde, ob es sich um das Radiokarpalgelenk oder das Femorotibialgelenk handelte.

Alle Pferde blieben für zwei Monate postoperativ in einer Stallbox. 5 randomisiert ausgewählte Pferde wurden 4 Monate lang auf der Tretmühle trainiert, die anderen 5 Pferde 12 Monate lang.

Die Autoren fanden makroskopisch ein signifikant höheres Volumen an Ersatzfaserknorpel in den behandelten Defekten (74%) gegenüber den unbehandelten (45%). Beim Femurcondylus war das Verhältnis noch günstiger (83% vs. 36%, p=0,01).

Die histologische Untersuchung ergab an der Oberfläche Bindegewebe mit tangentialer Orientierung der Fasern. In der Tiefe wurden unterschiedliche Prozentanteile von Faserknorpel und hyalinem Knorpel nachgewiesen. Dabei fand sich kein Unterschied in der relativen Zusammensetzung des Reparaturgewebes in beiden Gruppen. Es wurde ein höherer Anteil an Typ-II-Kollagen in den behandelten Defekten gegenüber den unbehandelten gemessen. Dabei stieg der Gehalt an Typ-II-Kollagen von 4 Monaten nach 12 Monaten signifikant an. Schließlich fand sich mehr Typ-II-Kollagen im Femurkondylus gegenüber dem Karpalknochen. Schließlich ergaben histomorphometrische Untersuchungen eine frühere Knochenremodellierung in den behandelten Gelenken.

Diese erste tierexperimentelle Studie hat die positive Wirkung der Mikrofrakturierung nachgewiesen, wie sie von Steadman beim Menschen beobachtet wurde. Negative Effekte traten in der Studie nicht auf.

■ Indikation für eine Mikrofrakturierung

Grundsätzlich kommen alle viertgradigen, also bis auf den Knochen reichenden, Knorpeldefekte vor allem traumatischer Ursache für eine Mikrofrakturierung in Betracht. Relative Kontraindikationen stellen Achsfehlstellungen von mehr als 5° dar. In diesen Fällen sollte die Mikrofrakturierung mit einer korrigierenden Osteotomie einhergehen. Da bei Defekten in der Belastungszone der Femurkondylen eine 6-wöchige Teilbelastung erforderlich ist, muss auch die Compliance der Patienten gesichert sein.

Bei über 60 Jahre alten Patienten ist die Stammzellaktivität deutlich reduziert, mit entsprechend geringeren Heilungschancen.

■ Technik der Mikrofrakturierung

Wir verwenden 2 Zugänge für den Eingriff. Da wir Rollenpumpen einsetzen, können wir auf den Spülzugang verzichten. Eine Blutsperre wird nicht verwendet, um das Austreten von Blut und damit des Perforationserfolges sofort beurteilen zu können. Nach einer eingehenden Untersuchung des Kniebinnenraumes wird die Ausdehnung des Knorpeldefektes beurteilt. Instabile und lose Knorpelrandbereiche werden mit einer Ringkürette (Fa. Richard Wolf) abgetragen (Abb. 1). Der verbleibende Rand sollte im gesunden Knorpel liegen und einen senkrechten Rand haben. Mit der oben geschilderten dorntragenden Ahle (z.B. Mikrofrak, Fa. Richard Wolf, Chondropik, Fa. Arthrex und andere) werden 3 mm tiefe Perforationen in den subchondralen Knochen im Abstand von 3–4 mm eingebracht, wobei die erste Serie zirkulär dicht an den Knorpelrand gesetzt wird (Abb. 2). Unterschiedliche Abwinkelungen des Dorns und Biegungen des Instrumentenschafts erlauben die Erreichung nahezu aller Knorpelbezirke des Gelenkes. Häufig kommt es trotz Nichtverwenden einer Blutsperre zu keinem Blutaustritt. Ursache ist in der Regel ein zu hoher Druck der Rollenpumpe. Durch Reduzierung auf etwa 40 mmHg und gleichzeitigen Sog wird das Austreten von Blut sichtbar (Abb. 3). Bei sklerosiertem subchondralen

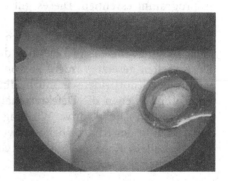

Abb. 1. Knorpelkürette (Richard Wolf) im Einsatz

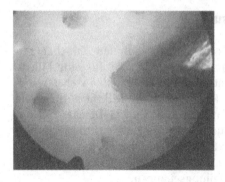

Abb. 2. Dornförmige Spitze einer Mikrofraktur-aale beim Einschlagen in einen viertgradigen Knorpeldefekt am medialen Femurcondylus

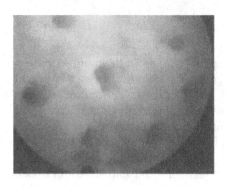

Abb. 3. Austreten von Blut aus den Perforationen nach Absaugen der Spülflüssigkeit

Knochen im Rahmen degenerativer Defekte ist oft eine tiefere Perforation zur Erreichung des vaskularisierten Bereiches erforderlich, erkenntlich am Austreten von Blut. Die konische Spitze der Instrumente bewirkt neben der Perforation feine radiäre Fissuren mit zusätzlichem Austritt von Blut.

■ Nachbehandlung nach Mikrofrakturierung

Für alle knorpelchirurgischen Eingriffe ist ein postoperatives Rehabilitationsprogramm essentiell. Dieses gilt in gleicher Weise für die Mikrofrakturierung.

1975 veröffentlichte der kanadische Arzt Salter [17] eine experimentelle Untersuchung am Kaninchen, bei der künstliche Knorpeldefekte bis auf den Knochen gesetzt wurden. Er konnte nachweisen, dass es zu einer Ausheilung der Knorpeldefekte mit hyalinem Knorpel kam. In der nichtbewegten Gruppe blieben die Defekte erhalten oder wurden nur von Faserknorpel aufgefüllt. Die positive Wirkung von CPM (Continuous Passive Motion), auch in der Knorpelheilung, wurde von zahlreichen Autoren bestätigt [7, 13]. Salters Konzept bildet die Grundlage der heutigen Rehabilitation von Knorpelschäden.

Zyklische Gelenkbewegungen sind demnach essentiell für den Nährstofftransport zu den Knorpelzellen und dienen der Entfernung von Stoffwechselabfallprodukten.

Auch bei der Arthrose haben verschiedene Autoren die Beobachtung gemacht, dass ein verminderter Kontaktdruck der Gelenkflächen durch Teilbelastung kombiniert mit Bewegung die Wiederherstellung der Gelenkoberfläche stimulieren könne [3].

Bei der Rehabilitation von Operationen am Knorpel ist zu unterscheiden, ob es sich um einen belasteten oder unbelasteten Gelenkabschnitt handelt und wie groß der behandelte Defekt war. Da das Femoropatellargelenk beim normalen Laufen nur gering und erst beim in die Hocke gehen oder beim Treppensteigen stärker belastet wird, erlauben wir bei Operationen an diesem Gelenkabschnitt die sofortige volle Belastung, empfehlen jedoch, jegliches Hinhocken, Treppensteigen oder das Heben schwerer Gegenstände, je nach Defektgröße, für sechs bis zehn Wochen zu vermeiden. Steadman [19] empfiehlt eine Orthese mit Einstellung eines Bewegungsfreiraums von 0°–20°, um den Druck auf den regenerierenden Knorpelanteil der Trochlea und/oder der Patella zu verringern. Er lässt die Orthese konsequent über 8 Wochen tragen. Passive Bewegungsübungen sind ohne Orthese erlaubt.

Bei Befall des Femorotibialgelenkes kommt der Knorpeldefekt durch die Körperbelastung unter hohen Druck. Der „super clot" (Abb. 4) ist noch sehr weich und würde zerdrückt oder weggedrückt werden. Daher darf der Patient in diesem Fall für zwei bis vier Wochen, je nach Defektgröße, nur abrollen. Eine Teilbelastung mit etwa 20 kg ist für weitere zwei bis vier Wochen gestattet, nach dem der „super clot" sich durch Bildung von Kollagenfasern gefestigt hat (Abb. 5). Es sollten keine schweren Gegenstände gehoben werden. Das Bewegungsausmaß ist nicht limitiert. Bezüglich einer Kräftigung der Muskulatur kann nach Erreichen der Schmerzfreiheit sofort mit einem Quadrizeps- und Hamstringtraining begonnen werden. Aquajogging empfehlen wir ab dem siebten Tag, Radfahren mit geringem Widerstand ab der dritten Woche. Isokinetische Kraftübungen sollten nicht vor der achten Woche begonnen werden.

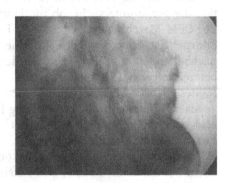

Abb. 4. Blutkoagel („super clot") auf dem Bereich der Mikrofrakturierung (4 Tage postoperativ)

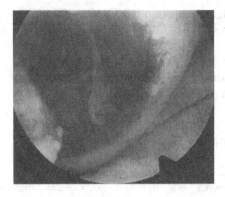

Abb. 5. Blutkoagel in Organisation befindlich. Man erkennt bereits die faserknorpelartige Struktur (4 Wochen postoperativ anlässlich Valgisationsosteotomie)

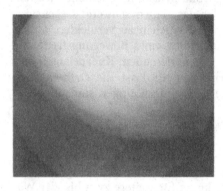

Abb. 6. Stabiler Faserknorpel 18 Monate nach Mikrofrakturierung

Die wichtigste Rehabilitationsmaßnahme betrifft die passive Bewegung mit der CPM-Maschine. Diese sollte mindestens sechs Stunden täglich (z.B. 3×2 Stunden), abzüglich der aufgewendeten Zeit für Aquajogging und Radfahren, benutzt werden. Aktive Bewegungsgeräte, wie die neu entwickelte CAMOPED® (Fa. Oped), sind ebenfalls hervorragend für die Bewegungstherapie geeignet, doch verlangen diese aktiven Geräte einen hohen persönlichen Einsatz des Patienten, da er schließlich mehrere Stunden täglich trainieren muss.

Rodrigo et al. [16] haben in einer prospektiven Studie an 77 Patienten u.a. die Frage untersucht, ob die kontinuierliche passive Bewegung mit einer CPM-Maschine einen positiven Einfluß auf die Neubildung von Ersatzknorpel hat. Hierzu wurden 46 Patienten mit und 31 Patienten ohne CPM nachbehandelt. Alle Patienten wurden arthroskopisch nachuntersucht. Dabei zeigten nur 15% in der CPM-Gruppe keine Besserung des Knorpelbefundes, während dies in der Gruppe ohne CPM 45% waren.

Als medikamentöse Unterstützung hat sich die Verwendung von Voltaren oral oder ähnlichen NSAR bewährt. Bei Unverträglichkeit verwenden wir Enzymderivate wie Phlogenzym.

Patellastabilisierende Bandagen können beim Femoropatellargelenk, vor allem bei instabiler Patella, z.B. Patella alta oder Patellalateralisation, sinnvoll eingesetzt werden, während sie bei Knorpeloperationen am Femorotibialgelenk nicht nötig sind. Längeres Spazierengehen und Stehen kann erst nach zwei Monaten begonnen werden. Radfahren mit vollem Krafteinsatz und Jogging sollte nicht vor drei Monaten gestartet werden. Nach unsereren Erfahrungen aufgrund zahlreicher Kontrollarthroskopien dauert es ca. 6 Monate, bis der Ersatzknorpel palpatorisch fest und voll belastbar ist (Abb. 6). Kontaktsportarten wie Fußball, Handball oder Volleyball sollen die Patienten daher in den ersten sechs Monaten strikt vermeiden.

■ Klinische Ergebnisse

Steadman [19] berichtete kürzlich über erste Langzeitergebnisse mit mindestens 7 Jahren Followup. Präoperativ hatten alle Patienten einen Fragebogen ausgefüllt, in dem u.a. nach Schmerz, Aktivitäten des täglichen Lebens, Arbeit und sportlichen Tätigkeiten gefragt wurde. Diese Fragebögen wurden postoperativ jährlich erneut verschickt. Es zeigte sich, dass der Schmerz sich im Laufe der Zeit bei 75% der Patienten besserte, bei 20% unverändert blieb. 5% klagten über eine Verschlechterung. Bei der Frage nach Aktivitäten des täglichen Lebens, Arbeit und sportlichen Tätigkeiten gaben 67% der Patienten eine Verbesserung, 20% keine Veränderung und 13% eine Verschlechterung an.

Wir selbst haben zwischen 1992 und 1999 401 Patienten nach diesem Verfahren behandelt. 162 Patienten wurden mit dem Steadman'schen Fragebogen nach 4,4 Jahren (3–6 Jahre) nachuntersucht. 149 Patienten (92%) sandten den ausgefüllten Fragebogen zurück. Bei der Frage nach Schmerz gaben 78% der Patienten eine Verbesserung an, 18% waren unverändert und 4% verschlechterten sich. Bei der Frage nach Schmerzverbesserung im Rahmen täglicher Aktivitäten meinten 69%, eine Verbesserung verspürt zu haben, für 20% blieben die Schmerzen gleich und für 11% verschlechterten sie sich. Patienten, die Wettkampfsport ausübten, verzeichneten in 64% eine Besserung, in 22% blieb es gleich und in 14% nahmen die Beschwerden zu. Patienten mit lediglich leichter Tätigkeit wiesen den geringsten Erfolg auf. Nur in 31% kam es zu einer Besserung, während 56% keine Veränderung angaben und 13% eine Verschlechterung nannten.

Insgesamt konnten wir die Ergebnisse von Steadman zumindest nach subjektiven Kriterien bestätigen.

■ Schlussfolgerungen

Die Mikrofrakturierung stellt eine markstimulierende Methode zur Bildung eines Ersatzknorpels bei viertgradigen Knorpelschäden dar, die technisch einfach ist und stets im Rahmen eines arthroskopischen Eingriffs durchgeführt werden kann. Der Vorteil gegenüber der Pridiebohrung ist das Fehlen jeglicher Hitzeentwicklung, wodurch die Bildung einer Nekrose verhindert wird. Die verschiedenen Ahlen erlauben im Gegensatz von Bohrern alle Bereiche des Kniegelenkes und auch des oberen Sprunggelenkes zu behandeln. Das beim Bohren häufig zu beobachtende Eindrehen von Weichteilgewebe kommt bei der Mikrofrakturierung nicht vor. Die oberflächlichen Perforationen von nur 3 mm beeinträchtigen nicht die Stabilität der subchondralen Schicht. Die im Blutkoagel sich befindenden mesenchymalen Stammzellen sind in der Lage, einen sehr stabilen und auch belastbaren Ersatzknorpel zu bilden.

■ Zusammenfassung

Vollständige auf den Knochen reichende Knorpeldefekte heilen selten spontan. Sie sind häufig symptomatisch und führen meistens langfristig zu vorzeitigem Knorpelverschleiß der anliegenden oder gegenüberliegenden Knorpelbereiche. Die subchondrale Mikrofrakturierung (Steadman) hat sich als eine vielversprechende Operationsmethode zur Bildung eines Ersatzknorpels bei viertgradigen Knorpelschäden herausgestellt. Das Verfahren nutzt dabei das körpereigene Selbstheilungspotential aus. Unter arthroskopischer Kontrolle wird die subchondrale Schicht mit Küretten gereinigt bis an die stabile Randzone. In Abständen von 3–4 mm werden mit einer dornförmigen Ahle 3 mm tiefe Perforationen in den subchondralen Knochen eingebracht. Das entstehende Blutkoagel („super clot") bleibt an der rauhen Oberfläche hängen. Die darin befindlichen Stammzellen differenzieren sich und bilden einen festen und belastbaren Ersatzfaserknorpel. Die im Blutkoagel sich befindlichen mesenchymalen Stammzellen sind in der Lage, einen sehr stabilen und auch belastbaren Ersatzknorpel zu bilden. Im Gegensatz zur Pridiebohrung entsteht keine Hitzenekrose. Auch lassen sich mit den unterschiedlich gebogenen Ahlen alle Gelenkbereiche, auch im Sprunggelenk und an der Schulter, erreichen.

Zwischen 1992 und 1998 haben wir bei 351 Patienten dieses Verfahren angewandt. 162 Patienten wurden mit dem Steadman'schen Fragebogen nach 4,4 Jahren (3–6 Jahre) nachuntersucht. Es zeigte sich, dass Schmerz der wichtigste Parameter war. 78% der Patienten gaben eine Verbesserung an, 18% waren unverändert und 4% verschlechterten sich. Bei geringeren Aktivitäten waren die Ergebnisse etwas weniger günstig. Insgesamt gesehen handelt es sich um ein technisch einfaches und komplikationsarmes Verfahren zur Therapie viertgradiger Knorpelschäden und gilt für uns derzeit als Verfahren der Wahl.

■ Literatur

1. Bert JM, Mascha K (1989) The arthroscopic treatment of unicompartemental gonarthrosis: A five year follow-up study of abrasion arthroplasty plus arthroscopic debridement and arthroscopic debridement alone. Arthroscopy 5:25–32
2. Bert J (1997) Role of abrasion arthroplasty and debridement in the management of osteoarthritis of the knee. Rheum Clin North Am 19:725–739
3. Buckwalter JA, Lohmander S (1994) Current concepts review. Operative treatment of osteoarthrosis. Current practise and future development. J Bone and Joint Surgery 76-A:1405–1418
4. Buckwalter JA, Mow VC (1992) Cartilage repair in osteoarthritis. In. Moskowitz RW, Howell DS, Goldberg VM, Mankin HJ (Eds) Osteoarthritis, Diagnosis and Medical/Surgical Management, 2nd edn. W.B. Saunders, Philadelphia, pp 71–107
5. Casscells S (1990) What, if any, are the indications for arthroscopic debridement of the osteoarthritic knee? (editorial). Arthroscopy 6:169–170
6. Dandy DJ (1986) Abrasion chondroplasty. J Arthroscop Surg 2:51–53
7. Hamilton HW (1982) Five years experience with continuous passive motion (CPM). J Bone Jt Surg 64-B:259 (abstract)
8. Howard RD, McIlwraith CW, Trotter GW et al (1994) Long-term fate and effects of exercise on sternal cartilage autografts used for repair of large osteochondral defects in horses. Am J Vet Res 55:1158–1168
9. Hunter W (1997) Of the structure and diseases of articulating cartilages. Philosophical Transactions. 1743:470–514
10. Johnson LL (1986) Arthroscopic abrasion arthroplasty: Historical and pathological perspective: Present status. J Arthroscopy 2:54–69
11. Johnson LL (1991) Arthroscopic abrasion arthroplasty. In: McGinty JB (Ed) Operative Arthroscopy. Raven, New York, NY, pp 341–360
12. Matthews LS, Hirsch C (1972) Temperatures measured in human cortical bone when drilling. J Bone Jt Surg 54-A:297
13. O'Driscoll SW, Keeley FW, Salter RB (1986) The chondrogenic potential of free autogenous periosteal grafts for biological resurfacing of major full-thickness defects in joint surfaces under the influence of continuous passive motion. J Bone Jt Surg 68-A:1017–1034
14. Pridie KH (1959) A method of resurfacing osteoarthritic knee joints. J Bone Joint Surg [Br] 41:618–619
15. Richmond JC, Gambardella PG, Schelling S (1985) A canine model of osteoarthritis with histologic study of repair tissue following abrasion arthroplasty. Proceedings Am Arthritis Assoc, pp 99
16. Rodrigo JJ, Steadman JR, Silliman JF, Fulstone HA (1994) Improvement in full-thickness chondral defect healing in the human knee after debridement and microfracture using continuous passive motion. Am J Knee Surg 7:109–116
17. Salter RB, Simmonds DF, Malcolm BW, Rumble EJ, MacMichael D (1975) The effects of continuous passive motion on the healing of articular cartilage defects: an experimental investigation in rabbits (abstract). J Bone Jt Surg 57-A:570
18. Shamis LD, Bramlage LR, Gabel AA et al (1989) Effect of subchondral drilling on repair of partial-thickness cartilage defects of third carpal bones in horses. Am J Vet Res 50:290–295
19. Steadman JR, Rodkey WG, Singelton SB, Briggs KK (1997) Microfracture technique for full thickness chondral defects: technique and clinical results. Operat Tech Orthop 7:300–304
20. Vachon A, Bramlage LR, Gabel AA et al (1986) Evaluation of the repair process of cartilage defects of the equire third carpal bone with and without subchondral bone perforation. Am J Vet Res 47:2637–2645

■ Kommentar C. Erggelet

■ **Prinzip.** Die subchondralen Knochenplatte wird eröffnet. Dadurch wird das Eindringen von Blut und pluripotenten Stammzellen aus dem spongiösen Raum in den Knorpeldefekt ermöglicht. Die Zellen in diesem sogenannten *Super-Clot* können differenzieren und einen Ersatz(Faser)knorpel bilden. Erstmalig beschrieben wurde diese Idee von PRIDIE, welcher den Knochen vom Defekt her (anterograd) mit einem Bohrer angebohrt hat. Die retrograde Bohrung wurde u. a. von BECK angewandt. Nach JOHNSON wird mit demselben Ziel die Abrasionschondroplastik durchgeführt: Der subchondrale Knochen wird flächig aufgefräst. Aufgrund thermischer Schäden bei der Bohrung und der mechanischen Destabilisierung der subchondralen Platte nach der Abrasionschondroplastik entwickelte STEADMAN die microfracture-Technik.

■ **OP-Technik.** Arthroskopie des Gelenkes, Debridement des Defektes und scharfe Ausformung eines senkrechten Knorpelrandes im Gesunden z. B. mit einer Ringkürette. Perforierung der subchondralen Platte mit einer dorntragenden Ahle in einem Abstand von 3–4 mm auf eine Tiefe von 3 mm. Instrumente mit unterschiedlichen Kröpfungen des Dornes sind von verschiedenen Herstellern erhältlich. Kontrolle des Blutaustrittes durch Absenken des intraartikulären Druckes.

■ **Vorsicht!** Frakturierung der subchondralen Platte durch zu enge und nicht orthograde Perforation. Inkomplette Defektdeckung aufgrund eines zu großem Abstand zwischen den Mikrofrakturierungen.

■ **Nachbehandlung.** Bewegungstherapie ohne Limit (CPM – Continuous Passive Motion). Ausnahme: Schäden im Femoropatellargelenk – dann Flexionlimitierung auf 60° für 2–6 Wochen. Entlastung des betroffenen Gelenkes für 4–6 Wochen. Gangschule unter Entlastung des Beines mit Sohlenkontakt nach Operationen im Bereich des Knie- oder Sprunggelenkes (siehe auch Kapitel 15 und 16).

■ **Indikationen.** Tiefe, bis auf den Knochen reichende Knorpeldefekte aller Gelenke. Die maximal zu behandelnde Defektgröße variiert konstitutionsbedingt. Aufgrund des initial sehr weichen Regenerates muss die Läsion von einer stabilen Knorpelschulter geschützt, und das Containment des Gelenkes erhalten sein.

■ **Vorteile.** Arthroskopische Technik. Preisgünstig.

■ **Nachteile.** Regeneratgewebe besteht nur aus Faserknorpel. Schädigung der subchondralen Knochenplatte.

9 Transplantation osteochondraler Zylinder an verschiedenen Gelenken – Technik und Ergebnisse

P. B. Schöttle, J. D. Agneskirchner, A. B. Imhoff

■ Einleitung

Ein chondraler oder osteochondraler Defekt in der Belastungszone eines Gelenkes, insbesondere des Knies, stellt gerade beim jüngeren Patienten immer noch ein gravierendes therapeutisches Problem dar. Unabhängig von der Ätiologie des Schadens ist das Ziel der Therapie die Wiederherstellung der Knorpeloberfläche und Gelenkkongruenz, normale Gelenkfunktion sowie Schmerzfreiheit. Bis dato stehen uns mehrere Therapieansätze zur Behandlung von Knorpelschäden zur Verfügung: Debridement und Drilling [26], Mikrofrakturierung [23] oder Abrasionsarthroplastik [26], frische osteochondrale Allografts, Transplantation von Rippenperichondrium oder Periost [6], Periosttransplantation mit Chondrozytenimplantation, autologe Chondrozytentransplantation [13, 16] und als ultima ratio die endoprothetische Versorgung. Prinzip des osteochondralen Autografts ist die Verwendung von Knorpelknochenzylindern aus gering belasteten Gelenkflächen des Knies (proximal lateraler oder medialer Femurkondylus bzw. Trochlea) für die Transplantation in Defekte der Belastungszonen.

■ Geschichte

Erstmals berichteten Wagner 1964 [27] von 3 Patienten mit autologer Transplantation und 2 Patienten mit homologer Transplantation am Kniegelenk. Mittels autologer osteochondraler Transplantation wurde versucht, größere Knorpeldefekte im Kniegelenk zu therapieren. Die Verwendung von osteochondralen Allografts für die Behandlung von artikulären Defekten bei Osteochondrosis dissecans (OD) wurde 1994 erstmals von Garrett [7] beschrieben. Langzeitergebnisse nach Allograft-Transplantation im Kniegelenk nach Knorpelläsionen bzw. OD wurden von Gross et al. 1997 [8] präsentiert. Bei der Verwendung von Allografts traten jedoch die von der Transplantation her schon bekannten Komplikationen wie die Übertragung von Krankheiten (HIV, Hepatitis, etc.), Abstoßungsreaktionen auf sowie die fragliche Vitalität bei „fresh-frozen"-Knorpelzellen. Die mittel- bis langfristigen Verlaufsbeobachtungen sind in der Regel schlecht, da die Chondrozyten die Konservierung (tiefgefroren oder bestrahlt) nicht überleben. 1993 brachte Matsusue et al. [18] erneut den Begriff der osteochondralen Transplantation ins Spiel. Dieses Verfahren wurde von Hangody [10] und Bobic [3] wieder aufgegriffen, die Technik verbessert und bei der Entwicklung des sogenannten „Osteochondralen Autologen Transfer Systems (OATS)" auch ein arthroskopisches Vorgehen entwickelt.

Ziel dieser Technik ist die Verwendung von Knochenknorpelzylindern aus gering belasteten Knorpelzonen des Kniegelenks für die Transplantation in Defekte der Belastungszonen. Obwohl diese Technik ursprünglich für die Behandlung von fokalen Knorpeldefekten im Bereich der Femurkondylen entwickelt wurde, wird sie mittlerweile auch an der Patella und an anderen Gelenken wie dem oberen Sprunggelenk (Talus), dem Ellenbogen und der Schulter eingesetzt [14].

■ Indikation

Indikationen sind fokale osteochondrale, auch bikompartimental gelegene Defekte bis zu einem Durchmesser von 2–3 cm in der Belastungszone, lokale Knorpelschäden Grad III und IV nach Outerbridge, Osteochondrosis dissecans Herde Stadium III und IV (avitales Fragment, Knorpelmalazie) sowie begrenzte Osteonekrosen (M. Ahlbeck, M. Panner). Kontraindikation ist eine generalisierte Osteoarthrose. Wichtig insbesondere am Knie ist die gleichzeitige Korrektur einer Achsenfehlstellung, von patellofemoralem Malalignement und/oder einer zusätzlich bestehenden Instabilität der Kreuzbänder [22].

■ Operative Technik

Präoperativ sollte anhand einer Kernspintomographie (MRT) die Größe und Lokalisation des Defektes so genau wie möglich festgelegt werden. Auch kann hierbei die Eignung der potentiellen Spenderregion überprüft werden. Die OATS-Technik erlaubt die Transplantation von Knorpelknochenzylinder in arthroskopischer oder offener Technik. Die Durchmesser der zylindrischen Autografts sind zwischen 5 und 15 mm variierbar. Durch die Verwendung spezieller Rundmeißel mit Millimeter genauem Längenmaß können Zylinder mit uniformer Größe und Länge gewonnen werden.

Sollte eine genaue Bestimmung der Größe und Lokalisation des Defektes durch MRT nicht möglich sein, so kann der Eingriff mit einer diagnostischen Arthroskopie begonnen werden, um das Ausmaß des Defektes zu evaluieren. Danach wird mit speziellen Größenmessern bestimmt, wie viele Zylinder transplantiert werden müssen. In Abhängigkeit von der Größe wird festgelegt, ob die Operation arthroskopisch oder offen fortgesetzt werden kann.

▓ **Zugänge.** Bei Entscheidung zu einem offenen Vorgehen – meist bei Transplantation von zwei oder mehr Zylindern – wählt man die Miniarthrotomie oder einen direkten zentralen Zugang mit parapatellärer Arthrotomie für die Entnahme und zur Insertion der Knorpelknochenzylinder, dies vor allem bei gleichzeitiger hoher tibialer Osteotomie zur Korrektur einer Varusfehlstellung. Bei arthroskopischem Vorgehen wählen wir den Zugang und die Flexion des Kniegelenks abhängig von der Lokalisation des Defektes so, dass der Meißel genau orthograd sowohl auf die Defektzone als auch auf die Spenderregion aufgesetzt werden kann. Gegebenenfalls sind hierzu mehrere Zugänge nötig.

Beim OATS-Verfahren wird mit einer Press-fit-Technik gearbeitet, was bedeutet, dass der Durchmesser des Spenderzylinders etwa 0,3 mm größer

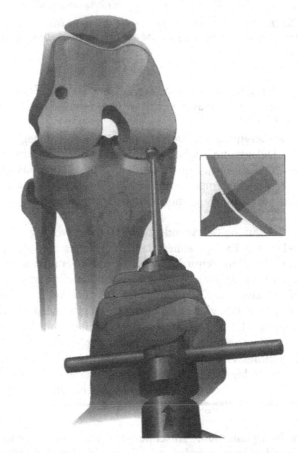

Abb. 1. „Recipient site": Die Entnahme der Zylinder kann bei kleinen Defekten mit Transplantation von 1–2 Zylindern arthroskopisch erfolgen. Dabei wird der defekte Bereich mit dem Entnahmemeißel mindestens 10 mm tief ausgestanzt

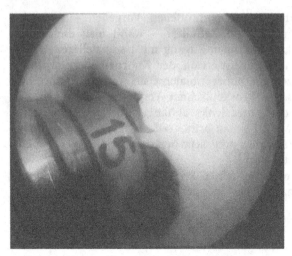

Abb. 2. „Donor site": Die Entnahme erfolgt an den weniger belasteten Bereichen des Knies (medialer oder lateraler proximaler Femurkondylus bzw. Trochlea). Dabei ist eine orthograde Entnahme der Zylinder zu beachten

als der des Aufnahmebettes ist, sodass das Transplantat ohne zusätzliche Fixation fest impaktiert im Aufnahmetunnel sitzt.

▪ **Vorbereitung der Defektzone.** Der Eingriff beginnt mit der Vorbereitung der Defektzone, wobei hier Stanzzylinder mit einer Tiefe von in der Regel 15–20 mm entnommen werden. Nach Feinanpassung des Empfängerlochs durch leichte Impaktion wird die Implantationstiefe in Relation zur gesunden periläsionalen Knorpeloberfläche genau ausgemessen.

▪ **Gewinnung der Spenderzylinder.** Die bevorzugte Spenderregion mit gering belasteten Knorpelzonen des Kniegelenks sind der proximale anterolaterale oder -mediale Femurkondylus bzw. die Femurtrochlea, seltener die interkondyläre Notch. Dafür eignet sich ein standardisierter lateraler Zugang in ca. 30° Flexion des Kniegelenks. Gelegentlich kann die Spender- und Empfängerzone über den gleichen Zugang erreicht werden. Hierauf erfolgt die exakt orthograde Entnahme des Spenderzylinders mit dem zum vorher verwendeten „recipient"-Meißel passenden „donor"-Hohlmeißel (jeweils 1 mm größerer Durchmesser). Die Oberflächenkontur und -krümmung der Empfängerregion muss hierbei mitberücksichtigt werden. Danach erfolgt die Messung der Länge des Spenderzylinders und gegebenenfalls das Zurichten auf die Empfängertunnellänge.

▪ **Transplantation.** Anschließend wird der Spenderzylinder mittels der Spenderführungshülse vorsichtig in den Empfängertunnel eingetrieben. Wichtig dabei ist, dass man mit vorsichtigem Stößeln danach eine Oberflächenangleichung an die Umgebung vornimmt. Das Transplantat sollte fest

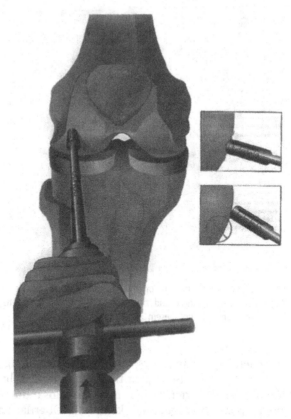

Abb. 3. Transplantation: Der Spenderzylinder wird erst vorsichtig in den Defekttunnel eingedreht und wenn nötig mit Hilfe eines Stößels unter zartem Klopfen eingetrieben, bis er plan zur restlichen Knorpeloberfläche liegt

platziert sein und in Bezug zu Oberflächenkontur und Höhe exakt mit dem angrenzenden gesunden Knorpel abschließen.

Wie erwähnt, ist nicht nur die Transplantation eines einzelnen, sondern auch mehrerer Zylinder gleichzeitig möglich. Bei der Durchführung multipler Transfers sollte jeder Transfer einzeln abgeschlossen sein, bevor der folgende Zylinder direkt angrenzend implantiert wird. Dabei ist es selbstverständlich möglich, verschiedene Zylindergrößen zu verwenden, um in Abhängigkeit von der jeweiligen Größe einen möglichst vollständigen Ersatz des Defektbereichs zu erreichen. Die im Bereich der Spenderregion entstandenen Löcher können durch die aus den Defektzonen entnommenen Zylinder aufgefüllt werden. Eine Auffüllung mit Spongiosa aus anderen Körperregionen (Beckenkamm) ist möglich, aber nicht unbedingt notwendig.

▓ **Mögliche perioperative Probleme und deren Lösungen.** Wenn der Spenderzylinder zu kurz gewählt ist, wird der Empfängertunnel mit Spongiosa ent-

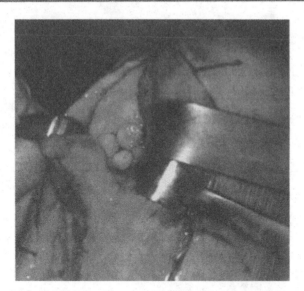

Abb. 4. Bei einem offenen Vorgehen ist der Zugang mittels oder über einen direkten zentralen Zugang für die Entnahme und zur Insertion der Knorpelknochenzylinder und gleichzeitiger HTO bei Varusfehlstellung wie bei diesem 31 jährigen Patienten

sprechend der Länge des Spenderzylinders aufgefüllt, bis die gewünschte Tiefe erreicht ist. Bereits zu tief implantierte Zylinder werden mit dem sog. Korkenzieher entfernt und mit Spongiosa unterfüttert. Ist der Spender-zylinder zu lang gewählt, kann ein Oberflächenangleich mit dosiertem Nachstößeln erfolgen, allerdings darf hierbei nicht die Knorpelfläche ge-schädigt werden. Sollte dies nicht möglich sein, muss der Zylinder entfernt und erneut angepasst werden. Bei nicht passender Oberflächenkontur, z.B. durch Rotationsfehler, kann der Zylinder mit Hilfe des Korkenziehers ent-nommen und in korrigierter Rotation neu ausgerichtet werden.

In Ausnahmefällen kann bei Mangel an Spendermaterial aus dem ipsila-teralen Knie auf das Gegenknie ausgewichen werden.

■ **Postoperativ auftretende Komplikationen.** Neben den nach jeder Opera-tion möglichen postoperativen Problemen (Infekt, Thrombose etc.) treten bei der osteochondralen Transplantation häufiger passagere femoropatelläre Beschwerden im Bereich der Entnahmestelle auf. Diese dauerten bei unse-ren Patienten jedoch nie länger als 4 Wochen an.

■ **Postoperative Behandlung.** Das postoperative Management beinhaltet ini-tial Schmerztherapie und Thromboembolieprophylaxe bis zur Vollbelastung sowie sofortige Mobilisation auf der Motorschiene zur Verbesserung der Knorpelernährung. Eine antibiotische Therapie ist bei Begleitoperationen am offenen Gelenk wie z.B. Osteotomien während der ersten zwei postope-rativen Tagen indiziert. Des Weiteren soll (bei Transplantation von 1–2 Zylindern) für 6 Wochen die betroffene Extremität nur teilbelastet werden. Bei Transplantation von 3 und mehr Zylindern empfehlen wir für 6 Wochen vollständige Entlastung und für weitere 6 Wochen Teilbelastung. Danach kann ein zügiger Belastungsaufbau erfolgen. Bei freier Beweglichkeit werden sofort postoperativ isometrisches Training durchgeführt mit Ausnahme bei Eingriffen an der Patella, bei denen für 4 Wochen eine Flexionsbeschränkung auf 60° besteht.

▪ Zusatzeingriffe

Für den Erfolg nach Transplantation osteochondraler Zylinder müssen Begleitpathologien möglichst weitgehend ausgeschaltet werden. Dies gilt insbesondere für lasttragende Gelenke (Knie), für die schädigende Einflüsse durch Instabilität und/oder Achsfehlstellungen für den Knorpel nachgewiesen sind. Bereits 1979 zeigte Hackenbroch [9], dass eine unbehandelte chronische anteriore Instabilität durch VKB-Insuffizienz zu einer Arthrose im medialen Kompartiment führt. McKellop et al. [19] wiesen 1991 in einer biostatischen Arbeit nach, dass bei Varusdeformität Druckspitzen im medialen, bei Valgusdeformität im lateralen Kompartiment auftreten. Die Kombination von Achsenfehlstellung und Instabilität führt nach Bruns et al. [5] zu noch weit höheren medialen Druckwerten. Diese Studien und unsere eigenen Erfahrungen haben gezeigt, dass bei Patienten mit diesen Begleitpathologien die alleinige Knochenknorpeltransplantation zu unbefriedigenden Ergebnissen führt, möglicherweise über eine zu frühe überproportionale Belastung frisch transplantierter noch nicht eingeheilter Zylinder.

Daher empfehlen wir bei Varus- oder Valgusfehlstellung von mehr als 4° (exakt vermessen in einer Ganzbeinröntgenaufnahme im Stehen im Verhältnis zur Mikulicz-Linie) zur Vermeidung der Überbelastung der transplantierten Zylinder gleichzeitig eine varisierende oder valgisierende Umstellungsosteotomie. Die Varusfehlstellung wird hierbei durch eine hohe tibiale Osteotomie (HTO) in „closed wedge"-Technik durchgeführt, die Valgusfehlstellung in der Regel suprakondylär varisierend osteotomiert. Bei älteren Patienten (>40 Jahre) wird hierbei die entstehende Belastungsachse im Sinne einer Überkorrektur durch das gesunde Kompartiment geführt, um eine noch effizientere Entlastung im geschädigten Gelenkanteil zu erzielen. Bei jüngeren Patienten (in der Regel <40 Jahre) empfehlen wir die Korrektur auf nur 0°, da eine Überkorrektur zu einer Überlastung des intakten Gegenkompartiments führt, was bei jungen, sportlich aktiven Patienten eben dort langfristig ebenfalls Knorpelschäden, möglicherweise Arthrose verursachen kann.

Im Falle einer anterioren oder posterioren Instabilität bei Kreuzbandinsuffizienz, die als auslösender Faktor für Knorpelschäden bekannt ist, sollte ebenfalls zur Vermeidung einer Schädigung des Knorpeltransplantates eine Stabilisierung durch Kreuzbandplastik erfolgen [22]. Bei fehlendem Meniskus kann zudem die Implantation einer Kollagenmatrix (Collagen Meniscus Implantation CMI) oder möglicherweise eine Meniskusallograft-Transplantation durchgeführt werden, um eine verbesserte Druckverteilung im betroffenen Kompartiment zu erhalten [24].

Bei Transplantationen im Bereich des OSG sollte eine Bandinstabilität ebenfalls in der gleichen operativen Sitzung mitbehandelt werden. Patella-OATS-Operationen sollten bei Vorliegen eines Patellamalalignement oder bei asymmetrischer Patellabelastung mit einem Realignement (lateral release, Tuberositastransfer) kombiniert werden.

▨ Operabilität und Technik anderer Gelenke (Zwei-Gelenk-Technik)

Wie erwähnt ist die OATS-Technik nicht nur am Kniegelenk, sondern auch am OSG (Talus), am Ellenbogen und an der Schulter anwendbar [15]. Man spricht bei einer Knochenknorpeltransplantation an diesen Gelenken von der sog. Zwei-Gelenk-Technik, da die Spenderzylinder in der Regel aus dem Knie entnommen und in ein anderes Gelenk transplantiert werden. Dabei werden die Spenderknorpelknochenzylinder entweder arthroskopisch oder per Miniarthrotomie vom medialen oder lateralen proximalen Femurkondylus entnommen. Für Defekte im Bereich des medialen Talus ist für das orthograde Entnehmen und Einsetzen der Zylinder häufig eine Innenknöchelosteotomie notwendig, die dann durch eine Schraubenosteosynthese versorgt werden muss. Manchmal ist bei ventraler Lage des Defekts maximale Plantarflexion und ein sog. „anterior grooving" der ventralen Tibiakante für den Zugang ausreichend.

Für den Zugang zur lateralen Talusschulter ist der transfibulare Zugang notwendig. Durch Osteotomie der Fibula proximal der Syndesmose und Durchtrennen derselben bei Erhalt des Lig. fibulotalare anterius und des Lig. fibulocalcaneare ist der Überblick möglich. Bei osteochondralen Transfers an der Patella, an der Schulter sowie am Ellenbogen ist ein arthroskopisches Vorgehen nicht möglich.

▨ Postoperative Kontrolle

▨ **Bildgebung.** MRT-Kontrollen mit i.v. Kontrastmittel (Gadolinium) bestätigen eine Inkorporation und Vitalität der Transplantate und können auch zur Beurteilung der Oberflächenkongruenz des Knorpels herangezogen werden [20]. Es kann auf der anderen Seite auch eine fehlende Einheilung oder eine Fehlimplantation oder eine sekundäre Sinterung aufgedeckt werden. Sowohl im Röntgen als auch im MRT kann man die unterschiedlichen „tide mark level" der Zylinder erkennen, die auf der unterschiedlichen Knorpeldicke von Spender und Empfänger beruhen. Auch ein Jahr nach Transplantation sind die Zylinder hier noch gut abgrenzbar.

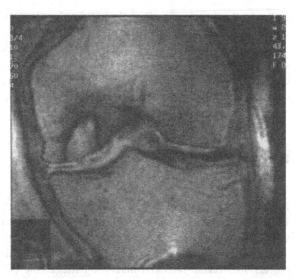

Abb. 5. Präoperatives MRT i.v. Gadolinium eines 51-jährigen Patienten mit M. Ahlbeck bei Z.n. arthroskopischer Innenmeniskusteilresektion. Mit Hilfe der Randskalen können sowohl Größe als auch Tiefe des Defektes bereits präoperativ gut bestimmt werden

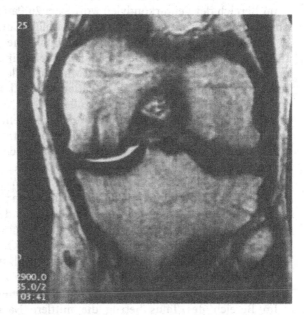

Abb. 6. Postoperatives MRT i.v. Gadolinium des gleichen Patienten 1 Jahr nach Transplantation von 4 Zylindern (1×8 und 3×10). Die Zylinder zeigen KM-Aufnahme. Die Gelenkflächen sind kongruent

▧ Kontrollarthroskopie. Die Arthroskopie als Kontrollinstrument ist nach den Erfahrungen, die wir mit der MRT mit i.v. KM-Untersuchung gemacht haben, nicht unbedingt notwendig. Sie sollte den Patienten vorbehalten sein, die aufgrund sportlicher Aktivität eine sehr sichere Information über die Einheilung und die Kongruenz der ehemaligen Defektzone benötigen oder Patienten, bei denen postoperativ Komplikationen auftreten, die mit einer MR-Untersuchung allein nicht abgeklärt werden können.

■ Eigene Ergebnisse

Von 11/96 bis 12/00 wurden an unserer Klinik für Sportorthopädie der TU München 167 Patienten (106 Männer, 61 Frauen), Altersdurchschnitt 32,8 Jahre (16–57), mit osteochondralen Defekten mit einer mittleren Defektgröße von 3,28 cm^2 (1–9) am Femurkondylus (n=69 med. FC, n=9 lat. FC), der Trochlea (n=7), der Patella (n=17), dem Tibiaplateau (n=1) oder gleichzeitig an mehreren Defektzonen im Kniegelenk (n=17) sowie am medialen (n=31) und lateralen Talus (n=6), der distalen Tibia (n=2), am capitulum humeri (n=4) und am Humeruskopf (n=2) mit einer Transplantation von im Mittel 1,8 (1–5) Knorpelknochenzylindern in OATS-Technik behandelt. Die Indikationsstellung waren osteochondrale Defekte (n=123), Osteochondrosis dissecans (n=36), M. Ahlbäck (n=4) und M. Panner (n=4).

Im Bereich der Femurkondylen wurde bei 20 Patienten wegen einer Varusfehlstellung gleichzeitig eine HTO (hohe tibiale Umstellungsosteotomie), bei 19 Patienten wegen funktioneller Instabilität eine VKB- oder HKB-Plastik und bei 8 Patienten kombiniert beide Zusatzeingriffe durchgeführt. Der mittlere follow-up betrug 17,6 Monate (Mindest-Follow-up: 6 Monate). In der Verlaufskontrolle erfolgte bei allen Patienten eine klinische Beurteilung (Lysholm-Score) [17], eine Röntgenkontrolle und bei 25 Patienten eine MRT i.v. KM-Untersuchung. Der Lysholm-Score aller Patienten verbesserte sich nach dem Follow-up von 11,6 Monaten von präoperativ im Mittel 58,6 Punkten (20–77) auf postoperativ im Mittel 87 Punkte (63–96). Bei den Patienten, bei denen ausschließlich eine OATS ohne Zusatzeingriffe durchgeführt wurde, verbesserte sich der Score von 63,2 auf 86,7. Wenn zusätzlich eine Osteotomie (HTO) durchgeführt wurde, lagen die Werte präoperativ bei 68,4, postoperativ bei 90. Bei Patienten mit Instabilität, bei denen deshalb präoperativ ein besonders geringer Wert (im Mittel 43,7 Punkte) vorlag, verbesserte er sich durch OATS und zusätzliche Stabilisierung (KB-Plastik) auf 85,4 Punkte. Die 3-fach-Kombination OATS, HTO und KB-Plastik erbrachte Werte von 56,7 präoperativ und 87,1 nach dem Follow-up-Zeitraum. Allerdings war keines dieser Ergebnisse statistisch signifikant unterschiedlich.

Im Bereich des Talus betrug die mittlere Nachuntersuchungszeit 15,9 Monate. In der Verlaufskontrolle wurden alle Patienten mittels Lysholm-Score und Röntgenkontrollen nach 6 Wochen, 3, 6 und 12 oder mehr Monaten beurteilt. Bei allen Patienten wurde nach 3 Monaten eine MRT-Untersuchung mit i.v.-Kontrastmittelgabe durchgeführt. Der Lysholm-Score aller

Patienten verbesserte sich im Nachuntersuchungszeitraum von 15,9 Monaten von präoperativ im Mittel 62 Punkten (20–77) auf postoperativ im Mittel 92 Punkte (63–100). Bei der Beurteilung der klinischen Ergebnisse bestand keine Korrelation zu Patienten, bei denen gleichzeitig eine Malleolarosteotomie durchgeführt wurde.

Röntgen und MRT-Kontrolle zeigten in allen Fällen eine vollständige Inkorporation und Vitalität sowie eine gute Oberflächenkongruenz der Transplantate. Die an x Patienten durchgeführten Kontrollarthroskopien bestätigten die Intaktheit des transplantierten Knorpels, wobei die Zylinderränder weiter erkennbar, jedoch mit faserknorpeligem Gewebe aufgefüllt waren.

Aufgetretene Komplikationen waren in 3 Fällen Schmerzen im Bereich der Osteotomie, die nach Entfernung des Osteosynthesematerials verschwanden.

Bei einem Patienten entstand eine Synovialitis, die von einer schmerzhaften Bewegungseinschränkung begleitet war. Dieser Patient wurde in einem zweiten Eingriff mit einer arthroskopischen Arthrolyse behandelt.

Bei einem Patienten traten passagere femoropatelläre Beschwerden im Bereich der Entnahmestelle am ipsilateralen Femurkondylus auf. Diese dauerten jedoch weniger als 4 Wochen an und verschwanden mit zunehmender Mobilisierung des Patienten.

Bei einem Patienten trat 8 Wochen postoperativ ein Wundinfekt auf, der operativ saniert werden musste. Es handelte sich dabei um einen Patienten, bei dem aufgrund einer traumatischen Knorpelläsion eine Transplantation von 2 Zylindern in den lateralen Talus mit zusätzlicher Malleolarosteotomie und anschließender Osteosynthese durchgeführt wurde.

▪ Diskussion

Die Transplantation osteochondraler Zylinder in OATS-Technik eignet sich für osteochondrale Läsionen am Knie (medialer und lateraler Femurkondylus, Trochlea, Patella), am oberen Sprunggelenk (Talus), am Ellbogen (Capitulum humeri) und an der Schulter (Humeruskopf). Im Vergleich zu Techniken wie Mikrofrakturierung, anterogrades Anbohren oder Abrasionsarthroplastik, bei denen sich allenfalls faserknorpeliges Regeneratgewebe bildet und die Symptomatik in der Regel nur temporär verbessert werden kann, bietet die OATS-Technik hierbei die Möglichkeit, „vollwertigen" hyalinen Gelenkknorpel an die Stelle des Defektes zu bringen. Durch die Technik der autologen Entnahme entfällt zudem die bei der Verwendung von Allografts mögliche Übertragung viraler oder anderer Pathogene. Ferner kommt es zu keiner das Transplantat gefährdenden immunologischen Abstoßungsreaktion. Auf der anderen Seite ist bei allogenem Spendermaterial, das tiefgefroren oder bestrahlt konserviert wird, das Langzeitüberleben der Knorpelzellen äußerst fraglich. Autologes Gewebe steht allerdings nicht in unbegrenztem Maße zur Verfügung, was gerade bei großen Defekten unter Umständen problematisch und für einen Teil der postoperativen Morbidität verantwortlich sein kann. Gross [8] untersuchte 123 Patienten (Follow-up 1972 bis 1992) mit frischen osteochondralen Allografts für osteochondrale Defekte im Kniegelenk nach und fand eine Erfolgsrate von 95 % nach 5 Jahren, von 71% nach 10 Jahren und von 60% nach 20 Jahren. Bobic berichtete 1996 [3] von ersten Ergebnissen der autologen Transplantation in arthroskopischer Technik, wobei nach 2 Jahren bei 10 von 12 Patienten gute bis sehr gute Ergebnisse erzielt werden konnten. 1999 veröffentlichte er eine weitere Arbeit mit ähnlich guten Ergebnissen [2]. Outerbridge [21] beschrieb die Verwendung von Autografts, entnommen aus der lateralen Patellafacette, wobei im Nachuntersuchungszeitraum von 6,5 Jahren bei allen 10 Patienten subjektiv zufriedenstellende Ergebnisse erreicht wurden. Von Hangody stammt die Technik der sogenannten „Mosaic Plasty" [11, 12], die ähnlich wie die OATS-Technik autologe Knorpelknochenzylinder in umschriebene osteochondrale Defektzonen transplantiert. Bei 107 so behandelten Patienten betrug hierbei der klinische Score nach einem Follow-up von 5 Jahren im Mittel 82,5 [10].

Ein entscheidender Vorteil der Technik der autologen Knorpelknochentransplantation sind die im Vergleich zu anderen Verfahren, insbesondere der autologen Chondrozytentransplantation (ACI), verhältnismäßig geringen Kosten.

Zudem wird die ACI – im Gegensatz zur OATS-Transplantation – bei Beteiligung des subchondralen Knochens nicht empfohlen. Limitiert wird die OATS-Technik in erster Linie durch die Größe des aufzufüllenden Defekts. In Ermangelung von Spendermaterial ist bei der „herkömmlichen" OATS Technik nur die Transplantation bis zu einer Defektgröße von maximal 20–25 mm Durchmesser möglich. Bei größeren Läsionen führen wir unseren posterioren Kondylentransfer und in einer neuerdings verbesserten Technik die MEGA-OATS-Transplantation [4] durch, bei der ein einzelner großer Zylinder in Press-fit-Technik in die Defektzone eingesetzt wird. Problematisch bei dieser Technik, bei der größere Defekte unter Wiederherstellung einer physiologischen Gelenkkongruenz behandelt werden können, bleibt die Notwendigkeit der Entnahme des posterioren Femurkondylus mit möglicherweise langfristig nachteiligen Folgen. Allerdings treten auch bei der Entnahme der Zylinder aus der Femurtrochlea bei der OATS-Technik passager bei weniger als 10% der Patienten femoropatelläre Probleme an der Entnahmestelle auf. Die Kernspintomographie gestattet, insbesondere wenn sie mit i.v.-Kontrastmittel durchgeführt wird, eine präzise Nachkontrolle nach OATS. Durch die Kontrastmittelgabe gelingt der Nachweis der Vitalität des transplantierten Materials, ebenso können die Knorpeloberfläche und Kongruenz der Zylinder mit der Nachbarschaft beurteilt werden.

Für den Erfolg nach Transplantation osteochondraler Zylinder ist eine präzise und umsichtige Operationstechnik von eminenter Wichtigkeit. Die Einbringung der Knochenstanzen muss genau orthograd auf die Gelenkoberfläche erfolgen und die Länge der Zylinder muss genau der Tiefe des vorbereiteten Transplantatbettes entsprechen, sodass die Knorpeloberfläche des Transplantats genau mit der Umgebung abschließt. Steht der Zylinder etwas vor, kommt es zu einem unphysiologischen Anpressdruck sowohl am überstehenden Transplantat als auch an der oppositionellen Knorpeloberfläche [1], was zum einen die Einheilung des Zylinders gefährdet als auch Knorpelschäden an der gegenüberliegenden Gelenkfläche verursachen kann. Ist der Zylinder dagegen zu tief eingebracht, nimmt er an der Druckverteilung im Gelenk nicht teil und ist damit funktionslos.

Kleinere und günstig am mittleren Abschnitt der Femurkondylen lokalisierte Defekte können in arthroskopischer OATS-Technik durchgeführt werden, was durch das Vermeiden der Arthrotomie einerseits die Komplikationsrate, andererseits die Rehabilitationszeit erheblich vermindert.

Zusammenfassend bietet die OATS-Technik eine wirkungsvolle, kausale und kostengünstige Therapie bei osteochondralen Läsionen, besonders am Knie, aber auch am OSG, am Ellbogen und an der Schulter, die technisch wenig aufwendig ist. Ideale Indikation sind umschriebene kleine osteochondrale oder rein chondrale Defektzonen. Die Therapie einer fortgeschrittenen Arthrose mit großflächigen Defekten nämlich wird einerseits durch das nur begrenzt zur Verfügung stehende Spendermaterial limitiert, andererseits ist der langfristige Erfolg bei einer großen Anzahl von transplantierten Zylindern ungewiß. Ganz entscheidend wichtig für den Therapieerfolg nach OATS ist die konsequente Behandlung von zusätzlichen Pathologien, in erster Linie Instabilitäten oder Achsenfehlstellungen an der unteren Extremität. Die einzeitige oder zweizeitige Kreuzbandplastik bei instabilen Kniegelenken ist unserer Ansicht nach von entscheidender Wichtigkeit, da sie zum einen eine wichtige Ursache des Knorpelschadens – die Instabilität – beseitigt und andererseits nur bei einer stabilen Gelenksituation ein erfolgreiches Einheilen transplantierter Zylinder zu erwarten ist. Ebenso wichtig ist die unikompartimentelle Entlastung durch Korrektur von Varus- oder Valgusfehlstellungen, da bei unphysiologisch hoher Belastung einer transplantierten Gelenkregion die problemlose Einheilung der OATS-Stanzen zweifelhaft und ein dauerhafter Therapieerfolg damit wenig wahrscheinlich ist.

Neuerdings ist bei fehlendem Meniskus eine Neuerschaffung eines Stoßfängers durch Implantation einer Kollagengewebematrix (Collagen Meniscus Implantation CMI) im betroffenen Kompartiment möglich [24]. Hierdurch oder durch Transplantation von Meniskusallografts [25] ist möglicherweise durch eine gleichmäßigere Druckverteilung eine weitere Verbesserung der Langzeitresultate zu erreichen.

■ Literatur

1. Amis A (1998) Cartilage Repair – a Bioengineer's Viewpoint. Newsletter International Cartilage Repair Society Issue Spring 98:3
2. Bobic V (1999) Autologe osteochondrale Transplantation zur Behandlung von Gelenkknorpeldefekten. Orthopäde 28/1:19–25
3. Bobic V (1996) Arthroscopic osteochondral autograft transplantation in anterior cruciate ligament reconstruction: a preliminary clinical study. Knee Surg Sports Traumatol Arthrosc 3/4:262–264
4. Brucker P, Agneskirchner JD, Imhoff AB (1999) „MEGA-OATS" – ein neues Operationsverfahren in der Behandlung großer osteochondraler Defekte am Femurcondylus, 16. Kongress der deutschsprachigen Gemeinschaft für Arthroskopie, München, Abstract
5. Bruns J, Volkmer M, Luessenhop S (1993) Pressure distribution at the knee joint. Influence of varus and valgus deviation without and with ligament dissection. Arch Orthop Trauma Surg 113 (1):12–19
6. Bruns J, Steinhagen J (1999) Transplantation of chondrogenic tissue in the treatment of lesions of the articular cartilage. Orthopäde 28/1:52–60
7. Garret J (1997) Osteochondral Allografts. AAOS Instructional Course Lecture, Annual AAOS Meeting 355–358
8. Gross AE (1997) Long term results of fresh osteochondral allograft for osteochondral defects of the knee secondary to trauma or osteochondrosis dissecans. AAOS Instructional Course Lecture, Course No. 329, Annual AAOS Meeting, San Francisco
9. Hackenbroch MH Jr, Wirth CJ (1979) Gonarthrosis following persisting knee joint instability. Z Orthop 117/5: 753–761
10. Hangody L, Karpati Z, Szerb I, Eberhard R (1996) Autologous osteochondral mosaic like graft technique for replacing weight bearing cartilage defects. 7th Congress of the ESSKA, Budapest, Hungary, Abstract
11. Hangody L, Kish G, Karpati Z, Udvarhelyi I, Szigeti I, Bely M (1998) Mosaicplasty for the treatment of articular cartilage defects: application in clinical practice. J Orthopedics 21/7:751–756
12. Hangody L (1998) Autogenous Osteochondral Mosaicplasty for the Treatment of Focal Chondral and Osteochondral Defects of the Femoral Condyle. In: Imhoff AB, Burkart A (Hrsg) Knieinstabilität – Knorpelschaden. Steinkopff, Darmstadt
13. Homminga GN, Bulstra SK, Bouwmeester PS, van der Linden AJ (1990) Perichondral grafting for cartilage lesions of the knee. J Bone Joint Surg Br 72/6:1003–1007
14. Imhoff AB, Öttl GM, Burkart A, Traub S (1999) Osteochondrale Autograft-Transplantation an verschiedenen Gelenken. Orthopäde 28/1:33–44
15. Imhoff AB, Oettl GM (2001) Arthroscopic and open techniques for transplantation of osteochondral autografts and allografts in different joints. In: Grifka J, Ogilvie-Harris J (eds) Osteoarthritis – fundamentals and strategies for joint preserving treatment. Springer, Berlin Heidelberg New York, in print
16. Lorentzon R, Alfredson H, Hildingsson C (1998) Treatment of deep cartilage defects of the patella with periosteal transplantation. Knee Surg Sports Traumatol Arthrosc 6/4:202–208
17. Lysholm J, Gillquist J (1982) Evaluation of knee ligament surgery results with special emphasis on use of a scoring scale. Am J Sports Med 10/3:150–154
18. Matsusue Y, Yamamuro T, Hama H (1993) Arthroscopic multiple osteochondral transplantation to the chondral defect in the knee associated with anterior cruciate ligament disruption. Arthroscopy 9/3:318–321

19. McKellop HA, Sigholm G, Redfern FC, Doyle B, Sarmiento A, Luck JV (1991) The effect of simulated fracture-angulations of the tibia on cartilage pressures in the knee joint. J Bone Joint Surg Am 73/9:1382–1391

20. Mori R, Ochi M, Sakai Y, Adachi N, Uchio Y (1999) Clinical significance of magnetic resonance imaging (MRI) for focal chondral lesions. Magn Reson Imaging 17/8:1135–1140

21. Outerbridge HK, Outerbridge AR, Outerbridge RE (1995) The use of a lateral patellar autologous graft for the repair of a large osteochondral defect in the knee. J Bone Joint Surg Am 77/1:65–72

22. Roscher E, Martinek V, Imhoff AB (1998) Vordere Kreuzbandplastik und valgisierende hohe Tibiaosteotomie als kombiniertes Vorgehen bei anteriorer Instabilität und Varusmorphotyp. Zentralbl Chir 123/6:1–8

23. Steadman JR, Rodkey WG, Briggs KK, Rodrigo JJ (1999) The microfracture technic in the management of complete cartilage defects in the knee joint. Orthopäde 28/1:26–32

24. Stone KR, Steadman JR, Rodkey WG, Li ST (1997) Regeneration of meniscal cartilage with use of a collagen scaffold. Analysis of preliminary data. J Bone Joint Surg Am Dec 79(12):1770–1777

25. Ticker J, Yoldas E, Harner C (1998) Meniscal Transplantation: Pittsburgh Experience. In: Imhoff AB, Burkart A (Hrsg) Knieinstabilität – Knorpelschaden. Steinkopff, Darmstadt

26. Tippet JW (1996) Articular cartilage drilling and osteotomy in osteoarthritis of the knee. In: McGinty JB, Caspari RB, Jackson RW, Poehling GG (eds) Operative Arthroscopy, 2nd edn. Raven Press, Philadelphia, NY, pp 411–426

27. Wagner H (1964) Operative Behandlung der Osteochondrosis dissecans des Kniegelenkes. Z Orthopädie 62–64

■ Kommentar C. ERGGELET

■ **Prinzip.** Transplantation eines oder mehrerer osteochondraler Zylinder mit intaktem Gelenkknorpel aus einem Gelenksareal minderer Belastung in einen Knorpeldefekt. In Deutschland erstmalig vorgestellt von Wagner wurde die Idee von Hangody und Bobic für den Einsatz unter modernen arthroskopischen Bedingungen verfeinert. Gross ging den gleichen Weg unter Einsatz von Allograft-Transplantaten.

■ **OP-Technik.** Arthroskopie oder Arthrotomie (je nach Defektgröße). Ausmessen der Defektgröße durch Aufsetzen von Rundmeißeln verschiedener Durchmesser und Bestimmung der notwendigen Zylinderzahl. Entnahme von Stanzzylindern definierter Länge aus der Defektzone. Gewinnung der Spenderzylinder (z.B. proximaler lateraler oder medialer Femurkondylus). Je nach Instrumentarium stehen unterschiedlich große „donor"- und „recipient"-Hohlmeißel für die „pressfit"-Verankerung zur Verfügung. Einbringen der Zylinder in die Defektzone. Ggf. Auffüllen der Hebedefekte z.B. mit autologer Spongiosa.

■ **Vorsicht!** Nicht orthogrades Einbringen der Zylinder. Unterschiedliche Länge der Transplantate. Zu große Abstände zwischen den Implantaten.

■ **Nachbehandlung.** Teilbelastung des Gelenkes für 6 Wochen. (Bei 3 und mehr Zylindern z.B. im Bereich des Kniegelenkes: Entlastung mit Sohlenkontakt für 6 Wochen.) Bewegungstherapie ohne Limit (CPM – Continuous Passive Motion) (siehe auch Kapitel 15 und 16).

■ **Indikationen.** Fokale (osteo)chondrale, auch bikompartimental gelegene Knorpeldefekte mit einem Durchmesser von selten mehr als 2–3 cm.

■ **Vorteile.** Arthroskopische Technik möglich (1–2 Zylinder). Transplantation hyalinen Knorpels. Verhältnismäßig preisgünstig.

■ **Nachteile.** Subtotale Defektfüllung. Morbidität und Limitierung der Entnahmestellen (2-Gelenkeingriffe möglich, aber problematisch). Schädigung der subchondralen Platte.

10 Theoretische und experimentelle Grundlagen sowie Operationstechnik der T(ibio)-F(ibularen)-Plastik zur Knorpel-Knochentransplantation

J. Jerosch, T. Filler, E. Peuker

■ Einleitung

Verletzungen des hyalinen Gekenkknorpels sind relativ häufige Ereignisse. Bei Unfällen, die mit einem Hämarthos einhergehen, ist in 16% mit Knorpelläsionen zu rechnen. Knorpelverletzungen mit einem Durchmesser von mehr als 2–4 mm haben keine Möglichkeit der Selbstheilung und können zu frühzeitiger Arthrose führen (Calandruccio/Gilmer 1962, Convery et al. 1972, 1991; Mitchell/Shepard 1976; Salter et al. 1980). Auch die jugendliche Osteochondrosis dissecans führt im Alter von 34 Jahren in 32% der Fälle zu radiologischen Arthrosezeichen; nur die Hälfte der Patienten haben eine gute oder sehr gute Gelenkfunktion (Bently(Greer 1971).

Bei älteren Patienten mit Kniegelenkarthrose können Schmerzreduktion und Funktionsgewinn mit einer Knieendoprothese erreicht werden (Jerosch/Heisel 1998). Bei Patienten vor dem 65. Lebensjahr ist bekanntermaßen die Lebensdauer der Kunstgelenke zu kurz, um eine akzeptable Langzeitlösung darzustellen. Es verbleibt somit ein großes Patientenkollektiv, welches bereits in jungen Jahren nach einem Unfall oder infolge einer Osteochondrosis dissecans therapiebedürftige Knorpelschäden aufweist, für die es jedoch bis vor kurzem keine vollkommen zufriedenstellende Therapieverfahren gab. Individuelle therapeutische Lösungen wären nicht nur für den Patienten von Vorteil, sie könnten auch durch die Reduktion von gelenkersetzenden Eingriffen die Kosten für das Gesundheitssystem senken.

Prinzipiell gibt es 5 unterschiedliche Ansätze für die operative Therapie von Knorpelschäden. Das Gelenk oder der geschädigte Gelenkanteil kann wiederhergestellt, durch eine Alloarthroplastik ersetzt, durch Umstellungsoperation entlastet, im Rahmen einer Resektionsarthroplastik reseziert oder versteift werden.

Die autologe Knorpelknochentransplantation ist durch die in den letzten Jahren entwickelten Techniken zu einem standardisierten Verfahren in der Gelenkchirurgie geworden (Hangody et al. 1997). Nachteilig ist jedoch nach wie vor, dass die notwendigen Knorpelknochenzylinder aus intakten Arealen des Kniegelenkes gewonnen werden. Obwohl die Hersteller und Inauguratoren der Methode behaupten, dass die Entnahme aus diesen angeblich unbelasteten Knorpelarealen erfolgen kann, sehen Anwender immer wieder teilweise sogar erhebliche Probleme mit diesen Spenderarealen (Abb. 1). So

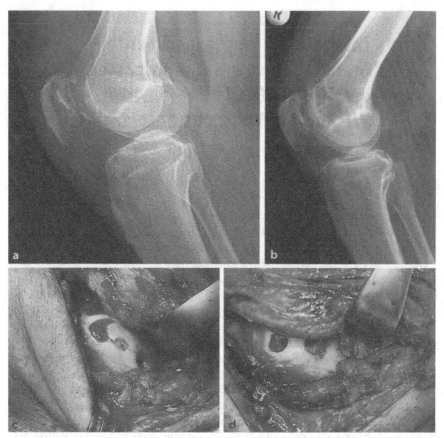

Abb. 1a–d. Postoperative Röntgenbilder nach 3 Wochen (**a**) und 6 Monaten (**b**) zeigen eine zunehmende retropatellare Arthrose nach Mosaikplastik. Der makroskopische Befund (**c**) dokumentiert nicht verschlossene tiefe Defekte nach Autograftentnahme aus der lateralen Femurkondyle; diese wurden mit Beckenkammstanzen (**d**) verschlossen

empfiehlt Thermann (2000) beispielsweise die sofortige Auffüllung der Entnahmestellen am Kniegelenk durch entsprechende Beckenkammzylinder bei der Entnahme von Zylindern für die Behandlung der Osteochondrosis dissecans am Sprunggelenk.

In unmittelbarer Nachbarschaft zum zu operierenden Kniegelenk findet sich die tibiofibulare Artikulation, in der es ebenfalls einen Knorpelbelag gibt. In unterschiedlichen experimentellen und klinischen Untersuchungen wurde überprüft, ob der tibiofibulare Knorpel prinzipiell für eine Knorpelknochentransplantation geeignet ist.

■ Anatomische Untersuchungen

An 44 anatomischen Präparaten wurden mögliche OP-Zugänge zum Tibio-fibulargelenk erprobt (Jerosch et al. 2001). An 389 Präparaten wurden mor-phometrische und makroskopische Analysen (Knorpelfläche, Gelenkorien-tierung, degenerative Veränderungen) durchgeführt.

Bei der Überprüfung möglicher operativer Zugänge ergaben sich zwei Optionen. Zum einen können von lateral mit üblichen Knorpel-Knochen-Entnahmestanzen Transplantate aus dem TF-Gelenk entnommen werden (Abb. 2). Hierbei ist die Präparation und Darstellung des N. fibularis unbe-dingt zu empfehlen (Abb. 3). Unter Bildwandlerkontrolle können die Stan-zen dann entnommen werden (Abb. 4). Hierbei trifft man nicht immer senkrecht auf die Knorpeloberfläche (Abb. 5).

Eine weitere Möglichkeit ist der Zugang von ventral, der sich besonders bei gleichzeitiger Durchführung einer hohen tibialen Umstellungsosteoto-mie anbietet. Hierbei ist der Zugang im Rahmen einer subtraktiven Osteo-

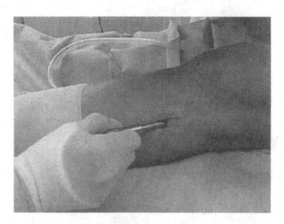

Abb. 2. Operativer Zugang bei der lateralen Autograftentnahme aus dem TF-Gelenk

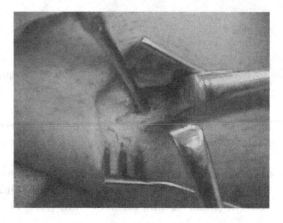

Abb. 3. Sorgfältige Darstellung des N. fibularis

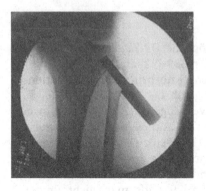

Abb. 4. Röntgenkontrolle bei der Entnahme

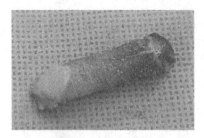

Abb. 5. Knorpel-Knochen-Zylinder aus dem TF-Gelenk

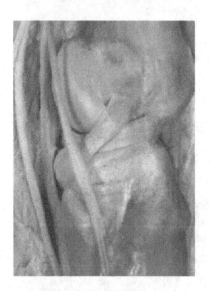

Abb. 6. Topographische Lage des N. fibularis zum TF-Gelenk

tomie ohnehin vorgegeben. Ein blockförmiges Transplantat kann mit einem Kastenmeißel gewonnen werden. Aus diesem werden dann die gewünschten Transplantatgrößen zugeschnitten.

In Kniestreckung wurde die kürzeste Distanz zum N. fibularis dokumentiert. Der N. fibularis (Abb. 6) ist durchschnittlich 24 mm vom TF-Gelenk entfernt (Min.: 12 mm; Max.: 30 mm) (Abb. 7).

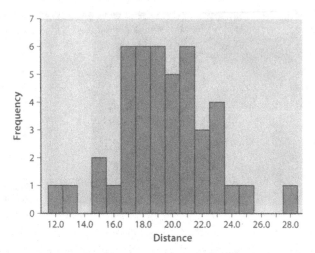

Abb. 7. Entfernung des N.fibularis zum TF-Gelenk

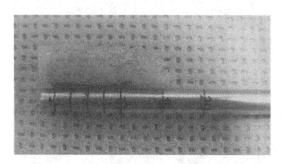

Abb. 8. Knorpeldicke im TF-Gelenk

An den anatomischen Präparaten wurde ebenfalls die Knorpeldicke der tibialen und fibularen Gelenkflächen dokumentiert. Die Knorpeldickenmessung im tibiofibularen Gelenk betrug im Mittel 1,9 ± 0,29 mm mit einem Minimum von 1,5 mm und einem Maximum von 2,6 mm (Abb. 8).

Die Gelenkflächen zeigten bei allen Präparaten einen Knorpelüberzug (Abb. 9, 10). Dieser war nur bei sehr wenigen Gelenken (11%) makroskopisch arthrotisch verändert (Abb. 11). Bei den allermeisten Gelenken fanden sich trotz des Alters noch erstaunlich gute Knorpelverhältnisse. Die Abmessungen der Knorpeloberfläche betrugen an der Tibia durchschnittlich 1,7 ± 0,26 mal 1,9 ± 0,22 mm und an der Fibula 1,6 ± 0,31 mal 1,8 ± 0,32 mm. Hierdurch ergibt sich theoretisch eine zu transplantierende Fläche an der Tibia von 3,23 cm^2 und an der Fibula von 2,88 cm^2. Die gesamte zur Verfügung stehende Knorpelfläche beträgt somit 6,11 cm^2 (Abb. 12).

Histologische und immunhistochemische Untersuchungen zeigen hyalinen Knorpel (Abb. 13) sowie Typ II-Collagen (Abb. 14).

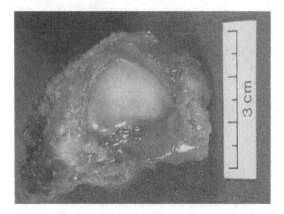

Abb. 9. Fibulare Gelenkfläche des TF-Gelenkes

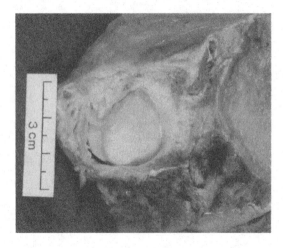

Abb. 10. Tibiale Gelenkfläche des TF-Gelenkes

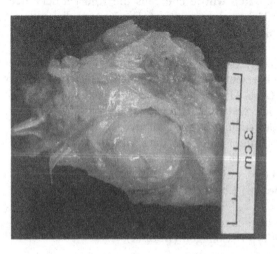

Abb. 11. Arthrose der fibularen Gelenkfläche

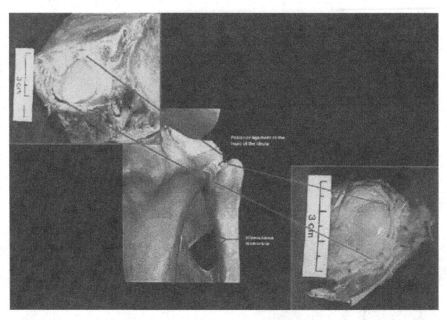

Abb. 12. Gesamte Knorpelfläche, die zur TF-Plastik zur Verfügung steht

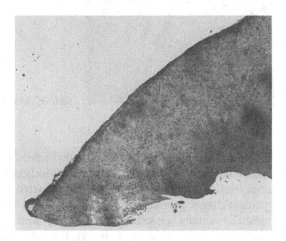

Abb. 13. Histologie des TF-Knorpels (Massons trichrome Färbung modifiziert nach Goldner)

▪ Klinische Untersuchungen

Die entwickelten Zugänge wurden an Patienten auf ihre klinische Relevanz und Machbarkeit hin untersucht.

Die erste Entnahmetechnik mit der Entnahme von lateral wurde bisher bei 5 Patienten angewendet. Bei allen konnte der Eingriff wie geplant durchgeführt werden. Die gewonnenen Knorpel-Knochen-Zylinder waren geeignet den Defekt aufzufüllen. Trotz der etwas schräg verlaufenden Knor-

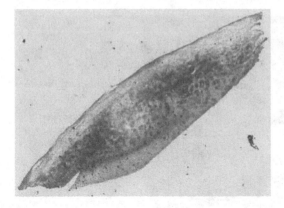

Abb. 14. Immunhistochemie
(Maus IgG2a/k anti-Typ II-Kollagen)

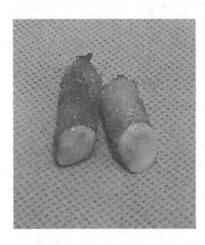

Abb. 15. Beidseitige Zylinder einer TF-Plastik

pelknochengrenze der Transplantatzylinder (Abb. 15) stelle dies bei der anschließenden Implantation keine Schwierigkeit dar, wenn auch der Entnahmezylinder ebenfalls schräg präpariert wird (Abb. 16). Das aus dem Knorpeldefektlager gewonnene Knochenmaterial wird in die Transplantatentnahmestelle wieder eingebracht (Abb. 17) und die Entnahmestelle mit Knochenwachs verschlossen (Abb. 18), um postoperative Hämatome im Bereich des N. peroneus zu vermeiden.

Die zweite Technik wurde bisher bei einem Patienten verwendet, der gleichfalls eine subtraktive hohe tibiale Umstellungsosteotomie erhielt. Hier wurde über den Zugang für die Umstellungsosteotomie der TF-Knorpel in Form eines kubischen Knorpelknochenblockes gewonnen, der beide Gelenkflächen enthielt. Aus diesem Block wurden dann die entsprechenden Stanzen in üblicher Technik gewonnen. Der Vorteil bei dieser Technik liegt darin, dass die Stanzen wie sonst auch üblich in rechtem Winkel entnommen werden können.

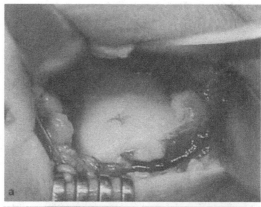

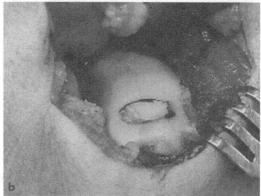

Abb. 16 a, b. Intraoperativer Situs vor (**a**) und nach (**b**) TF-Plastik

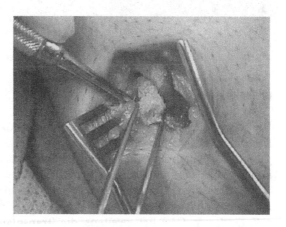

Abb. 17. Replantation des restlichen Knochens nach TF-Plastik

Im Bereich der tibiofibularen Entnahmestelle ergaben sich bis zu 6 Monaten nach dem Eingriff keine lokalen Komplikationen. Aufgrund des offenen Vorgehens verbleiben natürlich Narben (Abb. 19). Die Funktion des Beines ist jedoch sehr schnell wieder äußerst zufriedenstellend (Abb. 20).

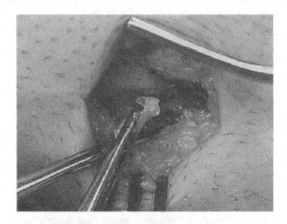

Abb. 18. Verschluss der Entnahmestelle mit Knochenwachs

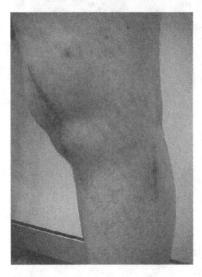

Abb. 19. Narben nach TF-Plastik

▩ Diskussion

Die Behandlung von kompletten Knorpeldefekten im belasteten Bereich des Kniegelenkes ist eine der schwierigsten und zugleich undankbarsten Aufgaben. Die Patienten beklagen initial Schmerzen und Bewegungseinschränkung; später dann konkrete Arthrosebeschwerden.

Bei der Wiederherstellung des Gelenkes und seines Knorpelüberzuges müssen zwei Strategien differenziert werden. Erstens der Wiederaufbau von ortsständigem Gewebe; zweitens die Transplantation von Knorpelgewebe. Der konventionelle Zugang ist die Anregung von multipotenten Zellen durch Pridie-Bohrungen (Pridie 1959), Abrasionsarthroplastiken (Johnson 1986) oder Mikrofraktur-Technik (Steadman et al. 1999). Das hier gebildete Ersatzgewebe bildet bekanntermaßen einen Faserknorpel mit unsicherem Langzeitergebnis (Buckwalter/Mankin 1998; Insall 1967).

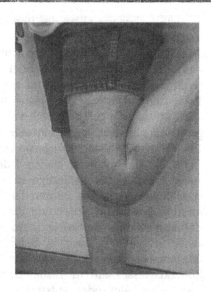

Abb. 20. Funktion nach TF-Plastik

Bentley und Greer (1971) waren die ersten, die zeigten, dass in Knorpeldefekte transplantierte Chondrozyten die Heilung des Defektes im Vergleich zu einer Kontrollgruppe verbesserten. Eine Vielzahl von Untersuchungen haben die chondrogene Potenz auch von anderen Geweben wie Perichondrium (Billings et al. 1990; Calandruccio/Gilmer 1962; Pastacaldi/ Engkvist 1979) und Periost (Argun et al. 1993; Delany et al. 1989; Shapses et al. 1991) belegt.

Die autologe Chondrozyten-Transplantation (ACT) wurde zuerst in Tierversuchen von Grande et al. vorgestellt (1987) und später von Brittberg et al. (1996) weitergehender untersucht und publiziert.

Bei aller Euphorie, die z.Zt. in der wissenschaftlichen und nichtwissenschaftlichen Öffentlichkeit dieser Methode zuteil wird, sollten jedoch auch kritische Stimmen Gehör finden. So konnten Breinan et al. (1997) beispielsweise in einem prospektiven kontrollierten Tiermodell keinen Unterschied in der Heilung von Knorpeldefekten nachweisen, die mit ACT unter einem Periosttransplantat, einem Periosttransplantat allein oder sogar gar nicht behandelt wurden. Ein weiteres Problem dieser an sich sehr vielversprechenden Technik besteht darin, dass sich aufgrund des großen kommerziellen Potentials unterschiedliche Firmen auf dem Markt plaziert haben. Jede dieser Firmen verwendet ihre eigene und geheime Technik für die Aufarbeitung der Zellen. Die Bearbeitungsprotokolle für die Chondrozyten unterscheiden sich dabei erheblich bezüglich der verwendeten Kulturmedien, der Enzyme sowie der weiteren Zusätze (z.B. Antibiotika). Qualitätsstandards fehlen in diesem Bereich sowohl für die Struktur-, die Prozess- als auch für die Ergebnis-Qualität.

Osteochondrale Allografts werden schon seit vielen Jahren in einigen Zentren verwendet (Convery et al. 1991; Czitrom et al. 1990; McDermott et al. 1985). Aber vor allem der immense organisatorische Aufwand hat bisher und wird in Zukunft eine weite Verbreitung limitieren.

Aufgrund der technikimmanenten Probleme der o.g. Techniken, insbesondere aufgrund der Kosten der Autologen Cartilage Implantation (ACI), wuchs das Interesse an autologen Knorpeltransplantationen (Bobic 1996; Hangody et al. 1997). Die Operationstechnik ist zwar aufwendig, jedoch etwas weniger anspruchsvoll als die o.g. Techniken. Kurzzeitige Ergebnisse scheinen zufriedenstellend (OATS, Mosaikplastik, COR) (Bobic 1996; Hangody et al. 1997; Jacob et al. 1997).

Erhebliche Nachteile stellen jedoch die limitierte Knorpelverfügbarkeit sowie die nur unvollständige Rekonstruktion der Defekte dar. Besonders erwähnenswert ist die immer deutlicher werdende Morbidität der Entnahmestelle sowie die Verletzung der subchondralen Platte. Die empfohlenen Entnahmestanzen haben Durchmesser zwischen 2,7 und 10 mm. Brown et al. (1991) zeigten, dass im Bereich der Grenzen osteochondraler Defekte mit einem Durchmesser zwischen 1 und 7 mm eine deutliche Zunahme des Kontaktstresses auftritt. Bisher ist unbekannt, ob hieraus degenerative Prozesse eingeleitet oder entstehen werden. Simonian et al. (1998) wiesen nach, dass im Bereich aller klinisch relevanten Entnahmestellen deutliche Kontaktbelastungen auftreten. Die klinischen Erfahrungen zeigen, dass die theoretischen Überlegungen durchaus zum Teil erhebliche klinische Relevanz besitzen und immer wieder Patienten deutliche retropatellare Problematiken aufweisen, bei denen in dieser Lokalisation Autografts entnommen wurden.

Aufgrund dieser Erkenntnisse sowie der Tatsache, dass die Entnahmestelle niemals wieder mit hyalinem Gelenkknorpel bedeckt ist, ist die Suche nach alternativen Entnahmestellen von klinischer Relevanz.

Hinsichtlich der Frage, ob eine Transplantatentnahme im Tibiofibulargelenk zu klinischen Problemen führen kann, gibt es nur wenige Informationen in der Literatur. Es handelt sich um ein diarthrodiales Gelenk zwischen dem lateralen Tibiaplateau und dem Fibulaköpfchen. Die Gelenkstabilität wird gesichert durch eine stabile Kapsel, welche anterior kräftiger ausgebildet ist und durch anteriore tibiofibulare Bänder sowie Ausläufern der Sehne des M. bizeps femoris verstärkt wird. Die posteriore Kapsel besteht aus einem einzigen relativ schwachem Band, welches vom Fibulaköpfchen zum posterioren Aspekt der Popliteus-Sehne zieht. Eine superiore Stabilisation erfolgt durch das fibulare Kollateralband (Parks/Zeiko 1973).

Ogden (1974) beschrieb zwei Typen von Gelenken, einen mehr horizontal und einen mehr schräg ausgerichteten, wobei der letztere als weniger stabil gilt. Instabilitäten in diesem Gelenk können idiopathisch oder posttraumatisch sein und werden in 4 Typen klassifiziert: Subluxation (Typ 1), anterolaterale Luxation (Typ 2), posteromediale Luxation (Typ 3) und die superiore Luxation (Typ 4), wobei der Typ 2 am häufigsten ist (Falkenberg/Nygaard 1983).

Chronische Instabilitäten können zu degenerativen Prozessen bis hin zur manifesten Arthrose führen. Es gibt nur wenige Literaturstellen, die auf das Problem der chronischen Instabilität mit sekundärer Arthrose eingehen. Hier gibt es zwei Therapieempfehlungen; zum einen die Resektion des Fibulaköpfchens, zum anderen die Arthrodese des fibulotibialen Gelenkes (Falkenberg/Nygaard 1993; Ogden 1974; Sijbrandij 1978). Somit wäre auch nach der Transplantatentnahme sowohl der Arthrodesenversuch oder das einfache Belassen des Defektes möglich. Die bisherigen klinischen Erfahrungen zeigen, dass die Entnahme zu keinen lokalen Problemen führt.

Die vorliegenden Untersuchungen zeigen, dass das tibiofibulare Gelenk einen Knorpelüberzug besitzt, welcher aufgrund seiner Dimension (Ausdehnung und Dicke) selbst beim älteren Patienten prinzipiell für eine autologe Knorpelknochentransplantation geeignet ist. Die von uns ermittelten Knorpeldicken im TF-Gelenk entsprechen denen, die Eckstein et al. (1996) an den Bereichen im Kniegelenk gemessen haben, an denen ansonsten Knorpel-Knochenzylinder entnommen werden.

Es sind unterschiedliche Entnahmetechniken entwickelt worden. Von beiden Techniken sind bereits mit gutem Ergebnis klinische Machbarkeitsstudien durchgeführt worden. Der N. fibularis ist hierbei nicht geschädigt worden. Die Transplantation konnte in allen Fällen wie geplant durchgeführt werden.

▓ Literatur

1. Argun M, Baktir A, Turk CY, Vstdal M, Okten I, Karakas ES, Akbeyaz O (1993) The chondrogenic potential of free autogenous periosteal and fascial grafts for biological resurfacing of major full-thickness defects in joint surfaces (an experimental investigation in the rabbit). Tokai J Exper and Clin Med 18:107–116
2. Bentley G, Greer RB III (1971) Homotransplantation of isolated epiphyseal and articular cartilage chondrocytes into joint surfaces of rabbits. Nature 230:385–388
3. Billings E Jr, von Schroeder HP, Mai MT, Aratow M, Amiel D, Woo SL, Coutts RD (1990) Cartilage resurfacing of the rabbit knee. The use of an allogeneic demineralized bone matrix-autogeneic perichondrium composite implant. Acta Orthop Scandinavica 61:201–216
4. Bobic V (1996) Arthroscopic osteochondral autogenous graft transplantation in anterior cruciate reconstruction: A preliminary report. Knee Surg Sports Traumatol Arthrosc 3:262
5. Breinan HA, Minas T, Hsu HP, Nehrer S, Sledge CB, Spector M (1997) Effect of cultured autologous chondrocytes on repair of chondral defects in a canine model. J Bone and Joint Surg 79-A:1439–1451
6. Brittberg M, Lindhal A, Nilsson A (1994) Treatment of deep cartilage defects in the knee with autologous chondrocyte transplantation. New England J Med 331:889–895
7. Brittberg M, Nilsson A, Lindahl A, Ohlsson C, Peterson L (1996) Rabbit articular cartilage defects treated with autologous cultured chondrocytes. Clin Orthop 326:270–283
8. Brown TD, Pope DF, Hale JE (1991) Effects of osteochondral defect size on cartilage contact stress. J Orthop Res 9:559–567
9. Buckwalter JA, Mankin HJ (1998) Articular cartilage restoration. Arthritis and rheumatism 41:1331–1342

10. Calandruccio RA, Gilmer WS (1962) Proliferation, regeneration, and repair of articular cartilage of immature animals. J Bone Joint Surg 44-A:431–455
11. Chu CR, Dounchis JS, Yoshioka M, Sah RL, Coutts RD, Amiel D (1997) Osteochondral repair using perichondrial cells. A 1-year study in rabbits. Clin Orthop 340:220–229
12. Convery FR, Akeson WH, Keown GH (1972) The repair of large osteochondral defects. An experimental study in horses. Clin Orthop 82:253–262
13. Convery FR, Meyers MH, Akeson WH (1991) Fresh osteochondral allografting of the femoral condyle. Clin Orthop 273:139–145
14. Czitrom AA, Keating S, Gross AE (1990) The viability of articular cartilage in fresh osteochondral allografts after clinical transplantation. J Bone Joint Surg 72-A:574–581
15. Delaney JP, O'Driscoll SW, Salter RB (1989) Neochondrogenesis in free intraarticular periosteal autografts in an immobilized and paralyzed limb. An experimental investigation in the rabbit. Clin Orthop 248:278–282
16. Eckstein F, Gavazzeni A, Sittek H, Hauner M, Lösch A, Milz St, Englmeier KH, Schulte E, Putz R, Reiser M (1996) Determination of knee joint cartilage thickness using three dimensional magnetic resonance chondro-crassometry. MRM 36:256–265
17. Falkenberg P, Nygaard H (1983) Isolated anterior dislocation of proximal tibiofibular joint. J Bone Joint Surg 65-B:310–311
18. Grande DA, Singh IJ, Pugh J (1987) Healing of experimentally produced lesions in articular cartilage following chondrocyte transplantation. Anat Rec 218:142–148
19. Grande DA, Pitman MI, Peterson L, Menche D, Klein M (1987) The repair of experimentally produced defects in rabbit articular cartilage by autologous chondrocyte transplantation. J Orthop Res 7:208–218
20. Hangody L, Kish G, Karpati Z, Szerb I, Eberhardt R (1997) Treatment of osteochondritis dissecans of the talus: use of the mosaicplasty technique – a preliminary report. Foot and Ankle Internat 18:628–634
21. Hangody L, Kish G, Karpati Z, Szerb I, Udvarhelyi I (1997) Arthroscopic autogenous osteochondral mosaicplasty for the treatment of femoral condylar articular defects. A preliminary report. Knee Surg Sports Traumatol Arthrosc 5:262–267
22. Insall JN (1967) Intraarticular surgery for degenerative arthritis of the knee: a report of the work of the late K.H. Pridie. J Bone Joint Surg 49-B:211
23. Jakob RP, Mainil-Varlet P, Saager C, Gautier E (1997) Mosaicplasty in cartilaginous lesions over 4 square cm and indications outside the knee. Cartilage Repair – 2nd Fribourg International Symposium – Book of abstracts
24. Jerosch J, Heisel J (1998) Knieendoprothetik. Indikationen – Operationstechnik – Nachbehandlung – Begutachtung. Springer, Heidelberg
25. Jerosch J, Filler T, Peuker E (2000) Is there an option for harvesting autologous osteochondral grafts without damaging weight bearing areas in the knee joint? Knee Surg, Sports Traumatol, Arthrosc 8:237–240
26. Jerosch J, Filler T, Peuker E (2001) Grundlagen und OP-Technik der T(ibio)-F(ibularen)-Plastik zur Knorpel-Knochentransplantation. Unfallchirurg (in print)
27. Johnson LL (1986) Arthroscopic abrasion arthroplasty historical and pathologic perspective. Arthroscopy 2:54–69
28. McDermott AGP, Langer F, Pritzker KPH, Gross AE (1985) Fresh small-fragment osteochondral allografts. Long-term follow-up study on first 100 cases. Clin Orthop 197:96–102
29. Mitchell N, Shepard N (1976) The resurfacing of adult rabbit articular cartilage by multiple perforations through the subchondral bone. J Bone Joint Surg 58-A:230–233

30. Ogden JA (1974) Subluxation and dislocation of the proximal tibiofibular joint. J Bone Joint Surg 56-A:145–154
31. Ogden JA (1974) The anatomy and function of the proximal tibiofibular joint. Clin Orthop 101:186–191
32. Parkes JC, Zeiko RR (1973) Isolated acute dislocation of proximal tibiofibular joint. J Bone Joint Surg 55-A:177–180
33. Pastacaldi P, Engkvist O (1979) Perichondrial wrist arthroplasty in rheumatoid patients. Hand II:184–190
34. Pridie KH (1959) A method of resurfacing osteoarthritic knee joints. J Bone Joint Surg 41-B:618–619
35. Salter RB, Simmonds DF, Malcolm BW, Rumble EJ, MacMichael D, Clements ND (1980) The biological effect of continuous passive motion on the healing of full-thickness defects in articular cartilage. An experimental investigation in the rabbit. J Bone Joint Surg 62-A:1232–1251
36. Shapses SA, Ark WJ, Glazer PA, Rosenwasser MP, Gardner TR, Ratcliffe A, Mow VC (1991) Characteristics of repair of large femoral condyle defects using a periosteum-synthetic bone graft. Orthop Trans 16:454
37. Sijbrandij S (1978) Instability of proximal tibiofibular joint. Acta Orthop Scand 49:621–626
38. Simonian PT, Sussmann PS, Wickiewicz ThL, Paletta GA, Warren RF (1998) Contact pressure at the osteochondral donor sites in the knee. Am J Sports Med 26:491–494
39. Steadman JR, Rodkey WG, Briggs KK (1999) Die Technik der Mikrofrakturierung zur Behandlung von kompletten Knorpeldefekten im Kniegelenk. Orthopäde 28: 26–33
40. Thermann H (2000) Die Behandlung der Osteochondrosis Dissecans am Sprunggelenk. DAF-Workshop, 48. Jahrestagung der Vereinigung Süddeutscher Orthopäden, 28.1.–1.5., Baden-Baden
41. Twyman RS, Desai K, Aichroth PM (1991) Osteochondritis dissecans of the knee. A long-term study. J Bone Joint Surg 73-B:461–464

■ Kommentar C. ERGGELET

Neben vielen Vorteilen stellen die limitierte Verfügbarkeit von geeigneten Transplantaten und die Morbidität der Entnahmestellen erhebliche Nachteile der autologen osteochondralen Transplantation dar. Aus diesen Gründen entwickelte JEROSCH eine Technik zur gelenkfernen Gewinnung von Transplantaten aus dem Tibio-Fibulargelenk. An anatomischen Präparaten zeigte sich eine durchschnittliche Knorpeldicke von 1,9 mm. Die mittlere, zur Transplantation zur Verfügung stehende Knorpelfläche wurde mit 6,11 cm^2 gemessen.

Operativ wird entweder über einen lateralen Zugang unter Darstellung des N. fibularis das Gelenk perossär mit dem Hohlbohrer perforiert und so 2 Zylinder gewonnen, oder es werden von ventral mit einem Kastenmeißel 2 osteochondrale Transplantate entnommen und entsprechend der Defektgröße aufbereitet.

Die Fragen nach der klinischen Bedeutung eines Knorpeldefektes im TF-Gelenk kann anhand der vorliegenden, kurzfristigen Ergebnisse nicht beantwortet werden. In der Literatur werden Arthrodese und Fibulaköpfchenresektion als probate Behandlung der TF-Gelenksarthrose, meist hervorgerufen durch eine Instabilität, genannt.

Perichondrium- und Periosttransplantation zur Behandlung von tiefen Gelenkknorpeldefekten

J. Bruns, J. Steinhagen

■ Einleitung

Die optimale Behandlung von tiefen Gelenkknorpeldefekten ist problematisch. Dies ist durch die mangelnde Regenerationsfähigkeit des hyalinen Gelenkknorpels bedingt. Hinsichtlich der operativen Therapie stehen verschiedene, vom Prinzip her sehr unterschiedliche, Behandlungsformen zur Verfügung. Neben den Verfahren, die osteochondrale Stücke transplantieren (z.B. OATS-Technik, Mosaikplastik u.ä. [3, 11, 20, 22]), gibt es Therapieformen, die die biologische Differenzierungspotenz anderer Gewebe zur Neubildung von Knorpel- bzw. von knorpelähnlichem Gewebe ausnutzen. Neben der sog. Pridie-Bohrung und der neueren Variante des sog. „Microfracturing" [3, 20, 30] können Gewebe transplantiert werden, die eine gewisse chondrogene Potenz besitzen. Zu diesen Verfahren gehört einerseits die Implantation von im Labor angezüchteten autogenen Zellen [3, 4, 20] und andererseits die Transplantation von autogenem Periost und Perichondrium (s.u.).

Die chondrogene Potenz dieser Gewebe ist seit langer Zeit bekannt und experimentell sowie klinisch bewiesen (s.u.). Seit 1991 wird die autogene Rippenperichondriumtransplantation in der Behandlung von umschriebenen Knorpelschäden angewandt, worüber hier berichtet werden soll.

■ Material und Methoden

Nachdem mittels MRT und/oder arthroskopisch ein umschriebener Knorpelschaden diagnostiziert wurde, erfolgte entweder ein- oder zweizeitig die Arthrotomie, Aufbereitung des Defektes mit Entfernung von Knorpelresten und bei eventuell vorliegenden subchondralen Sklerosierungen (z.B. bei Osteochondrosis dissecans) eine Anbohrung des Knochens.

Anschließend wurde Perichondrium von einer Rippe am Rippenbogen sternumnahe entnommen, von Knorpelresten befreit und in den Defekt derart eingepasst, dass die ehemals der Rippe zugewandte Seite knochenwärts zeigte. Die Fixation des Transplantates erfolgte mit Fibrinkleber, auf eine zusätzliche Nahtfixation wurde verzichtet. Nach kurzer postoperativer Immobilisation (1 Woche) wurde unter Entlastung eine Bewegungstherapie

(CPM) für mehrere (11) Wochen angeschlossen, die ab der 10. postoperativen Woche eine zunehmende Belastungssteigerung erlaubt. Eine Sportkarenz wurde für mindestens 1/2 Jahr, meist ein Jahr eingehalten.

Alle Patienten wurden präoperativ anhand des Lysholm-Scores und des HSS-Scores evaluiert. Frühestens ein Jahr postoperativ erfolgte eine Kontrolluntersuchung unter Verwendung der gleichen Scores, in mehreren Fällen eine MRT-Folgeuntersuchung sowie arthroskopische Kontrolle.

■ Ergebnisse

Zwischen 1991 und 1999 wurden 31 Patienten mit dieser Methode behandelt. Das Durchschnittsalter der Patienten betrug 33,3 Jahre (12–55). Die Defektlage ist in Tabelle 1 dargestellt. Als Ursache wurde überwiegend ein Trauma angegeben (Tabelle 2).

Als zusätzliche operative Maßnahme musste aufgrund einer Varusachsenfehlstellung eine valgisierende Tibiaosteotomie dreimal und eine Kreuzbandplastik bei chronischer Kreuzbandinstabilität des vorderen Kreuzbandes einmal durchgeführt werden.

Operative und postoperative Komplikationen, insbesondere Transplantatlockerungen, waren bisher nicht zu verzeichnen.

Tabelle 1. Lokalisation der Knorpelschäden

■ Femurkondylus medial	18/31
■ Femurkondylus lateral	5/31
■ Patella u. Fem. kond. medial	3/31
■ Tibiaplateau	2/31
■ Patellagleitlager	1/31
■ Acetabulum	1/31
■ Talus	1/31

Tabelle 2. Ursachen der Knorpelschäden

■ Trauma	19/31
■ Osteochondr. diss.-Rezessiv	6/31
■ Osteochondr. diss.	1/31
■ Benigner subch. Tu.	2/31
■ Osteonekrose	1/31
■ Unklare Ursache	2/31

■ Nachuntersuchung

Von den 31 Patienten konnten bisher 24 (74%) mindestens ein Jahr postoperativ nachuntersucht werden. Die Nachuntersuchungszeit betrug durchschnittlich 20,3 Monate (10–42).

Präoperativ betrug der Lysholm-Score 60,8 Pkte (SD 16,5), der HSS-Score 78,7 (SD 10,5). Postoperativ stieg der Score bei allen Patienten an und betrug im Lysholm-Score 91,6 (SD 8,8, p<0,001) und im HSS-Ranawat-Score 95,4 (SD 6,3, p<0,001).

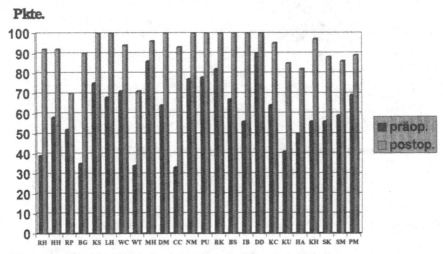

Abb. 1. Darstellung der individuellen prä- und postoperativen Lysholm-Scores

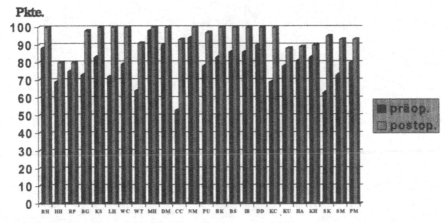

Abb. 2. Darstellung der individuellen prä- und postoperativen Ranawat-Scores

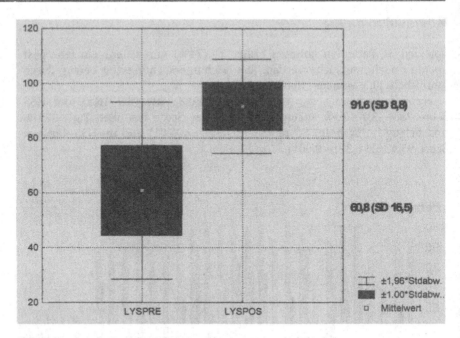

Abb. 3. Summarische Darstellung der prä- und postoperativen Lysholm-Scores

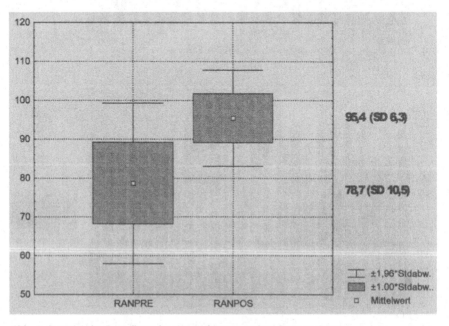

Abb. 4. Summarische Darstellung der prä- und postoperativen Ranawat-Scores

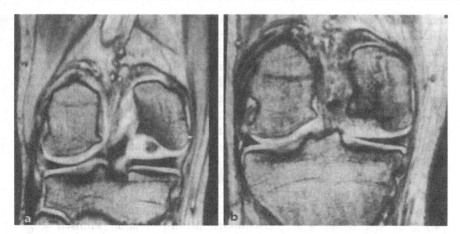

Abb. 5a, b. MRT-Darstellung eines Kniegelenkes in der koronaren Schnittebene im T1-gewichteten Bild: **a** Darstellung präoperativ mit Abbildung eines freiene Gelenkkörpers; **b** 1 Jahr nach Perichondriumtransplantation und Spongiosaplastik

Betrachtet man die Patienten mit einer Beobachtungszeit von zwei und mehr Jahren (11/31) mit einer Nachuntersuchungszeit von 24–93 (!) Monaten (11/31 Patienten), so zeigen diese die gleiche Verbesserung.

Bei einer Patientin, die inzwischen eine Gonarthrose entwickelt hat, musste 5 Jahre nach der Perichondriumtransplantation eine Knieendoprothese implantiert werden.

■ Diskussion

Der biologische Grundgedanke, der der Perichondrium- und Periosttransplantation zugrunde liegt, ist, den Defekt zum Operationszeitpunkt nicht durch ein oder mehrere osteochondrale Transplantate in Press-fit-Technik vollends oder weitestgehend i.S. der Mosaikplastik zu füllen, sondern die proliferative Potenz des biologisch aktiven mesenchymalen Gewebes auszunutzen, um den Defekt langsam postoperativ aufzufüllen [1, 2, 5–10, 12–16, 18–21, 23–26, 28, 29]. Beide Gewebe enthalten offensichtlich eine Population von Zellen, die unter bestimmten Bedingungen in der Lage sind, hyalin-knorpel-ähnliches Gewebe zu bilden. Nach dem bisherigen Kenntnisstand handelt es sich um Zellen, die eine zelluläre Struktur aufweisen, die zwischen Fibro- und Chondroblasten bzw. Fibro- und Chondrozyten anzusiedeln sind [1, 2, 5–10, 12–16, 18–21, 23–26, 28, 29]. Diese scheinen einem Entwicklungsstadium zu entsprechen, das schon einen gewissen, höher als der einer mesenchymalen Stammzelle entsprechenden, Differenzierungsgrad aufweist, aber noch nicht ausdifferenziert ist. Wesentlich für die Differenzierung scheinen einerseits physiko-mechanische Bedingungen (Bewegung ohne Belastung, reduzierte Wechseldruckbelastung) und andererseits der Einfluss biochemischer Faktoren (Wachstumsfaktoren: z. B. TGF-β) zu sein [20]. Ob ein Unterschied zwischen der Verwendung von Perichondrium oder Periost als Transplantat besteht, ist bisher weder experimentell noch klinisch verlässlich überprüft worden.

Die Arbeitsgruppen um Engkvist, Ohlsen und Skoog [9, 10, 21, 28, 29] und später um Homminga [7, 12, 13] sowie Bruns [4, 5] schufen in Europa und die um Amiel, Coutts und Woo [1, 8, 16] in den USA die experimentelle Basis zur klinischen Anwendung der Perichondriumtransplantation.

Erste kasuistische Berichte über die Perichondriumtransplantation an nicht gewichtsbelasteten Gelenken wie Finger- und Handgelenken ergaben gute Ergebnisse [9, 10, 28]. Auch konnten einzelne zufriedenstellende Ergebnisse bei Rheumatikern an Gelenken der Hand [23] erzielt werden. Homminga et al. [13] berichteten als erste über ein größeres Kollektiv von Patienten, bei denen eine Perichondriumtransplantation klinisch angewandt wurde. Die Ergebnisse von 30 Patienten mit Knorpeldefekten des Kniegelenkes boten im Ranawat-Score eine signifikante Verbesserung ein Jahr nach der Transplantation, die auch nach 2 Jahren anhielt. Dabei wiesen Defekte am medialen Femurkondylus die besten Resultate auf, schlechter waren die an der Patella (n=6) und am lateralen Femurkondylus (n=1). Bouwmeester et al. [2] berichteten über 88 Patienten mit einer mittleren Nachbeobachtungszeit von 52 Monaten. Zusammenfassend kommen sie zu dem Ergebnis, dass der Erfolg besonders von der Patientenselektion abhängig ist. So stellt ein singulärer Herd am Femurkondylus ohne bereits bestehende Arthrose die beste Indikation dar. Schlechte Ergebnisse wurden bei Patienten mit mehreren Defekten, bei denen an der Patella und besonders bei denen gefunden, die bereits mäßige Arthrosezeichen erkennen ließen. Eine Kalzifikation bzw. Ossifikation war durch Gabe von Indomethacin deutlich zu vermindern. Während nur 2/12 Patienten, die diese Prophylaxe erhielten, eine Kalzifikation aufwiesen, war bei 25 Patienten mit Kalzifikation in 23 Fällen keine Prophylaxe erfolgt.

Zusammenfassend scheint die Perichondriumtransplantation eine vielversprechende Behandlungsmethode für umschriebene Knorpeldefekte darzustellen. Wesentlicher Garant für gute Ergebnisse scheint die strenge Selektion darzustellen. Weitere Verlaufsbeobachtungen müssen zeigen, ob die guten Ergebnisse über längere Zeit gehalten werden können oder ob die Perichondriumtransplantation nur kurzfristig zu guten Resultaten führt, nach längerer Zeit aber doch in einer Arthrose mündet.

Parallel dazu muss experimentell untersucht werden, ob die Operationsmethodik verbesserungsfähig ist. Bisher ist es ungeklärt, welche Funktion die subchondrale Grenzzone innehat. Ist sie unbedingt zu erhalten oder sogar zu rekonstruieren bevor eine Perichondriumtransplantstion erfolgt oder ist dieser Punkt ohne Einfluss auf das Ergebnis. Des Weiteren muss untersucht werden, wie die Einheilung zur umgebenden gesunden Knorpelschicht verbessert werden kann. Über diese Problematik, die bei allen Transplantationsverfahren ungelöst bleibt, gibt es kaum gesicherte Daten.

Ein weiterer ungeklärter Punkt besteht darin, ob das Ergebnis nicht dadurch verbessert werden kann, dass man – ähnlich der Chondrozytentransplantation nach Brittberg – die gesamte Defekthöhe durch zusätzliche Applikation eines Kollagenvlieses oder ähnlichem resorbierbaren Material bereits intraoperativ auffüllt, um so den proliferierenden Zellen eine Matrix zu bieten und nicht – wie bisher – die Auffüllung des Defektes der spontanen Proliferation des Perichondriums überlässt.

Obwohl zeitlich etwa parallel zu den experimentellen und ersten klinischen Untersuchungen zum Perichondrium auch die über Periost zur Behandlung von Knorpeldefekten erfolgten, ist der Umfang der Literatur darüber nicht größer [14, 15, 17–19, 20, 24–26]. Gerade die Gruppe um O'Driscoll [18–20], die offensichtlich über die längste Erfahrung mit der Periosttransplantation verfügt, hat bisher keine umfassende Darstellung der klinischen Ergebnisse veröffentlicht. Klinische Berichte über die alleinige Periosttransplantation gibt es nur wenige. Während Ritsilä et al. [25] über periostale Transplantationen berichteten, verpflanzten Korkala und Kuokkanen [14, 15] osteoperiostale Lappen. Operationstechnisch wird beschrieben, dass das Transplantat mit seiner Kambiumschicht zum Defektknochen hin implantiert wurde. Die Fixation erfolgte mit Nähten und zusätzlich mittels Fibrinkleber. Bei 6 Patienten mit einem Alter von 19 bis 42 Jahren und Defekten an der Patella (3×) und am Femurkondylus (3×) wurden mittels Larson-Score 14–59 Monate postoperativ Werte von mindestens 83/100, also ein gutes Ergebnis, gefunden [14]. In der zweiten Arbeit wird über 17 Defektbehandlungen am Kniegelenk, meistens am Femurkondylus, berichtet [15]. Bei einem ähnlichen Klientel wurden mittels Larson-Score 1,5–6,5 Jahre postoperativ Werte von durchschnittlich 84,8 (74–100) Punkten gefunden. Trotzdem wurde kritisch angemerkt, dass 6/17 Gelenke aus Gründen, die mit der Transplantation zusammenhingen, reoperiert werden mussten. Insgesamt wurden sechs Gelenke als exzellent, vier als gut, sechs als mäßig und eines als schlecht eingestuft. Zusammenfassend wird von den Autoren festgestellt, dass frische traumatische Läsionen eine bessere Indikation darstellen als Fälle von Osteochondrosis dissecans oder Chondromalacia patellae, aber auch Patellofemoralarthrosen behandelt wurden. Erstaunlicherweise wiesen patellare Läsionen bessere Ergebnisse als diejenigen am Femorotibialgelenk auf. Einschränkend muss bemerkt werden, dass an der Patella nur Defekte einer Größe von minimal 1/3 der Gesamtfläche behandelt wurden [15].

Für Ritsilä et al. [25] stellen auch die Freiberg-Köhler-Osteonekrose des Metatarsaleköpfchen und der Hallux rigidus eine Indikation zur osteoperiostalen Transplantation dar. Der Vorteil wird in der Einfachheit der Methode, in der Transplantatbiologie und der Vermeidung von Fremdmaterial gesehen.

Obwohl eine definitive Richtlinie für die postoperative Weiterbehandlung noch weiterer Untersuchungen bedarf, wird vor der unkontrollierten sofortigen Belastung einerseits und der Immobilisation andererseits wegen zu erwartender Negativeffekte gewarnt [15, 25].

Die zahlreichen Therapieformen mit Verwendung unterschiedlicher biologischer Materialien zeigen einerseits, dass eine optimale Behandlungsform offensichtlich noch nicht gefunden ist. Andererseits steht der direkte Vergleich dieser Techniken in Form einer prospektiven randomisierten Studie weiterhin aus.

Auch hinsichtlich der Perichondrium- und Periosttransplantation bleiben verschiedene Fragen bisher offen. Wie oben bereits angesprochen, stellt sich die Frage, ob durch eine sofortige Auffüllung des Defektes unter Verwendung eines resorbierbaren Materials, das von Periost oder Perichondrium ummantelt ist, eine Optimierung möglich ist. Des Weiteren steht die Erforschung der Effekte verschiedener Wachstumsfaktoren erst am Anfang. Hierbei stellt sich neben der Frage nach der optimalen Dosis die nach der optimalen Behandlungsdauer und Kombination von Faktoren und die für die klinische Anwendung wesentliche nach der Applikationsform [3, 20].

Auch die als erwiesen geglaubten Effekte der CPM-Behandlung bedürfen einer weiteren Überprüfung im Großtierexperiment und in der klinischen Anwendung, da es nach der vorliegenden Literatur keine einheitlichen Ergebnisse gibt [8, 16–19, 27].

▓ Zusammenfassung

Es wird über die Erfahrung mit der Perichondriumtransplantation zur Behandlung von umschriebenen Gelenkknorpeldefekten mit überwiegend Knielokalisation berichtet. Von 31 Patienten konnten bisher 24 nachuntersucht werden. Häufigste Lokalisation stellt der mediale Femurkondylus dar. Die führende Ursache besteht in einem Trauma oder einem Osteochondrosis-dissecans-Rezidiv.

Es zeigt sich postoperativ anhand des Lysholm- und Ranawat-Scores eine deutliche Verbesserung der Werte bei allen Patienten zum Zeitpunkt der Ein-Jahreskontrolle. Auch die Verlaufsbeobachtung über längere Zeit weist annähernd gleichbleibende Werte bei einer bisher noch geringen Patientenanzahl auf. Eine Tendenz, von welchen Faktoren die Ergebnisse abhängig zu sein scheinen, konnte bisher nur ansatzweise erkannt werden. Die Problematik der Transplantatverkalkung kann durch die Gabe von Indomethacin, möglichst präoperativ begonnen, reduziert werden.

▓ Literatur

1. Amiel D, Coutts RD, Harwood FL, Ishizue KK, Kleiner JB (1988) The chondrogenesis of rib perichondrial grafts for repair of full thickness articular cartilage defects in a rabbit model: a one year postoperative assessment. Connective Tiss Res 18:27–39
2. Bouwmeester SJM, Beckers JMH, Kuijer R, von der Linden AJ, Bulstra SK (1997) Long-term results of rib perichondrial grafts for repair of cartilage defects in the human knee. Int Orthop 313–317

3. Buckwalter JA, Mankin HJ (1997) Articular cartilage part II: degeneration and osteoarthrosis, repair, regeneration, and transplantation. J Bone Joint Surg 79-A:612–632

4. Brittberg M, Lindahl A, Nilsson A, Ohlsson C, Isaksson O, Peterson L (1994) Treatment of deep cartilage defects in the knee with autologous chondrocyte transplantation. N Engl J Med 331:889–895

5. Bruns J, Kersten P, Lierse W, Silbermann M (1992) Autologous rib perichondrial grafts in experimentally induced osteochondral lesions in the sheep-knee joint: morphological results. Virchows Archiv A Pathol Anat 421:1–8

6. Bruns J, Kersten P, Lierse W, Weiss A, Silbermann M (1994) The in vitro influence of different culture conditions on the potential of sheep rib perichondrium to form hyaline-like cartilage. Virchows Archiv 424:169–175

7. Bulstra SK, Homminga GN, Buurman WA, Terwindt-Rouwenhorst E, van der Linden AJ (1990) The potential of adult human perichondrium to form hyalin cartilage in vitro. J Orthop Res 8:328–335

8. Coutts RD, Woo SLY, Amiel D, von Schroeder HP, Kwan MK (1992) Rib perichondrial autografts in full-thickness articular cartilage defects in rabbits. Clin Orthop 275:263–273

9. Engkvist O, Ohlsen L (1979) Reconstruction of articular cartilage with free autologous perichondral grafts. Scand J Plast Reconstr Surg 13:269–274

10. Engkvist O, Skoog V, Pastacaldi P, Yormuk E, Juhlin JR (1979) The cartilaginous potential of the perichondrium in rabbit ear and rib. Scand J Plast Reconstr Surg 13:275–280

11. Hangody L, Kish G, Karpati Z, Szerb I, Udvarhelyi I (1997) Arthroscopic autogenous osteochondral mosaicplasty for the treatment of femoral condylar articular defects. Knee Surg Traumatol Arthroscop 5:262–267

12. Homminga GN, von der Linden TJ, Terwindt-Rouwenhorst EW (1989) Repair of articular defects by perichondral grafts. Acta Orthop Scand 60:326–329

13. Homminga GN, Bulstra SK, Bouwmeester PSM, von der Linden AJ (1990) Perichon-drial grafting for cartilage lesions of the knee. J Bone Joint Surg 72-B:1003–1007

14. Korkala O, Kuokkanen H (1991) Autogenous osteoperiosteal grafts in the reconstruction of full-thickness joint surface defects. Int Orthop 15:233–237

15. Korkala O, Kuokkanen H (1995) Autoarthroplasty of knee cartilage defects by osteo-periosteal grafts. Arch Orthop Trauma Surg 114:253–256

16. Kwan MK, Coutts RD, Woo SLY, Field FP (1989) Morphological and biomechanical evaluations of neocartilage from the repair of full-thickness articular cartilage defects using rib perichondrium autografts: a long-term study. J Biomech 22:921–930

17. Moran ME, Kim HKW, Salter RB (1992) Biological resurfacing of full-thickness defects in patellar articular cartilage of the rabbit. J Bone Joint Surg 74-B:659–667

18. O'Driscoll SW, Keeley FW, Salter RB (1988) Durability of regenerated articular cartilage produced by free autogenous periosteal grafts in major full-thickness defects in joint surfaces under the influence of continuous passive motion. J Bone Joint Surg 70-A:595–606

19. O'Driscoll SW, Recklies AD, Poole AR (1994) Chondrogenesis in periosteal explants. J Bone Joint Surg 76-A:1042–1051

20. O'Driscoll SW (1998) The healing and regeneration of articular cartilage. Current concepts review. J Bone Joint Surg 80-A:1795–1812

21. Ohlsen L, Widenfalk B (1983) The early development of articular cartilage after perichondrial grafting. Scand J Plast Reconstr Surg 17:163–177

22. Outerbridge HK, Outerbridge AR, Outerbridge RE (1995) The use of a lateral patellar autologous graft for the repair of a large osteochondral defect in the knee. J Bone Joint Surg 77-A:65–72
23. Pastacaldi P, Engkvist O (1979) Perichondrial wrist arthroplasty in rheumatoid patients. The Hand 11:184–190
24. Poussa M, Rubak J, Ritsilä V (1981) Differentiation of the osteochondrogenic cells of the periosteum in chondrotrophic environment. Acta Orthop Scand 52:235–239
25. Ritsilä V, Santavirta S, Alhopura S, Poussa M, Jaroma H, Rubak JM, Eskola A, Hoikka V, Snellmann O, Österman K (1994) Periosteal and perichondral grafting in reconstructive surgery. Clin Orthop 302:259–265
26. Rubak JM, Poussa M, Ritsilä V (1982) Chondrogenesis in repair of articular cartilage defects by free periosteal grafts in rabbits. Acta Orthop Scand 53:181–186
27. Salter RB, Simmonds DF, Malcolm BW, Rumble EJ, McMichael D, Clements ND (1980) The biological effect of continuous passive motion on the healing of full-thickness defects in articular cartilage. J Bone Joint Surg 62-A:1232–1251
28. Serradge H, Kutz JA, Kleinert HE, Lister GD, Wolff TW, Atasoy E (1984) Perichondrial resurfacing arthroplasty in the hand. J Hand Surg 9-A:880–886
29. Skoog T, Ohlsen L, Sohn SA (1975) The chondrogenic potential of the perichondrium. Chir plastica 3:91–103
30. Steadman JR, Rodkey WG, Briggs KK, Rodrigo JJ (1999) Die Technik der Mikrofrakturierung zur Behandlung von kompletten Knorpeldefekten im Kniegelenk. Orthopäde 28:26–32

▨ Kommentar C. ERGGELET

▨ **Prinzip.** Die chondrogene Potenz von Perichondrium und Periosteum ist seit langem bekannt und experimentell bewiesen. Basierend auf den Arbeiten von O'Driscoll, Amiel, Homminka und Bruns wird ein Perichondrium- oder Periostlappen in einen Knorpeldefekt eingenäht oder eingeklebt. Somit soll zum einen der Defekt mechanisch gedeckt werden, zum anderen soll die Ausbildung von Knorpel-Ersatzgewebe angeregt werden. Verschiedene Verfahren und Techniken sind beschrieben, welche sich grundlegend unterscheiden. Über die Ausrichtung des Gewebeläppchens besteht nach wie vor Uneinigkeit – soll die ürsprünglich dem Knochen zugewandte Seite zum Defekt zeigen oder zum Gelenkbinnenraum. Auch die Frage nach der Eröffnung des spongiösen Raumes mit Induktion einer Blutung ist noch nicht einvernehmlich beantwortet. Aus diesen Gründen handelt es sich nicht um *eine* OP-Methode sondern um verschiedene Verfahren, welche die besonderen Eigenschaften von Perichondrium oder Perosteum nutzen sollen. Die klinischen Ergebnisse sind variabel.

▨ **OP-Technik.** Debridement des Defektes und scharfe Ausformung eines senkrechten Knorpelrandes im Gesunden z. B. mit einer Ringkürette. Von einer Rippe am Rippenbogen wird Perichondrium entnommen und auf Defektgröße zugeschnitten. Alternativ wird ein Periostlappen z. B. von der Tibiavorderkante entnommen. Einnähen des Läppchens in den Defekt (s. o.) ggf. nach Mikrofrakturierung der subchondralen Platte und Induktion einer Blutung.

▨ **Vorsicht!** Frühlockerung bei überstehenden Transplantaträndern oder durch subchondrale Blutung.

▨ **Nachbehandlung.** Bewegungstherapie ohne Limit (CPM – Continuous Passive Motion). Ausnahme: Schäden im Femoropatellargelenk – hier Flexionslimitierung auf 60° für 2–6 Wochen. Entlastung des betroffenen Gelenkes für 4–6 Wochen. Gangschule unter Entlastung des Beines mit Sohlenkontakt nach Operationen im Bereich des Knie- oder Sprunggelenkes (siehe auch Kapitel 15 und 16).

▨ **Indikation.** Tiefe, bis auf den Knochen reichende Knorpeldefekte aller Gelenke. Die maximal zu behandelnde Defektgröße variiert konstitutionsbedingt. Aufgrund des initial sehr weichen Regenerates muss die Läsion von einer stabilen Knorpelschulter geschützt, und das Containment des Gelenkes erhalten sein.

▨ **Vorteile.** Autologe Technik. Keine bekannte Morbidität der Entnahmestellen.

▨ **Nachteile.** Gefahr der Transplantatossifikation. Ausbildung von Faserknorpel bei Eröffnung des subchondralen Raumes.

12 Die Behandlung von Knorpeldefekten mit implantierten autologen Chondrozyten in Kombination mit einer Periostlappentransplantation *

M. BRITTBERG

■ Einleitung

Weltweit haben Wissenschaftler primitive, chondrogene Zellen zur Behandlung von Knorpeldefekten einzusetzen. Solche Zellen sind zum Beispiel im Knochenmark enthalten und werden durch Eröffnung des subchondralen Raumes freigesetzt [22, 37]. Auch in Perichondrium oder Periostium werden solche Zellen vermutet und werden klinisch genutzt [21, 34]. Diese Art der so genannten biologischen Neubeschichtung war vielversprechend in Versuchen mit adoleszenten Tieren, ist jedoch noch nicht ausreichend erforscht in menschlichen Patienten.

Welche Zellen in der Lage sind und eingesetzt werden sollten, um die Bildung von dauerhaft haltbarem hyalinen Knorpel zu induzieren, wird kontrovers diskutiert. Verschiedene Techniken zur Behandlung von Knorpeldefekten führen zu einem Ersatzgewebe, welches aufgrund seiner morphologischen Erscheinung und biochemischen Eigenschaften als *hyalinartig* beschrieben wird, aber in keinem Fall konnte bisher eine anatomische Chondroneogenese nachgewiesen werden. Unterschiedliche Zelltypen könnten in der Lage sein, ein funktionelles, biologisch aufgebautes Transplantat zu formen – aber welche Zellen zu bevorzugen sind, muss noch erforscht werden. Eine geeignete Zelle hat das Potential, ein Regenerat zu synthetisieren, welches in seinen morphologischen Eigenschaften dem geschädigten Gewebe gleicht.

■ Die Konsequenzen einer Schädigung des Gelenkknorpels

Die natürliche Entwicklung einer Gelenkknorpelschädigung ist nicht bekannt und insofern ist es nicht möglich, vorher zu sagen, in welchem Umfang eine isolierte Läsion des Gelenkknorpels zu Folgeschäden führt oder gar zu einer sekundären Arthrose. Es findet sich eine zunehmende Über-

---

* Übersetzung aus dem Englischen: Dr. med. C. Erggelet

einstimmung, dass die Ätiologie der Osteoarthrose von heterogenen Faktoren bestimmt ist und dass die Interaktion verschiedener Risikofaktoren zu dem bekannten Verlauf der Erkrankung führen. Als wahrscheinlich gilt, dass auch eine genetische Prädisposition verantwortlich ist für Änderung der anatomischen, biomechanischen und biochemischen Strukturen des Gelenkes. In Verbindung mit Alter, mechanischer Traumatisierung und Überlastung ist dieser Knorpel besonders verwundbar und anfällig für die Ausbildung einer frühzeitigen Degeneration.

Wiederholte Gelenktraumatisierung kann eine Degeneration der Knorpelmatrix genauso induzieren wie Mikrofrakturierungen der subchondralen Knochenplatte. Auch Änderungen der Kongruität der Gelenkoberflächen z.B. nach Impressionsfrakturen (articular stepp-off) sind häufig mit mechanischer Traumatisierung in Verbindung zu bringen. Fortbestehende artikuläre Inkongruenz wird als ein Grund der posttraumatischen Osteoarthrose angesehen, was zum Beispiel in Studien über die Behandlung von intraartikulären, dislozierten Frakturen nachgewiesen wurde [40]. Verschiedene Autoren betrachten zentrale Defekte in der Belastungszone eines Gelenkes mit Bloßlegung der knöchernen Oberfläche als ersten Schritt hin zu einer Osteoarthrose [13]. Eric Radin hat das Fortschreiten der Osteoarthrose sorgfältig untersucht [38], er hat die kalzifizierte subchondrale Schicht unter dem Gelenkknorpel analysiert und herausgefunden, dass die posttraumatische Remodellierung mit einer zunehmenden Verhärtung der subchondralen Platte einhergeht. Die so wichtige visko-elastische Einheit des Knorpelknochenverbundes wird so gestört und der aufliegende Knorpel einer vermehrten Druckbelastung ausgesetzt. Diese Interaktion zwischen Knochen, subchondraler Knochenplatte und Knorpelläsion scheint ein kritischer Faktor für das Fortschreiten eines lokalen Knorpeldefektes zu sein. Es ist ebenfalls bekannt, dass Knorpelläsionen in der Hauptbelastungszone besonders gefährdet sind für eine rasche Progression [13]. Basierend auf seinen Untersuchungen der posttraumatischen Veränderung der subchondralen Knochenplatte hat Radin geschlossen, dass Defekte kleiner als $1\,cm^2$ im Durchmesser die Druckverteilung des subkarzillaginären Knochens nicht wesentlich beeinflussen und eine Progredienz eher unwahrscheinlich ist [38].

▪ Reparaturmechanismen des Gelenkknorpels

Das Ziel der Behandlung von Knorpeldefekten besteht darin, für längere Zeit eine Schmerzlinderung herbeizuführen und einer fortschreitenden Gelenkdegeneration vorzubeugen. Um so wichtiger ist es zu wissen, welche Reparaturmechanismen bekannt sind.

Einen Knorpeldefekt zu *heilen* bedeutet die Wiederherstellung der strukturellen Einheit und Funktion des geschädigten Gewebes. Dieses Ziel kann durch die anatomische Wiederherstellung, Regeneration, des ursprünglichen Gewebes erreicht werden oder aber durch die Bildung eines narbigen Ersatzgewebes.

Die *Reparation* von Knorpeldefekten impliziert den Ersatz von zerstörten oder fehlenden Zellen und Matrix durch neue Zellen und Matrix, ohne jedoch zwingend die ursprüngliche Funktion und Struktur des Gewebes wieder herzustellen.

Der Terminus *Regeneration* ist gebäuchlich, wenn zerstörtes Gewebe durch die Neubildung von identischen Strukturen anatomisch wieder hergestellt wird. Regenerationen werden gesehen z.B. im Knochen nach Frakturen, aber die meisten anderen Verletzungen im Bereich des muskulo-skeletären Gewebes zeigen primär keine Wiederherstellung der anatomischen Verhältnisse. Aber auch Narbengewebe unterliegt im Laufe der Zeit Remodellierungsprozessen, die unter Umständen zu einer strukturellen Ähnlichkeit mit dem Originalgewebe führen können. Wenn der Unterschied zwischen Narbengewebe und Originalgewebe zu groß wird, besteht die Gefahr eines biomechanischen Versagens des Ersatzgewebes.

Ausgewachsenes Knorpelgewebe ist avaskulär, aneural und alymphatisch. Die Ernährung erfolgt *per diffusionem* aus der Synovialflüssigkeit. Bekannt sind jedoch auch Untersuchungen, wo in adoleszenten Tieren ein Teil der Ernährung über die subchondrale Knochenplatte erfolgt [9].

Die typische Gewebsantwort auf lokale Schädigung lässt sich in vier Phasen einteilen: Nekrose, Entzündung, Reparatur und Remodellierung. Von großer Bedeutung in dieser Abfolge ist die vaskuläre Unterstützung im Bereich des Gewebsdefektes. Die Läsion wird mit einem Fibrin-Clot gefüllt, gefolgt von einsprießenden Blutgefäßen und Fibroblasten. Das entstandene Granulationsgewebe remodelliert sich im Laufe der Zeit und unter spezifischer Belastung zu einem fibrösen Narbengewebe.

Aufgrund der avaskulären Struktur des hyalinen Knorpelgewebes fehlt die hämatogene Reaktion auf den Gewebsdefekt und das intrinsische Potential der Defektdeckung ist gering.

Als entscheidend hat sich hierbei das Fehlen der inflammatorischen Phase herausgestellt, in der Makrophagen hämatogenen Ursprungs das geschädigte Knorpelgewebe entfernen und den Defekt für eine neue Zellansiedlung vorbereiten. Die fehlende Defektdeckung führt zu einer mechanischen Inkongruenz und über die Bildung von destruktiven Enzymen im Sinne einer biochemischen Reaktion zu einer Vergrößerung des Defektes, einer Degeneration des Gelenkknorpels auch in bisher intakten Arealen und einem Verlust der Gelenkfunktion.

Es besteht ein direkter Zusammenhang zwischen der Reparationsfähigkeit eines Gewebes nach einem Trauma und der spezifischen zellulären Aktivität des Gewebes. Ausdifferenzierter Gelenkknorpel hat eine extrem langsame Stoffwechselrate und deshalb eine sehr geringe Fähigkeit der Selbstheilung. Im Übergangsbereich zwischen Knorpelverletzung und gesundem Gewebe konnte in der frühen posttraumatischen Phase eine gewisse mitotische Aktivität nachgewiesen werden, welche jedoch nicht stark genug ist, um den Defekt zu decken. Prinzipiell ist zu vermuten, dass die Anzahl der Zellen, welche posttraumatisch für die Synthese für Ersatzgewebe zur Verfügung stehen, von großer Bedeutung ist. Folglich muss es vordringliches Ziel aller Maßnahmen zur Behandlung von Gelenkknorpeldefekten sein, eine große Dichte von syntheseaktiven Zellen im Defekt zu erreichen. Viele der bekannten und bewährten Methoden zur Behandlung von Gelenkknorpeldefekten, wie z.B. Abrasionschondroplastik, subchondrale Reizbohrungen, Periostlappentransplantation oder Perichondrionimplantation, verfolgen diesen Ansatz. Aus hämatogen einsprießenden mesenchymalen Stammzellen im Sinne von undifferenzierten Prä-Chondrozyten sollen sich unter physiologischen Bedingungen synthesefähige Chondrozyten entwickeln. Diese intrafokale Zelldifferenzierung konnte bisher jedoch noch nicht verlässlich nachgewiesen werden.

▪ Die Implantation von Chondrozyten

Ein anderer Ansatz besteht darin, die zelluläre Reaktion über ausdifferenzierte Chondrozyten zu erreichen. Dieses Konzept wurde entwickelt von Peterson und Mitarbeitern [36] mit Versuchen zur Behandlung von Knorpeldefekten an der Patella von Kaninchen. Dieses Modell [17, 36] wurde immer weiter verfeinert und untersucht [7]: Retropatellare Knorpeldefekte wurden mit autologen, in vitro kultivierten Chondrozyten gedeckt, welche in Suspension unter einen aufgenähten Periostlappen gegeben wurden. Kontralateral wurde als Kontrolle nur ein Periostlappen aufgenäht [7]. Es handelte sich um tiefe Knorpeldefekte bis in die kalzifizierte Zone ohne Eröffnung der subchondralen Knochenplatte. Die Kontrollen ohne jede Behandlung zeigten eine intrinsische Deckung des Defektbereiches von 29% hauptsächlich durch die Matrixeinsprossung aus der Zellproliferation im umgebenden gesunden Knorpelgewebe. Dieser Wert muss verglichen werden mit einer mittleren Defektdeckung von 30% nach einem Jahr folgend auf eine ausschließliche Behandlung mit einem Periosttransplantat. Beide Werte unterscheiden sich erheblich von dem Grad der Defektdeckung nach implantierten, autologen Chondrozyten: hier konnte eine Defektdeckung von 87% erreicht werden. In diesen Versuchen scheint kein signifikanter Einfluss des Periostlappens auf die Bildung von Regenerationsgewebe erkennbar. In anderen Untersuchungen jedoch, welche eine erfolgreiche Deckung von Gelenkknorpeldefekten mit Periosttransplantaten berichten, wurde diese Methode mit einer Öffnung des subchondralen Raumes kombiniert und somit die Einsprossung von synthesefähigen Zellen ermöglicht. Basierend auf diesen Ergebnissen hat unsere Gruppe den Zusammenhang zwischen Periostium und den kultivierten Chondrozyten weiter untersucht und herausgefunden, dass das Periosttransplantat einen parakrinen Effekt auf die implantierten Chondrozyten und ihre Syntheseeigenschaften hat. Das Modell einer „bioaktiven Kammer" als Synthesereaktor für autologe Chondrozyten könnte diese Ergebnisse erklären (Abb. 1). Auch die klinischen Ergebnisse einer Periostlappenplastik mit Eröffnung des subchondralen Raumes könnten auf demselben Prinzip basieren, da die parakrinen Ef-

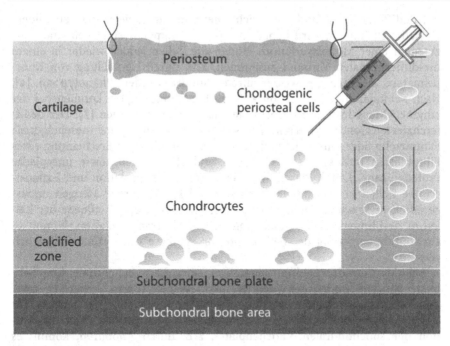

Abb. 1. Modell der bioaktiven Kammer

fekte des Periostlappens in gleicher Weise auf die einströmenden mesenchymalen Stammzellen einwirken wie auf die implantierten Chondrozyten. In adoleszenten Organismen können vielleicht auch Zellen mit osteochondrogener Potenz direkt aus dem *Cambium-Layer* des Periostlappens eine Matrixsynthese herbeiführen. Auch diese Zellen bedürfen unter Umständen einer „Triggerung" durch einen anderen Zelltyp.

Man könnte dieses Vorgehen einer autologen Chondrozytentransplantation in Kombination mit einem Periostlappen als duale Stimulierung der Chondrogenese bezeichnen. Aber auch der mechanische Schutz der transplantierten Chondrozyten durch den Periostlappen ist von Bedeutung. In Biopsien aus humanem Regeneratgewebe wurden auch lange nach der Operation Überreste des Periostlappens in der obersten Schicht gefunden in Form von faserknorpeligem Gewebe über dem deutlich abgrenzbaren hyalinartigen Knorpel. Das kräftige Periostium scheint eine Schutzschicht zu sein für den heranwachsenden Knorpel.

In ausgewachsenem Gelenkknorpel sind die Chondrozyten räumlich stabil und funktionieren in einem fein ausbalancierten Interaktionsfeld mit der Matrix. Die Stabilisierung dieses Systems z.B. durch enzymatische Lockerung der Knorpelmatrix führt zu einer Isolierung der Zellen aus ihrem Verbund. Die nun einsetzende Zellproliferation führt zu einem schnellen Anstieg der Zellzahl. Diese Chondrozyten jedoch sind phänotypisch instabil, dedifferenzieren und sind nicht mehr in der Lage Matrix zu bilden. Dasselbe Phänomen wird beobachtet bei der Expandierung von Chondrozyten in einer Monolayerkultur. Finden die Zellen jedoch wieder in einem dreidimensionalen Verbund zusammen, z.B. durch Neubildung von Knorpelmatrix, nehmen sie wieder ihren chondrozytoiden Phänotyp an [4]. Nach subkutaner Injektion von kultivierten Chondrozyten konnten bei der athymen Maus hyaline Knorpelnester nachgewiesen werden [7]. Der dedifferenzierte Chondrozyt erinnert in seinem Aussehen an eine mesenchymale Stammzelle oder eine prächondrogene Zelle, ähnlich der Erscheinung eines Fibroblasten und synthetisiert Typ I- und III-Kollagen sowie untypische Proteoglykane. Durch diesen Weg der Chondrozytenisolation und Expansion der Zellen in dedifferenziertem Zustand können große Mengen unausgereifter, mesenchymaler Zellen kultiviert werden. Nach Konfluenz der Zellen in dreidimensionaler Umgebung, z.B. nach Transplantation, kommt es zur Redifferenzierung der Zellen und zur Synthese von hyalinem Knorpelgewebe.

Bei der Chondrozytentransplantation wird die subchondrale Knochenplatte auf dem Boden des Defektes nicht eröffnet. Diese Umgebung einer geringen Sauerstoffspannung ohne vaskuläre Stimulation ist wichtig für den Erhalt der phänotypischen Stabilität der Chondrozyten. Nach Perforation der subchondralen Knochenplatte, z.B. durch Anbohren, kommt es zum Einsprossen von mesenchymalen Stammzellen, welche zwar auch die Potenz haben, zu Chondrozyten zu differenzieren, sich aber zunächst durch die Synthese von Faserknorpel mit hohem Kollagen-I-Gehalt auszeichnen. Eine hohe Oxygenierung und spezifische Wachstumsfaktoren könnten Ursache sein für diesen Prozess. O'Driscoll und Mitarbeiter [35] beschreiben in einem in vitro-System, dass die Chondrogenese von periostalem Gewebe am größten ist unter aeroben Konditionen mit 12–15% Sauerstoff. Eine sehr hohe oder sehr niedrige Sauerstoffsättigung könnte einen inhibitorischen Effekt auf die Knorpelneubildung haben.

Durch eine Eröffnung des subchondralen Raumes würde die Regeneration von Gelenkknorpel durch transplantierte Chondrozyten unter dem Einfluss von bioaktiven Faktoren vaskulären Ursprungs negativ beeinflusst.

■ Diskussion verschiedener Tiermodelle

Ergebnisse von Tierversuchen legen die Vermutung nahe, dass die Behandlung von Knorpeldefekten mit allogenen oder autologen Chondrozyten von Vorteil ist gegenüber der Behandlung ohne Zelltransplantation bzw. dem Verzicht auf jegliche Behandlung. Dies trifft zu zumindest in Studien mit bis zu einem Jahr follow-up. In einigen Untersuchungen wurde 18 Monate nach der Implantation eine Tendenz zum Nachlassen der Gewebsqualität nachgewiesen in Verbindung mit einer gestörten Bindung des Regeneratgewebes zum umgebenden hyalinen Knorpel. Die Wahl des Tiermodells spielt eine wichtige Rolle, genauso wie die Auswahl der Defektlokalisation. Hjert-quist und Lemperg [20] berichteten über die Bedeutung einer intakten kor-tikalen Knochenschicht für eine erfolgreiche knorpelige Neubeschichtung. Nur so könne ein vollwertiges Regeneratgewebe erzeugt werden. Gestörte Stabilität und Elastizität der subchondralen Knochenplatte nach Defektbil-dung durch z. B. Anbohrung ist entsprechend der Theorie von Hjertquist und Lemperg in hohem Maße schädlich für normalen Knorpel und hyali-nes Regeneratgewebe.

Der subchondrale Knochen einer Patella beim Kaninchen ist sehr hart und schwer zu perforieren bei der Präparation für eine Zelltransplantation. Anders die Situation bei Schweinen und Hunden. Hier ist der Knochen ver-hältnismäßig dünn, so dass eine akzidentielle Trepanation des subchondra-len Raumes unter Umständen das Ergebnis einer Zelltransplantation ge-fährden kann. Rasanen und Messner [39] berichteten über eine Studie, in denen Indentationstests durchgeführt wurden, um die Stabilität und Dicke von Gelenkknorpel an 7 verschiedenen Stellen zu untersuchen. Hierzu wur-den in 9 normalen Kaninchenkniegelenken die Kondylen jeweils dreimal (anterior, zentral, posterior, medial und lateral) sowie die patellare Gleitflä-che untersucht. Da das Kaninchenknie häufig als experimentelles Modell für die Knorpelregeneration dient, ist es von großer Bedeutung zu berück-sichtigen, dass es hinsichtlich der biomechanischen Eigenschaften erhebli-che regionale Unterschiede in der Gelenkoberfläche gibt. Diese Tatsache er-schwert häufig die Vergleichbarkeit verschiedener Untersuchungen. Letzt-genannte Autoren fanden ebenfalls heraus, dass in einem Hundemodell die anterioren Anteile des Gelenkknorpels härter waren als die dorsalen. Diese Aussage steht in direktem Gegensatz zu den Ergebnissen vom Kaninchen-knie. Als Grund für dieses Phänomen werden spezifische, unterschiedliche Belastungsmuster der Gelenkflächen angegeben. Auch in einem konstanten Modell, hier dem Kaninchen, ist es problematisch, den Regenerationspro-zess von hyalinem Knorpel in den vorderen Gelenkanteilen mit denen in den hinteren Gelenkanteilen zu vergleichen. Schon aus den genannten Gründen muss die unkritische Übertragung von Untersuchungsergebnissen aus dem Tiermodell auf den Menschen als fragwürdig angesehen werden.

■ Allogene oder autologe Chondrozyten?

Chondrozyten tragen Transplantationsantigene und diese können theo-retisch immunologische Reaktionen auslösen. Ob allogene oder autologe Chondrozyten für die Zelltransplantation zu bevorzugen sind, lässt sich aus den vorliegenden Tierexperimenten nicht sicher ableiten. Zwei interessante Studien zeigen uns unterschiedliche Ergebnisse hinsichtlich der immunolo-gischen Problematik. Kawabe und Yoshinao [23] untersuchten die Immun-antwort auf Regeneratgewebe, welches von allogenen Chondrozyten aus der Wachstumsfuge gebildet wurde. Der untersuchte Neoknorpel in Defekten von erwachsenen Kaninchen sah initial vielversprechend aus, degenerierte jedoch 2–3 Wochen nach der Implantation aufgrund einer humoralen Immunantwort sowie zelltoxischen Faktoren. *Host*-Lymphozyten wurden nach 2–12 Wochen um das Allograft festgestellt.

Noguchi u. Mitarb. [32] verglichen allogene mit autologen Chondrozyten, welche in einem Kollagengel kultiviert wurden und dann in osteochondrale Defekte an Rattenfemora implantiert wurden. Nach 12 Wochen waren 100% der Autografts erfolgreich eingeheilt, während nur 50% der Allografts eine Defektdeckung erkennen ließen. Nach 26 und 52 Wochen waren alle bis auf einen Defekt ausgeheilt und es konnte kein Unterschied zwischen den beiden Gruppen festgestellt werden.

Für den humanen Einsatz ist die Verwendung von autologen Chondrozyten schon aufgrund der nicht sicher auszuschließenden Gefahr der Übertragung von Krankheiten allogenen Zellen vorzuziehen. Zwar haben Bujia und Mitarbeiter [11] in vitro nach der möglichen Übertragung von HIV-Viren durch allogene Knorpeltransplantationen gesucht, ohne jedoch nachweisen zu können, dass dieser Virus durch Knorpelzellen übertragen werden kann. Dies bedeutet jedoch nur, dass die Gefahr einer Übertragung des HIV-Virus durch Knorpel-Allografts sehr gering ist, wenn diese nicht mit Blut, Perichondrium oder Verkalkungen kontaminiert sind.

▪ Untersuchungen am Menschen

1984 hat Lars Peterson in Göteborg/Schweden, ermutigt durch die o. g. tierexperimentellen Ergebnisse, eine Cartilage-Repair-Research-Group gegründet, mit dem Ziel, die Chondrozytentransplantation für den humanen Einsatz zu modifizieren. Überwacht und genehmigt durch die schwedische, medizinische Ethikkommission begann die Gruppe Patienten mit einer chronischen Schmerzsymptomatik aufgrund von Knorpeldefekten der Kniegelenke mit kultivierten Knorpelzellen zu behandeln. Zellen wurden aus autologem Knorpel gewonnen und unter eine periostale Membran transplantiert (Abb. 2). Über die ersten 23 Patienten (mittleres Alter 27 Jahre) wurde im New England Journal of Medicine [8] berichtet. Diese Patienten hatten lokale, bis auf den Knochen reichende Knorpeldefekte und sind mit anderen Methoden erfolglos vorbehandelt gewesen. Die Technik schien am erfolgreichsten bei Patienten mit singulären Defekten an der femoralen Kondylenfläche. Vergleichsweise schlechter waren die Ergebnisse bei Schädigungen der retropatellaren Knorpelfläche. Grund hierfür könnten unbehandelt gebliebene Asymmetrien der femoropatellaren Druckbelastung sein.

Detailliertere Nachuntersuchungsergebnisse wurden 1998 von Lars Peterson anlässlich des 2. internationalen Cartilage Repair Society Meetings in Boston von 219 Patienten mit einem follow-up von 2–10 Jahren vorgestellt [16]. Ein großer Prozentsatz der Patienten mit umschriebenen Defekten der

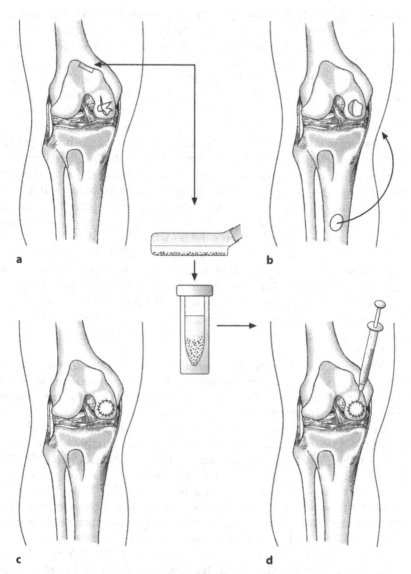

Abb. 2 a–d. Arthroskopisches Bild eines Knorpeldefektes an der medialen Femurkondyle. **a** Eine Knorpel-PE wird gewonnen von der proximalen medialen Femurkondyle. Im Labor erfolgt die enzymatische Herauslösung aus dem Matrixverbund, Isolation der Chondrozyten und in-vitro-Expansion. **b** 2 Wochen nach dem Primäreingriff wird das Knie eröffnet und der Defekt sorgfältig bis ins gesunde debridiert. Wichtig sind gerade, glatte Knorpelkanten. Das Periostium wird von dem medialen Aspekt der Tibia gewonnen. **c** Der Periostlappen ist mit resorbierbaren Nähten auf den Defekt genäht. **d** Die in vitro vermehrten autologen Chondrozyten werden in einer sterilen Viole angeliefert und am Rand des Periostlappens in den Defekt eingespritzt

Femurkondyle zeigten gute bis sehr gute Ergebnisse (57 Pat., 90%). Gleiches traf zu für Patienten mit einer Osteochondrosis dissecans (32 Patienten, 84%). In Kombination mit einer Ersatzplastik des vorderen Kreuzbandes erschien der Heilungserfolg nicht so überzeugend mit 74% guten und sehr guten Ergebnissen bei 27 Patienten. 32 Patienten mit einer Transplantation einer Patellarückfläche waren zu 69% gebessert, ebenso wie 58% von 12 mit Läsionen der Trochlea. In einer Gruppe mit multiplen Defekten (53 Patienten) wurde in 75% der Fälle eine Besserung herbeigeführt. Von den 219 Patienten konnte in 46 Fällen eine second look-Arthroskopie durchgeführt werden und 26 Patienten wurden biopsiert. 80% der Biopsien zeigten eine hyalinartige Struktur des Regeneratgewebes. Es wird vermutet, dass dieser hyalinartige Gelenkknorpel die Belastungsfähigkeit und Gleiteigenschaften von normalem Gelenkknorpel besser wieder herstellt als das fibröse oder fibrokarzilaginäre Ersatzgewebe, welches nach Anbohrung durch pluripotente Stammzellen gebildet wird [1, 2, 16].

Eine internationale Multicenter-Studie zum klinischen Einsatz der autologen Chondrozytenimplantation wurde durch Genzyme tissue repair ins Leben gerufen und wird von einem Registry Advisory Board überwacht. 1998 wurde aus diesem Kollektiv über 249 Patienten 12 Monate und über 50 Patienten 24 Monate nach autologer Chondrozytenimplantation berichtet [27], Gesamtbefinden und klinische Scores verbesserten sich signifikant im Vergleich zu präoperativ.

Löhnert u. Mitarb. [26] haben ebenfalls 1998 die Daten von 52 Patienten vorgestellt, welche seit 1996 mit autologen Chondrozyten behandelt wurden mit einer klinischen sowie magnetresonanztomographischen Nachuntersuchung nach 18 Monaten für 11 Patienten.

Minas [29] hat prospektiv die Effizienz der Behandlung und die Lebensqualität („Quality of life") bei 44 Patienten nach autologer Chondrozytenimplantation (ACI) zur Behandlung von tiefen Knorpeldefekten des Kniegelenkes untersucht sowie die durchschnittlichen Kosten berechnet pro zusätzliches (Lebens-)qualitätsverbessertes Lebensjahr. Die 12-Monatsergebnisse nach ACI zeigten eine Verbesserung der Funktion gemessen mit dem Knee-Society Score (114,02 auf 140,67 bzw. eine mittlere Verbesserung von 23%, $p < 0,001$) und dem Western Ontario und McMaster Universities Osteoarthritis Index (35,30 auf 23,82 bzw. eine mittlere Verbesserung um 33%, $p < 0,05$). Die Bestimmung der Lebensqualität (Quality of life-Estimation) wurde gemessen mit einem speziellen Untersuchungsbogen (short form-36 physical component summary), welcher vor der Operation 33,32 betrug und 12 Monate postoperativ 41,48 ($p < 0,05$). Der verbesserte Zustand nach ACI blieb konstant zwischen 12 und 24 Monaten postoperativ. Die geschätzten Kosten pro zusätzliches (Lebens-) qualitätsverbessertes Lebensjahr betrugen 6791 $.

Auch andere Studien aus Europa und den USA zeigen kurzfristig erfolgversprechende Ergebnisse nach autologer Chondrozytentransplantation unter Verwendung eines Periostlappens [4, 17, 30, 31]. Unter Bewertung der vorliegenden Literatur scheinen die besten Indikationen für die Durchführung einer autologen Chondrozytentransplantation die tiefen, umschriebenen Knorpeldefekte an der Femurkondyle sowie die Osteochondrosis dissecans zu sein. Auf die Bedeutung einer strengen Indikationsstellung bei Einführung einer neuen Methode sei hier noch einmal hingewiesen. Vor nicht allzu langer Zeit hat Mont mit seinen Mitarbeitern [31] über 24 aufeinanderfolgende Fälle berichtet, die ihm zur Beurteilung vorgestellt wurden. Der behandelnde Orthopäde hatte eine autologe Chondrozytentransplantation vorgeschlagen und der medizinische Dienst (Medical reviewer) hatte abgelehnt. Bei 23 von 24 Patienten entsprach die Indikation nicht den von der FDA (*Federal Drug Administration*) genehmigten Kriterien bzw. es lagen Ausschlusskriterien oder Kontraindikationen vor. Durch unkontrollierten und falschen Einsatz einer neuen biologischen Methode kann es zu einer negativen Beeinflussung der Ergebnislage kommen und zu einer Vorverurteilung eines Verfahrens, welches bei korrekter Indikation im Sinne des Patienten erfolgreich eingesetzt werden kann.

Ein Vorschlag für einen Behandlungsalgorithmus zur Behandlung von Knorpeldefekten wird in Abb. 3 vorgestellt. Die Bedeutung der Behandlung von Knorpeldefekten wird unterstrichen, z. B. durch eine Arbeit von Labs und Perka [25], die 4408 Arthroskopien untersuchten und 572 Patienten (mittleres Alter 30,2 Jahre) gefunden haben mit traumatischen Defekten des Gelenkknorpels im Kniegelenk und 976 Patienten (mittleres Alter 51,4 Jahre) mit degenerativen Knorpeldefekten. Die traumatischen Defekte waren noch unterteilt in akute oder chronische Läsionen. Die häufigste

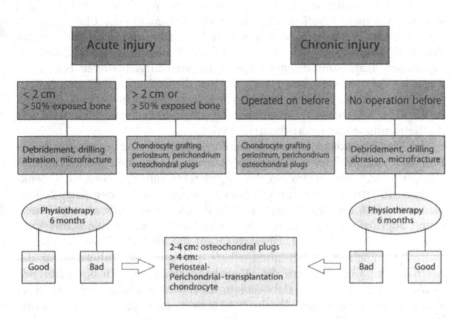

Abb. 3. Vorschlag eines Algorithmus zur Behandlung von Knorpeldefekten mit verschiedenen Techniken

Lokalisation für eine Schädigung des Gelenkknorpels war die mediale Femurkondyle und das mediale Tibiaplateau. Von diesen Patienten wurden 82 (5,3%) mit einem Defekt an der medialen Femurkondyle und 33 Patienten (2,1%) mit einem Defekt an dem medialen Tibiaplateau als potentielle Kandidaten für eine autologe Chondrozytentransplantation angesehen. Nicht beschrieben in der Untersuchung wurde jedoch die Größe des Defektes und in welchem Umfang die Gelenkknorpelschädigung zur klinischen Symptomatik beigetragen hat. In Bergen/Norwegen hat Hjelle mit seinen Mitarbeitern [18] 800 Arthroskopien aufgearbeitet, unter denen sie in 17% lokal umschriebene Knorpelläsionen fanden. Die Diagnose einer Chondromalazia patellae (12%) und der Arthrose (26%) wurde getrennt untersucht. 80% der umschriebenen Läsionen waren Einzeldefekte und 63% fanden sich an der medialen Femurkondyle. 6,5% der Defekte waren größer als 2 cm^2 und 11% der Patienten waren jünger als 45 Jahre.

▓ Aktuelle Forschung

Ein Schwerpunkt der aktuellen Forschung ist die in vitro-Generation einer 3-dimensionalen Knorpelmatrix aus Chondrozyten, die in bioresorbierbare Polymer-Trägersubstanzen eingebettet werden. Die Transplantation von autologen Chondrozyten zusammen mit einer resorbierbaren, porcinen Kollagen I/III-Membran befindet sich bereits im klinischen Einsatz und wird kommerziell beworben [5]. Langzeitergebnisse mit dieser Methode sind jedoch noch nicht veröffentlicht. Durch die Einbindung der Chondrozyten, z. B. in einen Polymerträger, wären vielleicht arthroskopische Transplantationen in Zukunft möglich. Ein wesentliches Problem der Zellkultivierung in solchen Trägersubstanzen ist die Diffusion von Nährstoffen bis in die Tiefe des Polymer-Gewebes. Häufig sterben die Zellen im Zentrum des Polymerkonstruktes ab. Bis heute ist noch keine verlässliche Technik bekannt, in der das Trägergewebe in gleicher Geschwindigkeit resorbiert wird wie die Neusynthese der Knorpelmatrix erfolgt.

Des Weiteren konzentriert sich die Forschung auf eine verbesserte Adhäsion der neu gebildeten Knorpelsubstanzen an der subchondralen Knochenplatte und die Integration des Regenerates zum umgebenden Gelenkknorpel. In vitro-Untersuchungen haben gezeigt, dass 25 min nach Zellimplantation 50% der Chondrozyten allein durch die Schwerkraft vom Untergrund abgelöst wurden. Nach 40 min war hierfür bereits eine Schwerkraft von 2,3 pa notwendig [41]. Übertragen auf die klinische Situation mag es sinnvoll erscheinen, durch unmittelbare postoperative Ruhigstellung des Gelenkes den Chondrozyten die Möglichkeit zu geben, sich ohne störende Kräfte abzusetzen und zu stabilisieren, da erst nach einiger Zeit von einer gewissen Resistenz gegen Abscherbewegungen ausgegangen werden kann. Wann ist „nach einiger Zeit"? Manalopoulos und Mitarbeiter [28] haben nachgewiesen, dass die maximale Adhärenz der transplantierten Chondrozyten 24 Stunden nach Transplantation erreicht war. Nach dieser Zeit jedoch ist es wichtig, die adhärenten Chondrozyten durch zyklische Belastungen zu stimulieren, um die Aggrekan- und Kollagensynthese anzuregen.

■ Ausblick in die Zukunft

Zukünftige Untersuchungen müssen in jedem Fall den Wert der verschiedenen verfügbaren Methoden zur Behandlung von Gelenkknorpeldefekten in kontrollierten randomisierten Studien herausarbeiten. Weitere Untersuchungen sind ebenfalls erforderlich auf dem Gebiet der Zellgewinnung, der Matrixforschung und der Bewertung von Durabilität und Stabilität der transplantierten Areale. Chondrozyten sind verantwortlich für die einzigartigen Fähigkeiten des Gelenkknorpels und sie sichern seine Eigenschaft für die Dauer eines ganzen Menschenlebens. Es sind die Chondrozyten, die den Knorpel am Leben erhalten und sie allein erhalten und steuern ihn. Aus diesen Gründen scheint es sinnvoll zu sein, genau diese Chondrozyten einzusetzen in der Behandlung von umschriebenen Defekten des Gelenkknorpels. Hier sind allerdings weitere Untersuchungen notwendig, um festzustellen, in welchem Umfang die transplantierten Chondrozyten zur Bildung von Regeneratgewebe beitragen. Bis zum heutigen Tage gibt es eine Vielzahl von verschiedenen Möglichkeiten, die glatte Gleitfläche des Gelenkknorpels wieder herzustellen durch die Auffüllung von Knorpeldefekten und somit Schmerzen der Patienten und Funktionseinbußen ihrer Gelenke zu mindern. Theoretisch mag die erfolgreiche Behandlung eines Gelenkknorpeldefektes auch die Entwicklung einer sekundären Arthrose verhindern oder zumindest verlangsamen. Ob dieses Ziel wirklich durch die alleinige Auffüllung eines Knorpeldefektes erreicht wird, ist jedoch bisher noch nicht nachgewiesen. Durch die immer enger werdende Zusammenarbeit zwischen Grundlagenforschung und klinischer Wissenschaft werden wir vielleicht in der Zukunft in der Lage sein, die physiologische und anatomische Regeneration von verletztem Gelenkknorpel zu erreichen; vom kleinen, umschriebenen Defekt bis hin zum ausgedehnten Knorpelverlust im arthrotischen Gelenk.

■ Literatur

1. Angermann P, Riegels-Nielsen P (1994) Osteochondritis Dissecans of the femoral condyle treated with periosteal transplantation. A preliminary clinical study of 14 patients. Orthopaedics 2:425–428
2. Angermann P, Riegels-Nielsen P, Pedersen H (1998) Osteochondritis Dissecans of the femoral condyle treated with periosteal transplantation. Poor outcome in 14 patients followed for 6–9 years. Acta Orthop Scand 69(6):595–597

3. Bahuaud J, Maitrot RC, Bouvet R, Kerdiles N, Tovagliaro F, Synave J, Buisson P, Thierry JF, Versier A, Romanet JP, Chauvin F, Gillet JP, Allizard JP, de Belenet H (1998) Implantation of autologous chondrocytes for cartilaginous lesions in young patients. A study of 24 cases. Chirurgie 123(6):568–571 [Article in French]

4. Benya PD, Schaffer JD (1982) Dedifferentiated chondrocytes reexpress the differentiated collagen phenotype when cultured in agarose gels. Cell 30:215–224

5. Behrens P, Fuß M, Köchermann K-U, Russlies M, Plötz W (1999) Matrix-induzierte autogene Chondrozytentransplantation zur Behandlung von Knorpeldefekten. Osteologie 1999, Band 8, Supplement III-Abstract-Texte Norddeutschen Ortopädenvereinigung e.V. 17–19, pp 22–23

6. Brittberg M (1996) Cartilage repair. On cartilaginous tissue engineering with the emphasis on chondrocyte transplantation. PhD thesis, Göteborg University, Göteborg

7. Brittberg M, Nilsson A, Lindahl A, Ohlsson C, Peterson L (1996) Rabbit articular cartilage defects in the knee with autologous cultured chondrocytes. Clin Orthop Rel Res 326:270–283

8. Brittberg M, Lindahl A, Nilsson A, Ohlsson C, Isaksson O, Peterson L (1994) Treatment of deep cartilage defects in the knee with autologous chondrocyte transplantation. New England Journal of Medicine 331:889–895

9. Brower TD, Akahoshi Y, Orlic P (1964) Diffusion of dyes through articular cartilage in vivo. J Bone Joint Surg 44A:456–463

10. Buckwalter JA, Cruess R (1991) Healing of musculoskeletal tissues. In: Rockwood CA, Green DP, Bucholtz RW (Eds) Fractures in adults (3rd). Lippincott, Philadelphia, pp 181–222

11. Bujia J, Meyer H, Kim C, Hammer C, Wilmes E, Gurtler L (1993) In vitro studies of possible transmission of human immunodeficiency virus (HIV) by allogeneic cartilage transplants. Laryngorhinootologie 72(10):473–477

12. Burkart A, Imhoff A (1998) Erste Ergebnisse nach autologer chondrozytenimplantation unter Berücksichtigung kernspintomographischer under histologischer Befunde. In: Imhoff AB, Burkart A (Eds) Knieinstabilität-Knorpelschaden. Steinkopff, Darmstadt, pp 75–81

13. Byers PD, Conteponti CA, Farkas TA (1970) A post-mortem study of the hip-joint. Ann Rheum Dis 29:15–31

14. Davis MA (1988) Epidemiology of osteoarthritis. Clin Geriatric Med 4:241–255

15. Doherty PJ, Zhang H, Tremblay L, Manolopoulos V, Marshall KW (1998) Resurfacing of articular cartilage explants with genetically-modified human chondrocytes in vitro. Osteoarthritis Cartilage 6(3):153–159

16. Gillogly SD (1998) Autologous chondrocyte implantation: Current state-of-the-art. In: Imhoff AB, Burkart A (Eds) Knieinstabilität-Knorpelschaden. Steinkopff, Darmstadt, 60–66

17. Gillogly SD, Voight M, Blackburn T (1998) Treatment of articular cartilage defects of the knee with autologous chondrocyte implantation. J Orthop Sports Phys Ther 28(4):241–251

18. Grande DA, Pitman MI, Peterson L, Menche D, Klein M (1989) The repair of experimentally produced defects in rabbit articular cartilage by autologous chondrocyte transplantation. J Orthop Res 7:208–218

19. Hjelle K, Austgulen O, Muri R, Rokstad K, Strand T, Solheim E (1999) Funn av fokale leddbruskskader ved 800 kneartroskopier. Vitenskaplige forhandlinger. Den Norske Kirurgiske foreningens Årsmöte, Oslo 25–29. 10. 1999. Ed H Hofgaard, Oslo 1999:246 (in Norwegian)

20. Hjertquist SO, Lemperg R (1971) Histologic audiographic and micro-chemical studies with spontaneously healing osteochondral articular defects in adult rabbits. Calcif Tissue Res 8:54–72

21. Homminga G, Bulstra SK, Bouwmeester PSM, van der Linden AJ (1990) Perichondral grafting for cartilage lesions of the knee. J Bone Joint Surg 72B:1003–1007

22. Insall J (1974) The Pridie debridement operation for osteoarthritis of the knee joint. Clin Orthop 101:61–67

23. Kawabe N, Yoshinao M (1991) The repair of full thickness articular cartilage defects. Immune responses to reparative tissue formed by allogeneic growth plate chondrocyte implants. Clin Orthop 268:279–293

24. Knutsen G, Solheim E, Johansen O (1998) Behandling av fokale leddbruskskader i kne. Tidsskrift Nor Laegeforen 118:2493–2497 (in Norwegian)

25. Labs K, Perka C (1999) Schädigungsmuster traumatischer und degenerativer Knorpelschäden des Kniegelenkes. Osteologie 1999, Band 8, Supplement III-Abstract-Texte Norddeutschen Orthopädenvereinigung e.V. 17–19, p 24

26. Lohnert J (1998) Regeneration of hyalin cartilage in the knee joint by treatment with autologous chondrocyte transplants – initial clinical results. Langenbecks Arch Chir Suppl Kongressbd 115:1205–1207

27. Mandelbaum BR, Browne JE, Fu F, Micheli L, Mosely JB, Erggelet C, Minas T, Peterson L (1998) Articular cartilage lesions of the knee. Current concepts. Am J Sports Med 26:853–861

28. Manolopoulos V, Wayne Marshall K, Zhang H, Trogadis J, Tremblay L, Hoherty PJ (1999) Factors affecting the efficacy of bovine chondrocyte transplantation in vitro. 7:453–460

29. Minas T (1998) Chondrocyte implantation in the repair of chondral lesions of the knee: economics and quality of life. Am J Orthop 27(11):739–744

30. Minas T (1999) The role of cartilage repair techniques, including chondrocyte transplantation, in focal chondral knee damage. Instr Course Lect 48:629–643

31. Mont MA, Jones LC, Vogelstein BN, Hungerford DS (1999) Evidence of inappropriate application of autologous chondrocyte transplantation therapy in an uncontrolled environment. Am J Sports Med 27:617–620

32. Noguchi T, Oka M, Fujino M, Neo M, Yamamuro T (1994) Repair of osteochondral defects with grafts of cultured chondrocytes. Comparison of allografts and isografts. Clin Orthop 302:251–258

33. O'Driscoll SW, Keeley FW (1988) Durability of regenerated articular cartilage produced by free autogenous periosteal grafts in major full thickness defects in joint surfaces under the influence of continous passive motion. J Bone Joint Surg 70A:595–606

34. O'Driscoll SW, Salter RB (1984) The induction of neochondrogenesis in free intraarticular periosteal autografts under the influence of continous passive motion. J Bone Joint Surg 66A:1248–1257

35. O'Driscoll SW, Fitzgibbons JS, Commisso CN (1997) Role of oxygen tension during cartilage formation by periosteum. J Orthop Res 15:682–687

36. Peterson L, Menche D, Grande D et al. (1984) Chondrocyte transplantation – an experimental model in the rabbit. Trans Orthop Res Soc 9:218

37. Pridie KH (1959) A method of resurfacing osteoarthritic knee joints. J Bone Joint Surg 41B:618–619

38. Radin E (1990) Factors influencing osteoarthrosis progression. In: Whit Ewing J (Ed) Articular cartilage and knee joint function. Basic science and arthroscopy. Raven Press, pp 301–309

39. Rasanen T, Messner K (1996) Regional variations of indentation stiffness and thickness of normal rabbit knee articular cartilage. J Biomed Mater Res 31:519–524

40. Schatzker J (1987) Intra-articular fractures. In: Schatzker J, Tile M (Eds) Rationale of operative fracture care. Springer, Berlin, pp 13–21

41. Schinagl RM, Kurtis MS, Ellis KD, Chien S, Sah RL (1999) Effect of seeding duration on the strength of chondrocyte adhesion to articular cartilage. J Orthop Res 17:121–129

▪ Kommentar C. ERGGELET

▪ **Prinzip.** Autologe Chondrocyten werden isoliert, in vitro vermehrt und in einen Knorpeldefekt implantiert. Dies geschieht durch Injektion einer Zell-Suspension unter einen auf den Defekt aufgenähten Periostlappen. Es entsteht eine „Bioaktive Kammer" in der es zur Neusynthese von Gelenkknorpel kommt. In diesem Regeneratgewebe sind experimentell und klinisch hohe Anteile hyalinen Knorpels nachgewiesen worden. Bezugnehmend auf Arbeiten von Grande und Peterson hat Brittberg erste klinische Ergebnisse publiziert.

▪ **OP-Technik.** Arthroskopische Entnahme einer Knorpelprobe zur Isolierung von Chondrocyten. Zweizeitige Arthrotomie nach einem Zeitraum von etwa 3–6 Wochen. Debridement des Defektes unter Erhalt der subchondralen Knochenplatte und scharfe Ausformung eines senkrechten Knorpelrandes im Gesunden Gewinnung eines Periostlappens in Defektgröße von der Tibia oder dem Femur. Einnähen des Periostlappens in den Defekt mit der ursprünglich dem Knochen zugewandten Seite zum Defekt ggf. mit Fibrinkleberversiegelung. Injektion der Zellsuspension unter den Periostlappen.

▪ **Vorsicht!** Frühlockerung bei überstehenden Transplantaträndern. Gefahr der Einblutung in den Defekt durch Verletzung der subchondralen Knochenplatte.

▪ **Nachbehandlung.** Bewegungstherapie ohne Limit (CPM – Continuous Passive Motion). Ausnahme: Schäden im Femoropatellargelenk. In diesen Fällen sollte wegen des erhöhten Anpressdruckes bei Beugung des Kniegelenkes eine Flexionslimitierung auf 60° je nach Defektgröße von 2–6 Wochen erfolgen. Entlastung des betroffenen Gelenkes für 4–6 Wochen. Gangschule unter Entlastung des Beines mit Sohlenkontakt nach Operationen im Bereich des Knie- oder Sprunggelenkes (siehe auch Kapitel 15 und 16).

▪ **Indikation.** Tiefe, bis auf den Knochen reichende Knorpeldefekte aller Gelenke. Die maximal zu behandelnde Defektgröße variiert konstitutionsbedingt. Aufgrund des initial sehr weichen Regenerates muss die Läsion von einer stabilen Knorpelschulter geschützt, und das Containment des Gelenkes erhalten sein.

▪ **Vorteile.** Autologe Technik. Hohe Anteile hyalinen Knorpelgewebes im Regenerat. Viele Optionen bei Therapieversagern.

▪ **Nachteile.** Zweizeitiger Eingriff. Hohe Kosten durch Laborleistungen.

13 Die Behandlung von Begleitschäden bei der Therapie von Knorpelverletzungen

M. Krüger-Franke, B. Schurk, A. Kugler

■ Einleitung

Die Therapie von Knorpelschäden ist weiterhin ein ungelöstes Problem in der Traumatologie und Orthopädie [4]. Da diese Art von Gelenkschäden seit langem bekannt sind, haben sich im Laufe der Jahre auch einige Therapieformen etabliert, die man als konventionelle Therapieformen bezeichnen kann. Demgegenüber wurden in den letzten Jahren neue Verfahren zur Transplantation von Knorpel-Knochenzylindern sowie zur autologen Knorpelzelltransplantation entwickelt, die noch nicht Eingang in den klinischen Alltag gefunden haben aber vielversprechende Ansätze für die zukünftige Therapie von Knorpelschäden bieten. Ein grundlegendes Problem bei der Indikation und Durchführung dieser Eingriffe ist die Diagnose relevanter Begleitschäden sowie der ursächlichen Gelenkpathologien und deren Therapie.

- Ligamentärer Begleitschaden
- Knöcherne Begleitverletzung
- Beinachsenfehlstellung
- Patellainstabilität
- Meniskusschaden

Im Folgenden sollen diese wesentlichen Begleitschäden therapiebedürftiger Knorpelläsionen aufgezeigt und die Therapieoptionen dargestellt werden.

■ Ligamentärer Begleitschaden

Ein wesentliches Problem in der Entstehung von Knorpelschäden ist die ligamentäre Instabilität eines Kniegelenkes. Wir unterscheiden hier die akute von der chronischen und die einfache unidirektionale von der kombinierten Instabilität. Insbesondere die anteriore Kniegelenksinstabilität durch ein fehlendes oder insuffizientes vorderes Kreuzband ist die häufigste Begleitpathologie bei Knorpelschäden. Das vordere Kreuzband stellt als zentraler Pfeiler der Kniegelenkstabilität auch ein Lieblingsthema in der sporttraumatologisch-orthopädischen Literatur dar. Unzählige Veröffentlichungen befassen sich seit Jahren nur mit dem vorderen Kreuzband und es gibt zahlreiche kontrovers diskutierte Themen [11] bei der Versorgung der vorderen Knieinstabilität.

- Indikation
- Anatomie und Biomechanik
- Operationszeitpunkt
- Transplantatwahl
- Operationstechnik
- Rehabilitation

Bei einem Patienten mit einer Ruptur des vorderen Kreuzbandes und einem therapiebedürftigen Knorpelschaden allerdings ist die Stabilisierung des Gelenkes obligat, um den Erfolg der Knorpeltherapie nicht zu gefährden, hier muss nicht der von D. Daniel [5] entwickelte „Surgical risk factor" Anwendung finden, der das Alter des Patienten, seine Ansprüche an das Kniegelenk in Alltag, Freizeit und Sport sowie den Grad der Instabilität und evtl. begleitende Kapselband-, Meniskus- und Knorpelverletzungen zur Indikation einer Kreuzbandrekonstruktion heranzieht.

Die Berücksichtigung der anatomischen Grundlagen bei der operativen Rekonstruktion eines Kreuzbandes ist selbstverständlich [11]. Besondere Bedeutung haben dabei die Positionierung der Bohrtunnel tibial und femoral unter Berücksichtigung der Neigung des Interkondylärdaches [11, 15, 31], die Transplantatspannung zwischen 20 und 80 N bei 10 Flexion des Kniegelenkes abhängig vom Transplantat [11], und das Verdrehen des Transplantats („Twisten") zur Angleichung an die anatomische Grundstruktur der beiden Kreuzbandbündel [11, 13].

Der Operationszeitpunkt kann individuell gewählt werden, seit der von Shelbourne propagierten postprimären Versorgung [29] ist die Akutversorgung – teilweise zu Unrecht – als alleinige Ursache von Bewegungseinschränkungen und postoperativen Problemen verantwortlich gemacht worden. Der Operationszeitpunkt richtet sich nach dem Ausmaß der Begleitschäden, so muss eine anterolaterale Instabilität mit kompletter Ruptur des Kollateralbandes sofort versorgt werden, während eine begleitende mediale Kollateralbandruptur keine sofortige Versorgung erforderlich macht [21]. Bei isolierten Kreuzbandinstabilitäten kann das Dogma des „nicht-inflammatorischen Kniegelenkes" zur Festlegung des Operationszeitpunktes herangezogen werden. Dieses bedeutet, dass bei freier Beweglichkeit und nach abgeklungener Schwellung und Ergußbildung des Gelenkes die Rekonstruktion erfolgen kann.

Bei der Transplantatwahl ist zunächst die Frage, ob ein Allograft oder ein Autograft verwendet werden soll, wobei im klinischen Alltag in Deutschland weit überwiegend Autografts implantiert werden. Der Entnahmeort dieses Transplantats, ob ipsi- oder kontralateral, ist durch keine validierte Studie geklärt, überwiegend wird die ipsilaterale Entnahme bevorzugt. Als Transplantat stehen neben dem Patellarsehnendrittel die Semitendinosussehne, ein Streifen aus der Quadrizepssehne sowie die Plantarissehne(n) zur Verfügung [11, 31, 32].

Die Entscheidung, welches Transplantat Verwendung findet, wird nach verschiedenen Kriterien gefällt, unter anderem nach der Verfügbarkeit (Re-OP), nach biomechanischen Eigenschaften [11, 25], nach den Fixationsmöglichkeiten und nach der Entnahmemorbidität [11, 30]. Dieses Kriterium wird vor allem für die Verwendung der Semitendinosussehne angeführt, da sowohl ossäre Entnahmedefekte als auch die Schwächung des Streckapparates entfallen und die Häufigkeit des anterioren Knieschmerzes bei den operierten Patienten geringer ist als nach Lig. patellae-Transplantaten [8, 11]. Die biomechanischen Eigenschaften allerdings sprechen für die Verwendung des Patellarsehnendrittels oder des Quadrizepssehnentransplantats, ebenso ist die Fixation des Transplantats mit dem Endobutton eine biomechanische Schwachstelle in der Rekonstruktion [8, 11, 30, 31, 32].

Bei der Operationstechnik gilt als Primärziel eine möglichst geringe Schädigung des Gelenkes durch ein minimal-invasives Vorgehen, wobei die arthroskopische Technik hier nur gering weniger traumatisierend ist als die arthroskopisch-assistierte oder die so genannte mini-open-Technik durch den Hebedefekt des Patellarsehnentransplantats [11]. Weitere Diskussionspunkte sind die Verwendung des Bildverstärkers zur Positionierung der Bohrkanäle, wie es von Stäubli [31, 32] obligat gefordert wird und die Fixation des Transplantats. Einstimmigkeit besteht darüber, dasx eine möglichst gelenknahe Fixation anzustreben ist [11], allerdings werden z. B. beim Patellarsehnentransplantat resorbierbare und metallische Interferenzschrauben sowie das Pressfit-Verfahren angewendet, die durchaus unterschiedliche Grundprinzipien verfolgen [11]. Die ursprüngliche Angst vor den knöchernen Resorptionsdefekten in Femur und Tibia konnte durch diverse Untersuchungen ausgeräumt werden [11], so dass diese resorbierbaren Schrauben eine gute Alternative bei der Transplantatfixation darstellen. Inwieweit die von Eichhorn propagierte femorale Doppelkanaltechnik bei der Semitendinosusplastik bessere Resultate erbringt, müssen zukünftige Studien zeigen [8].

In der Rehabilitation nach vorderer Kreuzbandrekonstruktion hat sich die schienenfreie Behandlung durchgesetzt, nach primärer 1–2-tägiger Schonung in Extension wird dann eine intensive Physiotherapie mit fakultativer CPM-Behandlung entsprechend dem von Shelbourne propagierten Nachbehandlungsschema eingeleitet [28]. Die Belastbarkeit wird nicht durch die Rekonstruktion des vorderen Kreuzbandes, sondern durch Art und Ausmaß der Knorpeltherapie limitiert.

▣ Knöcherne Begleitverletzung

In der Therapie ossärer Begleitschäden bei Knorpelverletzungen handelt es sich meist um osteochondrale Fragmente, Frakturen der Gelenkflächen von Femur und Tibia und um tibiale knöcherne Ausrisse des vorderen Kreuzbandes.

Die osteochondralen Fragmente, die häufig bei Patellaluxationen aus der medialen Patellafacette oder der lateralen Femurkondyle ausgesprengt werden, sollten als absolute Notfallindikation zur Arthroskopie und Refixation betrachtet werden, da es bei einer verzögerten Versorgung solcher Verletzungen immer zur Fragmentierung des Flake kommt, wodurch die Refixation und somit die kausale Therapie des Schadens unmöglich wird. Die Refixation sollte mit Schrauben oder resorbierbaren Pins erfolgen, der Fibrinkleber bietet keine Stabilität gegen Scherkräfte, seine Verwendung ist in solchen Fällen obsolet.

Bei den tibialen Ausrissfrakturen des vorderen Kreuzbandes, meist im Kindes- und Jugendalter, wird die Einteilung nach Meyers und McKeever angewendet. Nach Bachelin sollen Frakturen vom Typ I und II konservativ behandelt werden, wohingegen Ausrissfrakturen vom Typ III a und b operativ versorgt werden müssen [1].

In der Behandlung der Tibiaplateaufrakturen hat sich bei den Frakturen des Typs B (Abb. 1 und 2) zunehmend die arthroskopisch assistierte Tech-

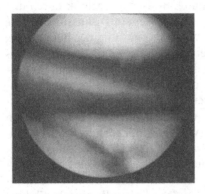

Abb. 1. Arthroskopisches Bild einer lateralen Tibiakopffraktur Typ B mit Gelenkstufe

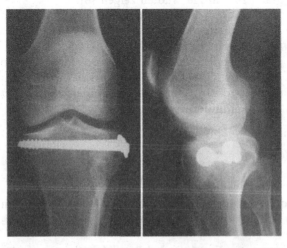

Abb. 2. Postoperative Röntgenaufnahme des Kniegelenkes a.p. bei arthroskopisch assistierter Osteosynthese dieser Fraktur mit autologer Spongiosaplastik

nik mit oder ohne Spongiosaplastik je nach der Frakturtypisierung durchgesetzt [16, 19, 33]. Durch diese minimal-invasive Vorgehensweise wird die intraoperative Traumatisierung des Gelenkes reduziert und somit die postoperative Rehabilitation deutlich verbessert [16, 19, 33].

Die Knorpelschäden im Kniegelenk bei Tibiakopffrakturen und auch bei distalen Femurgelenkfrakturen erfordern eine suffiziente Rekonstruktion der Gelenkflächen mit stabiler Osteosynthese und einer Spongiosaplastik bei ossären Defektzonen subchondral, wobei die Wahl der Operationstechnik sekundär ist. Das primäre Ziel muss die stufenlose Wiederherstellung der Gelenkfläche sein [16].

▨ Beinachsenfehlstellung

Achsenfehlstellungen des Beines sind häufig und oft lange Zeit asymptomatisch [14]. Im Rahmen einer Verletzung des Kniegelenkes mit einem Knorpelschaden wird es dennoch oft erforderlich, den meist jüngeren Patienten über die Notwendigkeit einer Achsenkorrektur zu informieren, insbesondere bei konstitutionellem Genu varum (Abb. 3) und einer mit medialem Knorpelschaden assoziierten Ruptur des vorderen Kreuzbandes [7, 27]. Die mechanische Mehrbelastung eines Gelenkkompartments führt sonst zur weiteren Schädigung auch des periläsionalen Knorpels und gefährdet den Erfolg jeder Knorpelbehandlung. In solchen Fällen ist deshalb eine Therapie des Knorpelschadens nur sinnvoll, wenn auch die Instabilität und das Genu varum korrigiert werden [27]. Die Korrektur der Varusfehlstellung sollte in solchen Fällen bei einem Genu varum größer 6 Grad erfolgen, der

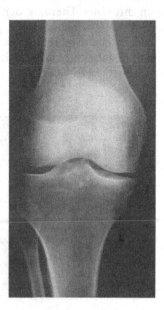

Abb. 3. 35-jähriger Patient mit vorderer Kreuzbandruptur und initialer medialer Gonarthrose bei Genu varum

Ort der Korrektur ist die proximale Tibia. Ob dies in der „closed" oder „open wedge"-Technik vorgenommen wird und in welcher Form die Fixation des Korrekturergebnisses erfolgt, ist abhängig vom Operateur und vielfältig möglich [7, 14, 27].

Die Kombination eines konstitutionellen Genu valgum mit einem lateral lokalisierten posttraumatischen Knorpelschaden ist sehr selten, grundsätzlich gilt allerdings auch hier, dass eine sinnvolle Therapie des Knorpelschadens eine Zentrierung der Mikulicz-Linie in die Fossa interkondylaris, also eine Korrektur der Fehlstellung im Kniegelenk erforderlich macht. Die Korrektur eines primären konstitutionellen Genu valgum erfolgt suprakondylär, der Zugangsweg von medial ist zwar biomechanisch günstiger im Sinne der Zuggurtungsosteosnthese durch eine Winkelplatte als der laterale, kompromittiert aber im Zugangsweg das Gefäß-Nervenbündel. Das Ziel der Korrektur eines Genu valgum ist die Neutralkorrektur, eine Überkorrektur ist im Gegensatz zu Genu varum unbedingt zu vermeiden.

Das Ziel der Korrektur einer Beinachsenfehlstellung im Rahmen der Therapie eines Knorpelschadens ist es, die mechanische Überlastung des behandelten Knorpels zu vermeiden und somit die Arthroseentstehung zu verhindern.

■ Patellainstabilität

Eine Patellainstabilität führt zur unphysiologischen Belastung des Knorpels der Patellarückfläche sowie des femoralen Gleitlagers und der lateralen Kondyle, so dass es dort zu therapiebedürftigen Knorpelschäden kommen kann (Abb. 4). Eine Behandlung dieser Läsionen ist aber nur in Kombination mit einer Therapie der Patellainstabilität sinnvoll, um eine Rezidivluxation oder -subluxation langfristig vermeiden zu können. Bei der Therapie der Patellainstabilitäten sollte eine sehr strenge Diagnose des Ausmaßes der Instabilität erfolgen, hier hat sich die Einteilung nach Fulkerson [18] bewährt.

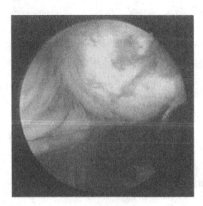

Abb. 4. Arthroskopisches Bild einer frischen Patellaluxation mit osteochondralem, noch in situ befindlichem Flake an der medialen Patellafacette

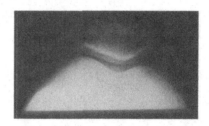

Abb. 5. Patellatangentialaufnahme in 30 Grad Beugung mit Malalignement der Patella

- Typ I Subluxation
- Typ II Kippung und Subluxation
- Typ III Kippung
- Typ IV Alignement

- Typ A Keine Chondromalazie der Kniescheibe
- Typ B Chondromalazie, aber Knorpel vorhanden
- Typ C Chondromalazie mit Knorpelglatze
- Typ D Luxation und A oder B
- Typ E Luxation und C

Entscheidend bei der Verwendung dieser Klassifikation ist die exakte Diagnose, für die entsprechende Röntgentechniken (Abb. 5) und Winkelbestimmungen erforderlich sind [18].

Die Kippung der Patella im Gleitlager, auch als „Tilt" bezeichnet, ist die einzige Pathologie, die durch ein alleiniges laterales Release sinnvoll und ausreichend behandelt werden kann. Bei der Subluxation muss eine mediale Raffung mit dem lateralen Release kombiniert werden, bei persistierender Subluxation ist dann eine Medialisierung der Tuberositas tibiae erforderlich, von uns wird hier die Technik nach Elmslie-Trillat [34] bevorzugt. Bei schwerem retropatellaren Knorpelschaden im Sinne einer Retropatellararthrose reichen diese Verfahren nicht aus, hier sollte nach Kohn [18] eine sparsame Ventromedialisierung der Tuberositas in der Technik nach Fulkerson [12] kombiniert mit lateralem Release und medialer Raffung erfolgen. Die Orientierung der Therapie an der Bestimmung des Q-Winkels hat sich nicht bewährt, Biedert [3] hat in seiner Untersuchung anhand von CT-Messungen zeigen können, dass zwischen dem Q-Winkel und der Patellaposition kein signifikanter Zusammenhang besteht. Somit hat der Q-Winkel offensichtlich keine klinische Relevanz.

▰ Meniskusschaden

Die biomechanische Bedeutung des Meniskus ist seit langem bekannt [23, 24]. Deswegen muss auch der Meniskusschaden als Begleitläsion bei therapiebedürftigen Knorpelschäden des Kniegelenkes denselben Therapieprinzipien wie im Falle eines isolierten Meniskusschadens unterliegen. Langzeitergeb-

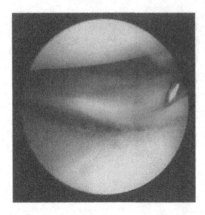

Abb. 6. Arthroskopisches Bild einer 6 Monate alten, unbehandelt stabil verheilten Außenmeniskushinterhornläsion nach vorderer Kreuzbandruptur

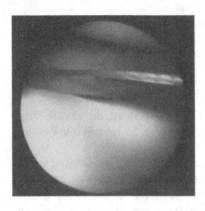

Abb. 7. Arthroskopische Naht eines instabilen Außenmeniskushinterhornrisses in einer all-inside-Technik

nisse nach Innenmeniskusresektionen haben eindrucksvoll gezeigt, dass im Falle einer kompletten Meniskektomie 90% der Patienten nach 5–10 Jahren eine unikompartimentelle Arthrose entwickeln [17]. Auch nach partieller Innenmeniskusresektion ist immerhin bei 33% der Patienten eine Arthroseentstehung oder -progredienz zu beobachten [22]. Dies zeigt, dass der Erhalt oder die Rekonstruktion des verletzten Meniskus absolute Priorität vor allen resezierenden Eingriffen haben muss [22, 26]. Das Belassen von Meniskusrissen ist immer mit der Furcht des Operateurs vor persistierenden oder entstehenden Beschwerden durch diesen Riss verbunden. Bereits Fitzgibbons [10] wies darauf hin, dass die typische Begleitverletzung der vorderen Kreuzbandruptur [20], die Verletzung des Außenmeniskushinterhorns durchaus stabil ausheilt (Abb. 6), so dass er das „aggressive non-treatment of lateral meniscal tears" empfahl [10]. Entsprechend den Empfehlungen von De Haven [6] belassen wir stabile Partialrupturen der Meniski, kurze Längsrisse unter 7 mm sowie Radiärrisse unter 5 mm ohne jede Therapie. Demzufolge ist eine Meniskusrefixation bei Rissen in der vaskularisierten Zone, die länger als 8 mm und stabil sind und bei denen der Meniskuskörper nicht beschädigt ist, erforderlich [6, 26]. Diese Refixation kann offen oder arthroskopisch erfolgen, sie wird arthroskopisch in den verschiedenen Nahttechniken (Abb. 7) aber in letzter Zeit zunehmend mit bioresorbierbaren Ankern, Pfeilen oder anderen Hilfsmitteln durchgeführt, wobei es noch keine sicheren Langzeitergebnisse über diese Fixationsverfahren gibt. Die Untersuchungen über die arthroskopischen Nahtverfahren inside-out [9, 26], outside-in [35] oder all-inside [2] weisen Rerupturraten zwischen 11 und 39% auf, so dass die Versuche mit neuen Fixationstechniken, deren primäre Stabilität durchaus mit den Nahtverfahren konkurrieren kann, als gerechtfertigt erscheinen [26, 36].

▪ Schlussfolgerung

In der Behandlung von Knorpelschäden des Kniegelenkes ist eine komplexe Analyse der gesamten Gelenksituation erforderlich, um eine erfolgreiche Knorpeltherapie vornehmen zu können. Ligamentäre Instabilitäten, Beinachsenfehlstellungen und eine instabile Patella gefährden den Therapieerfolg, da sie zu einer persistierenden pathologischen Mehrbelastung des rekonstruierten Knorpels führen und somit die Entstehung einer Arthrose zur Folge haben. Art und Zeitpunkt der Therapie dieser Begleitschäden sind wichtig für das Gesamtresultat und fordern teilweise auch für den Patienten unpopuläre Entscheidungen. Dennoch sollten diese Gelenkpathologien immer in die Therapieentscheidung miteinbezogen werden, ja diese sogar entscheidend beeinflussen.

▪ Literatur

1. Bachelin P (1990) Ausrißfrakturen der Eminentia intercondylaris beim Jugendlichen: Pathophysiologie, Kasuistik und Spätergebnisse. In: Jakob RP, Stäubli H-U (Eds) Kniegelenk und Kreuzbänder. Springer, Berlin, pp 305–312
2. Barrett GR, Treacy SH, Ruff CG (1997) Preliminary results of the T-fix endoscopic meniscus repair technique in an anterior cruciate ligament reconstruction population. Arthroscopy 13:218–223
3. Biedert RM, Warnke K (1999) Korrelation zwischen dem Q-Winkel und der Patellaposition: Ein Vergleich der Klinik mit dem axialen Computertomogramm. Vortrag GOTS-Jahreskongress, München
4. Buckwalter JA, Lohmander S (1994) Operative treatment of osteoarthritis. Current practice and future development. J Bone Joint Surg (Am) 76:1405–1418
5. Daniel DM, Stone ML, Riehl BE, Fithian DC, Rossman DC (1994) Fate of the anterior cruciate ligament-injured patient. A prospective outcome study. Am J Sports Med 22:632–644
6. DeHaven KE, Jackson RW, Rodkey WG (1998) Current concepts of meniscus surgery. Instructional course script, 24th Annual Meeting AOSSM, Vancouver
7. Dejour H, Neyret P, Boileau P, Donell ST (1994) Anterior cruciate ligament reconstruction combined with valgus tibial osteotomy. Clin Orthop (299):220–228
8. Eichhorn J, Pröpper E (1999) Die Vorteile der vorderen Kreuzbandrekonstruktion mit der Doppelkanal- und Doppelbuttontechnik. Vortrag 16. Kongress der AGA, München

9. Eggli S, Wegmüller H, Kosina J, Huckell C, Jakob RP (1995) Long-term results of arthroscopic meniscal repair. An analysis of isolated tears. Am J of Sports Med 23:715–720

10. Fitzgibbons RE, Shelbourne KD (1995) Aggressive nontreatment of lateral meniscal tears seen during anterior cruciate ligament reconstruction. Am J Sports Med 23, 2:156–159

11. Fu FH, Bennett CH, Ma CB, Menetrey J, Lattermann C (2000) Current trends in anterior cruciate ligament reconstruction. Am J Sports Med 28,1:124–130

12. Fulkerson JP (1983) Anteromedialization of the tibial tuberosity for patellofemoral malalignement. Clin Orthop 177:176–181

13. Girgis FG, Marshall JL, Monajem ARS (1975) The cruciate ligaments of the knee joint. Anatomic, functional and experimental analysis. Clin Orthop 106:216–231

14. Grelsamer RP (1995) Current concepts review. Unicompartmental osteoarthrosis of the knee. J Bone Jt Surg 77A:278–292

15. Harner CD, Marks PH, Fu FH (1994) Anterior cruciate ligament reconstruction: Endoscopic versus two-incision technique. Arthroscopy 10:502–512

16. Hertel P (1997) Tibiakopffrakturen. Unfallchirurg 100:508–523

17. Kesenheimer E, Kolb M, Rosemeyer B (1990) Spätresultate nach Meniskektomie. Sportverl Sportschaden 4 (2):79–86

18. Kohn D (1997) Patellofemoralgelenk – Distales Realignement. Vortrag DGOT, Wien 1997

19. Krüger-Franke M, Trouillier HH, Strähnz C, Rosemeyer B (1995) Arthroskopisch assisierte Osteosynthese proximaler Tibiagelenkfrakturen. Arthroskopie 8:35–37

20. Krüger-Franke M, Reinmuth S, Kugler A, Rosemeyer B (1995) Begleitverletzungen frischer vorderer Kreuzbandrupturen. Unfallchirurg 98:328–332

21. Krüger-Franke M, Trouillier HH, Kugler A, Rosemeyer B (1997) Begleitverletzungen frischer vorderer Kreuzbandrupturen und ihre Bedeutung für das therapeutische Procedere. Orthop Praxis 33,8:549–552

22. Krüger-Franke M, Kugler A, Trouillier HH, Reischl A, Rosemeyer B (1999) Klinische und radiologische Ergebnisse nach arthroskopischer partieller Innenmeniskusresektion. Unfallchirurg 102:434–438

23. Kummer B (1994) Biomechanik des Meniskus. Orthopäde 23:90–92

24. Müller W (1994) Meniskus und Kniestabilität. Orthopäde 23:93–97

25. Noyes FR, Butler DL, Grood ES, Zernicke RF, Hefzy MS (1984) Biomechanical analysis of human ligament grafts used in knee-ligament repairs and reconstructions. J Bone Joint Surg 66A:344–352

26. Riel K-A (1998) Meniskusnaht-Techniken. In: Imhoff AB, Burkart A (eds) Knieinstabilität-Knorpelschaden. Steinkopff, Darmstadt, pp 33–38

27. Roscher E, Burkart A, Imhoff AB (1998) Kombinierte vordere Kreuzbandplastik und valgisierende hohe Tibiaosteotomie. In: Imhoff AB, Burkart A (Eds) Knieinstabilität-Knorpelschaden. Steinkopff, Darmstadt 177–189

28. Shelbourne KD, Nitz P (1990) Accelerated rehabilitation after anterior cruciate ligament reconstruction. Am J Sports Med 18:292–299

29. Shelbourne KD, Wilchens J, Mollabashy A, Decarlo M (1991) Arthrofibrosis in the acute ACL-reconstruction. The effect of timing of reconstruction and rehabilitation protocol. Am J Sports Med 19:332–336

30. Shelbourne KD, Trumper RV (1997) Preventing anterior knee pain after anterior cruciate ligament reconstruction. Am J Sports Med 25:41–47

31. Stäubli H-U (1990) Technik der arthroskopisch assistierten Substitution mittels autologer Quadrizepssehne. In: Jakob RP, Stäubli H-U (Eds) Kniegelenk und Kreuzbänder. Springer, Berlin, pp 456–464

32. Stäubli H-U (1998) The Quadrizeps tendon patellar bone construct for ACL-Reconstruction. In: Imhoff AB, Burkart A (Eds) Knieinstabilität-Knorpelschaden. Steinkopff, Darmstadt, pp 126–139
33. Trouillier HH, Krüger-Franke M, Strähnz C, Rosemeyer B (1995) Die operative Behandlung der Tibiakopffraktur. Akt Traumatol 25:148–152
34. Trillat A, DeJour H, Couette A (1979) Diagnostique et traitement des subluxe-recidivantes de la rotule. Rev Chir Orthop Reparatrice Appar Mot 50:185–191
35. Valen B, Molster A (1994) Meniscal lesions treated with suture: a follow-up study using survival analysis. Arthroscopy 10:654–658
36. Verdonk R (1997) Alternative treatments for meniscal injuries. J Bone Jt Surg 79 B:866–873

■ Kommentar C. ERGGELET

Die erfolgreiche Behandlung von Knorpelverletzungen eines Gelenkes erfordert eine komplexe Analyse der gesamten Gelenksituation. Verschiedene Faktoren können ursächlich sein für die Knorpelläsion oder als Begleitschaden den Erfolg einer Knorpeltherapie verhindern.

■ **Ligamentärer Begleitschaden.** Nicht in allen Fällen ist eine Bandläsion oder -insuffizienz klinisch apparent. Eine Kernspintomographie und ggf. eine Untersuchung in Narkose sollten präoperativ Ausmaß und Ursache einer Instabilität nachweisen. Eine Ersatzplastik des vorderen Kreuzbandes oder eine laterale Kniegelenksstabilisierung sollte gleichzeitig mit der Knorpeltherapie durchgeführt werden. Gleiches gilt für die laterale Instabilität des Sprunggelenkes.

■ **Achsenfehlstellung.** Durch Achsfehlstellungen kommt es zu einer unikompartimentellen Gelenküberlastung. Die Varus-Fehlstellung des Kniegelenkes ist als präarthrotische Deformität anerkannt. Gleiches gilt z.B. für eine posttraumatische Radiusverkürzung. Eine valgisierende Tibiakopf-Osteotomie z.B. kann und sollte zeitgleich mit der Knorpeltherapie erfolgen.

■ **Patellainstabilität.** Eine korrekte und stabile Patellaführung ist Voraussetzung für eine erfolgreiche Behandlung von retropatellaren und trochlearen Knorpeldefekten. Axiale Defilée-Aufnahmen der Patella in 30, 60 und 90 Flexion und ggf. eine operative Korrektur sind notwendig.

■ **Meniskus.** Die Meniskusscheiben des Kniegelenkes sind von großer Bedeutung für die Stabilität und Integrität des Gelenkspiels. Schon kleinere Meniskusschäden steigern die punktuelle Knorpelbelastung um ein Vielfaches. Eine eventuell notwendige Meniskusresektion, oder besser, -rekonstruktion sollte einzeitig zu einer Knorpelbehandlung durchgeführt werden. Den Wert von Meniskustransplantaten, -kollagen oder -allogen, wird die Zukunft zeigen.

14 Neue Aspekte in der Endoprothetik

H. Schmotzer

■ Einleitung

Die endoprothetische Versorgung von Gelenkerkrankungen hat in den letzten drei Jahrzehnten eine stetige Entwicklung durchgemacht. Während einige Prothesenkonstruktionen aus den Anfangsjahren abenteuerlich anmuten, waren andere die Grundlage für heutige Generationen von Implantaten. Besonders hervorzuheben ist dabei die Entwicklung der „low friction arthroplasty" für die Hüfte durch Sir John Charnley mit einem einteiligen Femurimplantat bestehend aus Schaft und 22.22 mm Kugelkopf (7/8 Zoll), das gegen eine UHMW-PE-Pfanne artikulierte [1]. Beide Komponenten wurden mittels PMMA-Knochenzement im Knochen verankert. Die guten Erfahrungen mit dieser Entwicklung führten dazu, dass auch andere Implantate der Anfangszeit überwiegend aus rostfreiem Stahl gefertigt und das bekannte Verankerungskonzept übernommen wurde.

Die klinischen Erfahrungen mit den ersten Implantat-Designs führten zu einer Weiterentwicklung in verschiedenen Bereichen, wie z.B. im Bereich der Materialien. So etablierte sich in den letzten 15 Jahren die zementfreie Verankerung für den Hüftgelenkersatz erst durch den Einsatz von Titan und Titanlegierungen. Diese Entwicklung wurde durch die Erkenntnis ausgelöst, dass Zementpartikel, entstanden bei einer Fragmentierung des Knochenzements oder durch Mikrobewegungen zwischen Zement und Implantat, eine wichtige Rolle in der Lockerung zementierter Prothesen spielen. Beim Kniegelenkersatz wurden bereits sehr frühzeitig aus fertigungstechnischen Gründen CoCrMo-Gusslegierungen verwendet. Kurzzeitige Versuche, die Femurkomponenten aus einer Titanlegierung herzustellen, wurden aufgrund der schlechten Abriebeigenschaften dieses Materials bald wieder aufgegeben, so dass Femurkomponenten heutzutage fast ausschließlich aus Co-Basislegierungen hergestellt werden.

Als Gleitpartner findet sowohl bei der Hüfte als auch beim Kniegelenkersatz in den meisten Fällen UHMW-PE Anwendung. Erste Erfahrungen mit anderen Materialien, wie z.B. Teflon, hatten katastrophale klinische Ergebnisse [1]. Es zeigte sich jedoch bereits frühzeitig, dass auch UHMW-PE-Abriebspartikel bei der Entwicklung von Osteolysen eine wichtige Rolle spielen. Im Bestreben, den Abrieb bei Hüftgelenkendoprothesen zu minimieren, wurden Keramikkugelköpfe eingeführt. Als Materialien haben sich sowohl Al_2O_3 und ZrO_2 bewährt, so dass diese heute routinemäßig Anwendung finden.

Mit der Weiterentwicklung im Bereich Materialien gewannen jedoch andere Faktoren an Bedeutung. Ein wichtiger Schritt war die Erkenntnis, dass eine ausreichende Primärstabilität notwendig ist, um beim zementfreien Gelenkersatz eine Osteointegration zu erreichen. Tierversuche haben gezeigt, dass sich bei Mikrobewegungen am Interface zwischen Knochen und Implantat von mehr als 40 m eine Bindegewebs-Grenzschicht entwickelt [2]. Diese Erkenntnis führte beim Kniegelenkersatz zur Entwicklung von Tibiaplateaus mit einem kurzen, zentralen Stiel und seitlichen Versteifungsrippen um das sogenannte „Schwingen" bei einseitiger Belastung zu reduzieren. Beim Hüftgelenkersatz etablierten sich Schaft-Designs, die sich primär im metaphysären und diaphysären Bereich verankern. Eine hohe Rotationsstabilität mittels einer kortikalen Verankerung durch Rippen und Kanten und die Möglichkeit zur Refixation durch eine keilförmige Gestaltung führte zu einer wesentlichen Verbesserung der Langzeitergebnisse (Abb. 1).

Veränderungen der Knochenstruktur nach Implantation einer Hüft- oder Knieprothese bestätigten das Wolff'sche Gesetz, das einen Zusammenhang zwischen mechanischer Belastung und der Knochendichte sowie dem Knochenvolumen postuliert. Eine erhöhte Belastung führt zu einem Knochenaufbau, während sich der Knochen bei niedrigeren Spannungen abbaut. Die letztgenannte Beobachtung, bekannt als „stress shielding", ist im proximo-medialen Bereich um steife CoCrMo-Hüftschäfte besonders markant ausgeprägt. Die Hüftkraft wird über den Schaft abgeleitet und erst im distalen Bereich auf den Knochen übertragen. Der Versuch, die Last proximal durch sogenannte „fit and fill"-Schäfte zu übertragen, führte nicht zum gewünschten Erfolg, da in vielen dieser Designs andere Aspekte, wie z.B. die Primärstabilität, nicht ausreichend berücksichtigt wurden. Aber auch beim Kniegelenkersatz lassen sich ähnliche Adaptationsvorgänge des Knochens an die lokalen Belastungsverhältnisse am distalen Femur beobachten. Nach Implantation der Femurkomponente wird der distale Femur im gelenknahen Bereich weniger belastet und zeigt deshalb dystrophische Änderungen.

Wichtige Fortschritte wurden auch im Bereich Komponentenpositionierung und Wiederherstellung einer korrekten Gelenkanatomie gemacht. Diese betrafen sowohl das Hüft- als auch das Kniegelenk. Beim Hüftgelenk,

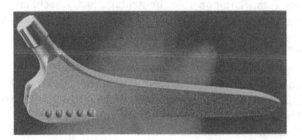

Abb. 1. Ein keilförmiger und rechteckiger Schaft bietet hohe Rotationsstabilität und die Möglichkeit zur Refixation

wo Rotationszentrum, Offset und Beinlänge von großer Bedeutung für den Erfolg der Operation sind, führte dies zur Entwicklung von u. a. modularen Systemen, die eine intra-operative Anpassung der Prothese an die individuelle Anatomie erlauben. Noch wichtiger sind biomechanische Überlegungen und eine korrekte Rekonstruktion der Gelenkkinematik beim Kniegelenk, welche sowohl durch die Form der Gelenkflächen als auch den Muskelbandapparat beeinflusst werden. Ein besseres Verständnis der Biomechanik des Kniegelenkes und der damit verbundenen Entwicklung einer systematischen OP-Technik und eines präzisen Instrumentes trugen wesentlich zur Verbesserung der Langzeitergebnisse beim Kniegelenkersatz bei.

Angesichts der großen Fortschritte der letzten Jahrzehnte stellt sich somit die Frage, ob und in welchen Bereichen eine Weiterentwicklung möglich und notwendig ist? Diese Frage lässt sich jedoch mit „ja" beantworten. Eine durchschnittliche Überlebensrate von 10–15 Jahren für ausgereifte Implantatsysteme ist beeindruckend. Für den betroffenen Patienten, der vor einer Revision steht, ist dies allerdings immer noch unbefriedigend. Wo liegen somit die heutigen Probleme und welche Weiterentwicklungen sind deshalb zu erwarten?

■ Zukünftige Entwicklungen

Betrachtet man die Gesamtlebensdauer eines Implantates, lässt sich diese in 3 Phasen aufteilen. In jeder dieser Phasen laufen unterschiedliche Prozesse ab, die sich auf die Überlebenswahrscheinlichkeit der Prothese auswirken. Die 3 Phasen sind:

- Phase 1: Operation
- Phase 2: Einheilung
- Phase 3: „steady state"

Während der Operation werden mehrere Faktoren bestimmt, die wesentlich für das Langzeitergebnis sind:

- Komponentenpositionierung
- Vorbereitung des Knochenbettes
- Sitz des Implantates (Knochen-Implantat-Kontakt)
- Sitz des Implantates (Primärstabilität).

In der Phase 2 (Einheilung) laufen mehrere Prozesse ab, die für den Langzeiterfolg von entscheidender Bedeutung sind und durch das Implantat beeinflusst werden. Im Zentrum steht dabei die Frage, ob ein stabiler Gleichgewichtszustand erreicht werden kann, da nur dadurch ein Langzeiterfolg sichergestellt ist. In dieser Phase sind, unter anderem, die folgenden Parameter zu beachten:

- Oberfläche des Implantates (zementfrei)
- Restabilisierungspotential des Implantates (zementiert und zementfrei)
- Kraftübertragung auf den Knochen.

Die Phase 3 („steady state") ist durch das physiologische „modelling" (Knochenaufbau/-abbau) und „remodelling" (Zusammenspiel von Osteoklasten und Osteoblasten ohne Nettoveränderung der Knochensubstanz) geprägt. Während diese Prozesse normalerweise im Gleichgewicht stehen (d. h., es findet, im engeren Sinne, kein „modelling" statt), kann es durch mehrere Faktoren zu einer Beeinflussung kommen.

▪ Abriebpartikel (Gleitfläche, Implantatoberfläche)
▪ Kraftübertragung auf den Knochen
▪ Ermüdungsfestigkeit des Implantates

Aus dieser Übersicht ergeben sich im Wesentlichen vier Bereiche, die für die Weiterentwicklung der Endoprothetik von großer Bedeutung sein werden.

▪ Komponentenpositionierung (OP-Planung und computer-unterstützte Chirurgie)
▪ Implantatmaterialien
▪ Implantatoberflächen und Beschichtungen
▪ Gleitpaarungen

▪ **Komponentenpositionierung.** Diese Entwicklung der letzten Jahre befindet sich noch in einem Frühstadium der Anwendung. Die bekannteste Applikation zum heutigen Zeitpunkt ist die Wirbelsäulenchirurgie. Dabei unterstützt ein Navigationssystem, welches die aktuelle Position und Ausrichtung z. B. der Pedikelschraube erfasst, den Chirurgen bei der Einbringung der Schraube, indem diese aktuelle Position mit prä-operativen CT- oder MRI-Aufnahmen korreliert wird. Klinische Studien berichten über eine deutliche Reduktion der Häufigkeit einer Perforation der Pedikelwand unter Verwendung von Navigationssystemen [3].

Abbildung 2 zeigt schematisch das Funktionsprinzip. Ein mit aktiven oder passiven Markierungen versehener Digitalisierungsstift überträgt die 3D-Anatomie auf ein Computersystem, welches die vermessene Anatomie mit den gespeicherten Daten aus CT, MRI oder anderen bildgebenden Verfahren vergleicht. Voraussetzung für diesen auch „Registrierung" genannten Prozess ist die Anbringung eines Referenzkoordinatensystems am jeweiligen Knochen entsprechend Abb. 2. Nach Abschluss der Registrierung kann die Position verschiedener Instrumente, wie z. B. Sägen, Bohrer etc., die ebenfalls durch ein lokales Koordinatensystem definiert sind, in Relation zur Anatomie dargestellt werden.

Diese Entwicklung gewinnt in Kombination mit prä-operativen Planungssystemen besondere Bedeutung, da in der prä-operativen Planung eine anatomisch und funktionell optimierte Position der Implantatkomponenten zueinander und zum Knochen bestimmt und diese dann präzise intra-operativ übertragen werden kann. Tabelle 1 zeigt schematisch den Ablauf für die Hüfte. Im ersten Schritt wird aus den zur Verfügung stehenden Implantatkomponenten die beste Kombination ausgewählt und deren Position bestimmt. Je nach Anwendung werden gewisse Kriterien, wie z. B.

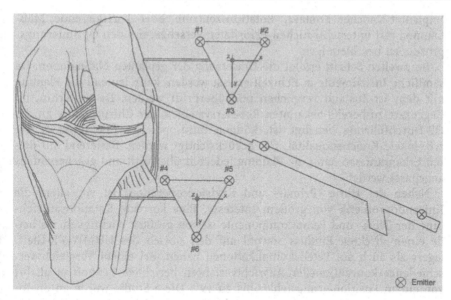

Abb. 2. Schematische Darstellung zur Funktion von Navigationssystemen. Referenzpunkte und -flächen werden digitalisiert und prä-operativ erstellten 3D-Modellen zugeordnet

Tabelle 1. Flussdiagramm für die präoperative Planung einer Hüft-TEP und Flussdiagramm für den intraoperative Ablauf einer Hüft-TEP mit Navigationssystem

Fluss-Diagramm Hüfte I
▓ **Prä-operative Planung**
– Definition der Referenzpunkte am Becken
– Definition der Referenzpunkte am Femur
– Bestimmung des Hüftzentrums am Becken
– Bestimmung des Hüftzentrums am Femur
– Bestimmung der Pfannengröße
– Bestimmung der Schaftgröße
– Bestimmung der Pfannenposition
– Bestimmung der Schaftposition
Fluss-Diagramm Hüfte II
▓ **Intra-operativer Ablauf**
– Registrierung des Becken-Koordinatensystems
– Registrierung des Femur-Koordinatensystems
– Bearbeitung des Azetabulums
– Vergleich tatsächliche und geplante Position
– Anpassung am Femur notwendig?
– Bearbeitung des Femurs
– Vergleich tatsächliche und geplante Position
– Dokumentation der Schaft- und Pfannenposition

Implantat-Knochen-Kontakt, Rotationszentrum oder korrigierende Maßnahmen mit unterschiedlichen Prioritäten versehen, um den Optimierungsprozess zu beschleunigen.

Im zweiten Schritt erfolgt die Umsetzung der geplanten Maßnahmen. Da sämtliche Instrumente in Echtzeit erfasst werden, kann laufend die Planung mit dem Ist-Zustand verglichen und überprüft werden. Da weiterhin, im Gegensatz zu bereits bekannten Robotersystemen, der Chirurg aktiv an der OP-Durchführung beteiligt ist, können intra-operative Erkenntnisse, wie z. B. lokale Knochenqualität, mit berücksichtigt werden. Basierend auf diesen Erkenntnissen kann die Planung jederzeit überprüft und gegebenenfalls angepasst werden.

Neben der Hüfte (Primär- und Revisionsoperation) ist vor allem die Knieendoprothetik von großem Interesse. Eine korrekte Rotationsausrichtung der Tibia- und Femurkomponente ist von größter Wichtigkeit, da beide einen direkten Einfluss sowohl auf den Abrieb des UHMW-PE-Gleitlagers als auch auf Patellakomplikationen haben. Bei einem Vergleich verschiedener konventioneller Ausrichtverfahren berichtete Eckhoff et al. [4] von einem Positionierungsfehler bis zu 19°. Diese Studie wurde an anatomisch korrekten Leichenpräparaten durchgeführt. Die Schwierigkeit, eine korrekte Ausrichtung im Fall einer hochgradigen Valgus-Fehlstellung zu erreichen, ist ungleich größer.

Materialien. Von großem Interesse für die weitere Entwicklung sind Werkstoffe, die verschiedene Anforderungen wie niedrige Steifigkeit, hohe Festigkeit, Bioaktivität usw. verbinden. Solche Bestrebungen sind an und für sich nicht neu; die Entwicklung der „Isoelastischen Prothese" geht zurück in die 70er Jahre. Neuere Materialien wie z. B. Polyetheretherketon (PEEK) mit oder ohne Faserverstärkung oder Herstellungsverfahren wie z. B. Spritzgießen ermöglichen heute allerdings neue Designs, die die Probleme früherer Entwicklungen vermeiden helfen. So arbeitet eine Forschergruppe um Prof. Wintermantel an der ETH Zürich an der Entwicklung einer CFK-Kurzfaser-verstärkten PEEK-Hüftprothese. Durch spezielle Herstellungsverfahren wird gezielt eine Anisotropie eingearbeitet. Diese Anisotropie, d. h., die Materialeigenschaften (z. B. Festigkeit oder Steifigkeit) sind je nach Richtung und Region verschieden, ermöglicht eine Anpassung an die lokalen Belastungsverhältnisse. Durch einen hohen Ausrichtungsgrad der Fasern in Bereichen maximaler Belastung, z. B. an der Oberfläche des Schaftes und im Halsbereich, wird die Festigkeit erhöht, während in Bereichen niedriger Belastung, z. B. im Zentrum des Schaftes, die Faserkonzentration reduziert sein kann bei gleichzeitiger Zufallsorientierung der Fasern.

Weitere Entwicklungen im Bereich Materialien sind aber vor allem für spezifische Anwendungszwecke und nicht für das gesamte Implantatsystem zu erwarten. Diese Anwendungen sollen in den nächsten beiden Themenkomplexen „Oberflächen" und „Gleitpaarungen" diskutiert werden.

▦ **Oberflächen und Beschichtungen.** Wesentliche Entwicklungen dürften im Bereich Implantatoberfläche zu erwarten sein. Obwohl sich die gegenwärtige Forschung zum größten Teil auf den Bereich zementfreie Implantate konzentriert, gibt es auch bei der zementierten Verankerung offene Fragen. So ist bekannt, dass es häufig zu einem partiellen oder vollständigen Ablösen von Schaft und Zementmantel über die Implantationsdauer kommt. Dieser Prozess, der nicht unbedingt als Lockerung interpretiert werden darf, ermöglicht Mikrobewegungen zwischen Schaft und Zementmantel, welche ihrerseits metallische und PMMA-Abriebpartikel generieren. Laboruntersuchungen, die die Mikrobewegung zwischen Schaft und Zement simulierten, haben gezeigt, dass verschiedene Schaftmaterialien und -oberflächen unterschiedliche Abriebsmengen generieren (Abb. 3) [5]. Diese Untersuchungen und auch klinische Ergebnisse unterstützen die Verankerungsphilosophie von polierten oder zumindest geglätteten Schäften. Aufgrund der polierten Oberfläche ist das Potential, Abriebspartikel zu generieren, minimiert, so dass ein „loses" Interface bewusst in Kauf genommen werden kann. Da diese Schäfte nicht durch eine Verbindung mit dem Zement gehalten, sondern nur durch einen Formschluss zwischen Zementköcher und Schaft stabilisiert werden, muss allerdings die Schaftkonstruktion entsprechend dafür ausgelegt sein. Kragenlose, doppelkeilförmige Schäfte mit einem rechteckigen Querschnitt haben sich für dieses Schaftkonzept bewährt (Abb. 4). Eine weitere Reduktion der Abriebmenge ist bei dieser Verankerungsphilosophie durch eine Oberflächenhärtung z.B. durch Ionenimplantation denkbar.

Alternativ zu diesem Konzept gibt es Bestrebungen, die Verbindung zwischen Zement und Schaft zu optimieren. Makrostrukturierung zusammen mit einer chemischen Vorbehandlung der Oberfläche erhöhen die Haftfestigkeit des Zementes und verhindern ein Ablösen („debonding") desselben. Welches der beiden Konzepte sich langfristig durchsetzen wird, gilt abzuwarten.

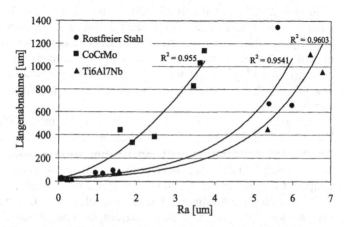

Abb. 3. Einfluss von Schaftmaterial und Oberflächenrauhigkeit auf den Zementabrieb bei Lockerung

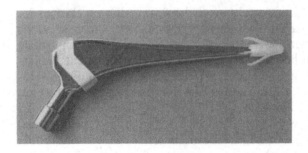

Abb. 4. Hochglanzpolierter zementierter Schaft. Die Verankerung erfolgt durch die Schaftgeometrie und nicht durch eine Verbindung von Schaft und Zement

Die Verankerung von Hüftprothesen durch die Verwendung von resorbierbaren Knochenzementen scheiterte bisher an dessen zu niedriger Festigkeit. Allerdings sind diese Zemente von Interesse, insbesondere wenn sie gleichzeitig bioaktive Eigenschaften besitzen, da der Vorteil einer zementierten Prothese (sofortige Belastungsstabilität) mit einer zementfreien Prothese (biologische Verankerung) kombiniert wird.

Oberflächen und Beschichtungen von zementfreien Implantaten müssen mehrere Aufgaben erfüllen. Zum einen trägt die Rauhigkeit zur Primärstabilität bei. Dies ist bei „press-fit"-Designs besonders wichtig, da deren Stabilität auf einem Reibschluss und nicht auf Formschluss zwischen Implantat und Knochen beruht. Diese Aufgabe wird normalerweise durch eine Makrorauhigkeit erreicht, z. B. durch Plasmabeschichtungen oder aufgesinterte Strukturen. Wichtig ist dabei, dass die Haftfestigkeit der Beschichtung ausreichend ist und die Ermüdungsfestigkeit des Grundmaterials nicht oder nur minimal geschwächt wird.

Für die Sekundärstabilität ist eine direkte knöcherne Verankerung (Osteointegration) anzustreben. Voraussetzung dafür ist eine spontane Adhäsion der Osteoblasten an die Oberfläche. Nach erfolgter Anlagerung ist ein großflächiger und enger Kontakt zwischen Osteoblast und Implantat von entscheidender Bedeutung, da nur dadurch eine Ausscheidung von extrazellulärer Matrix auf die Implantatoberfläche erfolgen kann. Verschiedene Faktoren beeinflussen die Zelladhäsion und sind deshalb bei der Entwicklung neuer Oberflächen zu berücksichtigen. Zum einen ist eine Mikrorauhigkeit notwendig (Abb. 5), so dass eine Verankerung der Zelldendriten ermöglicht und gefördert wird. Neue Oberflächenprozesse müssen deshalb sowohl auf die resultierende Makro- als auch Mikrorauhigkeit überprüft werden.

Von gleicher Bedeutung ist die chemische Natur der Oberfläche. Je ähnlicher die Oberfläche der des natürlichen Knochens ist, desto schneller findet die Osteointegration statt. So ist eine direkte ossäre Integration von CoCrMo-Implantaten nur beschränkt möglich, während Titan-Implantate aufgrund der Natur der keramischen Titanoxid Oberfläche direkt knöchern einheilen. Noch markanter ist diese beschleunigte Einheilung bei bioaktiven Werkstoffen, wie z. B. den Kalziumphosphat-Keramiken. Der bekannteste Vertreter dieser Materialgruppe ist das Hydroxylapatit (HA), welches

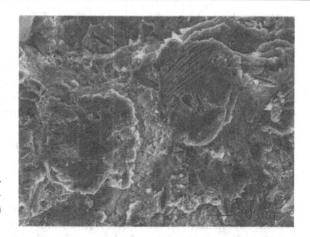

Abb. 5. Die Mikrorauhigkeit einer korundgestrahlten Ti-Oberfläche fördert die Adhäsion von Osteoblasten

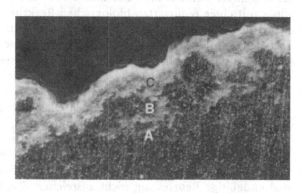

Abb. 6. Moderne 3-lagige Beschichtung für die zementfreie Verankerung bestehend aus einer dichten Grundschicht und einer offen-porösen Zwischenschicht aus Reintitan überzogen mit einer dünnen Hydroxylapatit-Deckschicht

durch Plasmaspritzen aufgebracht wird. Alternativ zum thermischen Beschichten (Plasma) wurden in den letzten Jahren Verfahren zur elektrolytischen Abscheidung aus wässriger Lösung entwickelt. Diese überwiegend sehr dünnen, amorphen Schichten haben im Vergleich zu stöchiometrisch reinem HA eine erhöhte Löslichkeit im Körpermedium und dienen primär als „Trigger", um den Einheilungsprozess zu beschleunigen.

Unabhängig vom Herstellungsprozess dieser bioaktiven Beschichtungen muss eine ausreichend rauhe und biokompatible Grundschicht vorhanden sein, so dass nach einer möglichen oder sogar gewünschten Auflösung der Schicht eine direkte Metall-Knochen-Verbindung stattfindet und ein flächiges Abplatzen der Schicht verhindert wird. Abb. 6 zeigt eine moderne Beschichtung, wie sie in der Zukunft verstärkt Anwendung finden dürfte. Das Implantat wird zuerst mit einer dünnen, aber dichten Reintitan-Grundschicht überzogen. Dadurch wird einerseits die Abgabe von Ionen wie z.B. Co oder Cr weitgehend verhindert und andererseits die Haftfestigkeit weiterer Schichten maximiert. Eiine offenporöse Zwischenschicht aus Reintitan ergibt eine Makro- und Mikrostrukturierung, die sowohl zur Primär- als auch Sekundärstabilität beiträgt. Eine dünne osteokonduktive und bioakti-

ve HA-Deckschicht beschleunigt das Ein- oder Anwachsen von Knochengewebe, so dass auch bei schlechterem Knochen – z. B. beim Rheumatiker –
eine zementfreie Verankerung möglich wird.

Neben der Aufbringung von anorganischen Beschichtungen werden auch
Verfahren zur „Biologisierung" der Oberfläche erforscht. Es wird z. B. ver-
sucht, durch eine Einlagerung von Kollagen in die Implantatoberfläche die
Osteointegration zu beschleunigen. Diese Verfahren, sowie Verfahren der
Oberflächendotierung mit wachstumsfördernden Faktoren, wie z. B. BMPs,
OPs oder Wachstumshormonen stehen noch in ihrer Anfangsphase und
müssen ihre klinische Effizienz in Relation zu den zum Teil erheblichen
Kosten erst noch beweisen.

▨ **Gleitpaarungen.** Bei den Gleitpaarungen konzentrieren sich die Bemühungen auf eine Reduktion des Abriebs. Allerdings muss diese Frage differenzierter diskutiert werden. Eine Reduktion des Abriebvolumens ist nicht unbedingt mit einer reduzierten biologischen Reaktion gleichzusetzen. So spielt
neben der Zahl der Partikel auch deren Größe und Morphologie eine entscheidende Rolle. Gerade kleine Partikel im Bereich von 0,1 nm haben eine
höhere pathogene Wirkung als Partikel im μ-Bereich, da Partikel dieser
Größenordnung von Makrophagen nicht „erkannt" werden. Auch die spezifische Oberfläche hat einen Einfluss auf die Körperreaktionen auf Abriebpartikel. Lange Partikel mit einem großen Oberflächen-zu-Volumen-Verhältnis
sind als kritischer einzuschätzen als kompakte, sphäroide Teilchen.

Dieser Aspekt muss bei neuen Entwicklungen ausreichend berücksichtigt werden. Das bedeutet somit auch, dass Simulatoruntersuchungen, die
bestenfalls das Abriebvolumen zu bestimmen helfen, für eine komplette
und endgültige Beurteilung nicht ausreichen. Die biologische Reaktion auf
Partikel muss bei neuen Gleitpaarungen ebenfalls untersucht werden. Diese
spezifische Frage stellt sich z. B. bei einer aktuellen Entwicklung wie dem
„hochvernetzten Polyethylen".

Hochvernetztes Polyethylen wird durch die Bestrahlung von UHMW-PE
mit Elektronen- oder γ-Strahlung bei gleichzeitiger oder sequentieller Wärmebehandlung hergestellt. Durch die Bestrahlung werden die Molekül-
ketten gespalten bzw. Wasserstoffatome abgetrennt, wodurch ungesättigte
Radikale entstehen. Durch die Wärmebehandlung (Aufschmelzen) wird die
Mobilität dieser Kettenfragmente drastisch erhöht, so dass die freien Radikale leichter untereinander reagieren und am Ende vollständig eliminiert
sind. Dieser Prozess ist schematisch in Abb. 7 dargestellt.

Das, aus diesem Prozess resultierende, hochvernetzte PE-Material besitzt
eine erhöhte Abriebsfestigkeit im Simulatortest und ist deshalb für den
Einsatz als Gleitpartner interessant. Allerdings darf nicht vergessen werden,
dass durch die Vernetzung die mechanischen Eigenschaften des UHMW-
PEs verändert werden. So nimmt z. B. im Vergleich zu unbehandeltem
UHMW-PE die Kriechfähigkeit ab [6]; eine Eigenschaft, die besonders bei
der Knieendoprothetik, aber auch bei der Hüfte, eine wichtige Rolle spielt,
so dass die Materialveränderung nicht vernachlässigt werden darf.

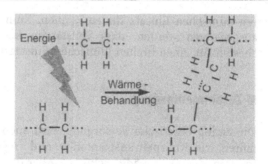

Abb. 7. Schematische Darstellung des Vernetzungsprozesses von UHMW-PE

Mögliche Alternativen zum hochvernetzten Polyethylen sind Keramik-Keramik- oder Metall-Metall-Paarungen. Zum jetzigen Zeitpunkt sind die Hart-Hart-Paarungen allerdings nur für Hüftendoprothesen von Interesse, da beide Materialpaarungen eine hohe Konformität erfordern und deshalb nicht für Knieimplantate geeignet sind.

Welche Entwicklungen sind dann beim Knie zu erwarten? Für diese Betrachtung ist die Kenntnis der Verschleissmechanismen wichtig. Während bei der Hüfte aufgrund der hohen Konformität abrasiver und adhäsiver Verschleiss dominiert, spielt Materialermüdung beim Knie eine zentrale Rolle. Durch die niedrige Konformität und den wandernden Kontaktpunkt werden die zulässigen Materialspannungen überschritten und das Material einer wechselnden Zug- und Druckbeanspruchung ausgesetzt, was letztlich zum Versagen durch Grübchenbildung (pitting) und Delamination führt.

Zukünftige Entwicklungen werden deshalb die Konformität erhöhen, was z.B. durch den Einsatz von beweglichen PE-Einsätzen („mobile bearing") möglich ist. Durch dieses Design kann die Gefahr der Materialermüdung reduziert werden, wodurch gleichzeitig der Einsatz neuer Oberflächen zur Verringerung des abrasiven und adhäsiven Verschleisses an Bedeutung gewinnt.

Hierfür sind besonders keramische Oberflächen von Interesse. Es besteht sowohl die Möglichkeit vollständig keramische Femurkomponenten zu produzieren, als auch keramische Überzüge auf metallischen Implantaten aufzubringen. Ein interessantes Verfahren ist die Einbettung von Aluminiumatomen in die Oberfläche von Titan oder CoCrMo-Komponenten. Eine anschließende elektrolytische Oxidation erzeugt eine Aluminiumoxid-Schicht, welche in das metallische Gefüge integriert ist. Allerdings sind diese Schichten nur wenige Mikrometer dünn.

Alternativ dazu können Metalloxide thermisch durch das Plasmaspritzverfahren auf die Grundkomponenten aufgebracht werden. Dieses Verfahren hat den Vorteil, dass dickere Schichten im Millimeter-Bereich generiert werden können. Demgegenüber steht die Gefahr des Abplatzens dieser Schichten mit katastrophalen Folgen für die Gleitpaarung. Weitere Untersuchungen sind deshalb notwendig, bevor derartige Verfahren einen breiteren klinischen Einsatz finden können. Zum jetzigen Zeitpunkt darf davon ausgegangen werden, dass vollständig keramische Implantate wohl am ehesten für einen breiten klinischen Einsatz zur Verfügung stehen könnten.

■ Zusammenfassung

Die endoprothetische Versorgung wird auch in Zukunft neben neuen Verfahren wie Knorpeltransplantation und -regeneration zum Standardrepertoire in der Orthopädie gehören. Allerdings dürfte es eine Verschiebung hin zum älteren Patientengut geben. Diese Patientengruppe, bei der einer schnellen Rehabilitation eine große Bedeutung zukommt, wird auch weiterhin mit einer Hüft- oder Knieprothese versorgt werden. Eine schnelle Rückkehr zur vollen Belastbarkeit mit einer verbesserten Überlebensrate des Implantates muss deshalb das Ziel einer jeden Weiterentwicklung sein.

Aktuelle Entwicklungen konzentrieren sich deshalb auf die Implantationsverfahren, die Beschleunigung und Aufrechterhaltung der Osteointegration und Reduktion des Abriebes. Welche Verfahren und Technologien sich langfristig durchsetzen werden, ist schwierig vorherzusagen. Es bedarf der engen Zusammenarbeit von Wissenschaftlern in den verschiedenen Fachdisziplinen, um neue Entwicklungen bei einer gleichzeitigen Minimierung des Patientenrisikos voranzutreiben.

■ Literatur

1. Charnley J (1979) Low Friction Arthroplasty of the Hip – Theory and Practice. Springer, Berlin Heidelberg New York
2. Jasty M, Bragdon C, Burke D, O'Connor D, Lowenstein J, Harris WH (1997) In vivo skeletal responses to porous-surfaced implants subjected to small induced motions. J Bone Joint Surg 79-A:707–714
3. Merloz P, Tonetti J, Pittet L, Coulomb M, Lavallee S, Troccaz J, Cinquin P, Sautot P (1998) Computer-assisted spine surgery. Comput Aided Surg 3(6):297–305
4. Eckhoff DG, Metzger RG, Vandewalle MV (1995) Malrotation associated with implant alignment technique in total knee replacement. Clin Orthopedics 321:28–31
5. Schmotzer H, Becker A, Clausen J (2000) Micromotion induced wear of bone cement – Influence of material and surface roughness. Trans ORS: 572
6. Oonishi H, Ishimaru H, Kato A (1996) Effect of cross-linkage by gamma radiation in heavy doses to low wear polyethylene in total hip prostheses. J Materials Science, 753–763

■ Kommentar C. Erggelet

Die endoprothetische Gelenkversorgung als künstlicher Knorpelersatz steht am Ende der Kaskade zur Behandlung von Gelenkknorpeldefekten. Gibt es neue Entwicklungen in der Endoprothetik, welche aufwendige und teure Verfahren zur Knorpelregeneration überflüssig machen? Diese Frage muss sicherlich zum jetzigen Zeitpunkt verneint werden. Eine Lebensdauer von 10–15 Jahren, welche für ein ausgereiftes Prothesensystem angenommen werden kann, ist gut, aber für jüngere Menschen nicht ausreichend. Die Forschung konzentriert sich zur Zeit auf 3 Bereiche, in denen Verbesserungen als möglich angesehen werden.

■ **Operationstechnik.** Durch den Einsatz von Navigationssystemen und computergesteuerten Fräsen („Roboter") wird eine Verbesserung der Primärstabilität angestrebt. Die Operationsergebnisse sollen reproduzierbarer werden. Ob dadurch eine Standzeitverlängerung des Systems „Kunstgelenk" erreicht werden kann, muss die Zukunft zeigen.

■ **Materialien.** Konzentrierte sich in früheren Jahren die Forschung auf die Bruchfestigkeit von Implantaten, so wird heute an isoelastischen Materialien gearbeitet, welche physiologische Schwingbewegungen des Knorpels auffangen und so der Lockerung vorbeugen. Neue Oberflächenbeschichtungen sollen die Integration von Knochen oder Zement verbessern und den Abrieb der Gleitflächen vermindern.

■ **Kongruenz der Gleitpaare.** Hinsichtlich der Kinematik hat die Natur in einem gesunden Gelenk eine subtile Balance der einfließenden Kräfte vorgesehen. Endoprothetische Ersatzlösungen müssen sich an diesen Vorgaben orientieren, wollen sie auf Dauer Bestand haben. Das erfordert individuell-anatomische Komponenten oder einen erhöhten Freiheitsgrad zukünftiger Konstruktionen „von der Stange".

Die Verbesserung der Knochenstruktur z. B. durch die Behandlung der Osteoporose sowie internistische und rehabilitative Maßnahmen ist ebenfalls von Bedeutung für den Erfolg einer endoprothetischen Versorgung.

15 Die Nachbehandlung nach operativer Therapie von Gelenkknorpeldefekten des Kniegelenkes

A. PETERS

Mit der Einführung neuer Operationsverfahren am Kniegelenk während der letzten 10 Jahre haben sich auch die krankengymnastischen Strategien in der postoperativen Rehabilitation grundlegend geändert. Nach wie vor ist die Nachbehandlung nach operativen Eingriffen am Kniegelenk ebenso wie die operative Technik und die Auswahl des Operationsverfahrens entscheidend für das postoperative funktionelle Ergebnis und damit für den Erfolg der Therapie.

Parallel zu der Weiterentwicklung operativer Behandlungsmöglichkeiten ist auch die Physiotherapie durch Methoden wie manuelle Mobilisierungstechniken, PNF-Konzept als neuromuskuläres Verfahren, muskuläre Detonisierung, medizinische Trainingstherapie, isometrisches und isotonisches Muskeltraining, Bewegungsübungen im Wasser und passive Gelenkmobilisation mit Hilfe einer Motorschiene ergänzt worden.

Die auf diesem Wege, besonders bei Leistungssportlern, erzielten Erfolge, lassen sich auch auf den „normalen Knie-Patienten" übertragen. Die postoperative krankengymnastische und physikalische Nachbehandlung muss stets dem gewählten Operationsverfahren angepasst sein und die Empfehlungen des Operateurs berücksichtigen.

Grundsätzlich sind die physiotherapeutischen Verfahren vom Bestreben bestimmt, einerseits den postoperativen „Ruheschaden" soweit wie möglich zu reduzieren und andererseits das rekonstruierte Knorpelgewebe während der Frühmobilisation vor dem „Nicht-Einheilen" der refixierten Gelenkknorpelanteile, der transplantierten osteochondralen Zylinder bzw. der autologen Chondrocyten zu schützen.

■ Immobilisation versus Frühmobilisation

In der postoperativen Frühphase müssen die Vor- und Nachteile der postoperativen Immobilisation und der frühfunktionellen Behandlung gegeneinander abgewogen werden. Während die postoperative Immobilisation eine Störung der Einheilungsphase verhindert, muss als Nachteil der so genannte postoperative Ruheschaden mit Atrophie der Weichteile, Demineralisation des gelenknahen Knochens, Ernährungsstörung des Gelenkknorpels sowie Arthrofibrose des Kniegelenkes [6] in Kauf genommen werden. Vor diesem Hintergrund ist der Frühmobilisation ab dem 1. postoperativen Tag der Vorzug zu geben.

▦ Methoden in der Nachbehandlung

In Anbetracht der kontroversen Diskussion [3, 7–9] über die Maßnahmen nach den unterschiedlichen operativen Verfahren zur Behandlung von Gelenkknorpeldefekten am Kniegelenk kann derzeit kein standardisiertes Nachbehandlungskonzept für die operative Gelenkknorpelrekonstruktion am Kniegelenk aufgezeigt werden.

Nachfolgend soll jedoch eine Übersicht als Orientierungs- und Entscheidungshilfe über die unterschiedlichen krankengymnastischen und physikalischen Methoden erstellt werden, die postoperativ angepasst an das jeweilige Operationsverfahren und in Abhängigkeit von den Empfehlungen des Operateurs zur Anwendung kommen (Tabelle 1).

▦ Passive Motorschienen – Mobilisation

Unbestritten sind die Vorteile der passiven Gelenkmobilisation mit Hilfe einer Motorschiene („CPM"). Salter [11] und Rodrigo [10] berichteten über einen günstigen biologischen Effekt auf die Ernährung des Kniegelenkknorpels bei operierten Patienten mit Kniegelenkknorpeldefekten. Zusätzlich wird durch die passive Motorschienen-Mobilisation der postoperative Ruheschaden und damit auch die Arthrofibrose des Kniegelenkes verringert bzw. vermieden.

Tabelle 1. Nachbehandlungskonzepte nach rekonstruktiver Knorpelchirurgie des Kniegelenkes

▦ Passive Motorschienen-Mobilisation	ab 1. Tag post-OP Ex/Flex 0–0–60° Tage 1–3 danach 0–0–90°	6–8 Wo. (3–6 h/d)	
▦ Teilbelastung	6.–8. Wo. Fußsohlen-kontakt		8.–12. Wo. Übergang zur Vollbelastung
▦ Isometrisches Muskel-training (incl. aktiv-assistive Übungen)	ab 1. Tag post-OP		
▦ Bewegungstherapie im Wasser	ab 8. Tag post-OP		
▦ Medizinische Trainingstherapie		ab 6.–8. Wo. post-OP	
▦ Eigentraining (Joggen, Cybex)			ab 12. Wo. post-OP
▦ Risikosportarten			nach 1. Jahr post-OP

In der orthopädischen Literatur zum Thema der operativen Therapie von Gelenkknorpeldefekten wird eine Dauer der passiven Mobilisation von 6 bis 8 Wochen postoperativ sowie eine tägliche Anwendung zwischen 3 und 6 Stunden empfohlen. Während der ersten 3 postoperativen Tage, unter Analgesie mit Hilfe eines Periduralkatheters, bleibt der erlaubte Bewegungsumfang auf 0°-Streckung und 60°-Beugung beschränkt. Darauf ist eine Steigerung der Kniegelenkbeugung auf der Motorschiene bis 90° erlaubt.

■ Dauer der Teilbelastung

Auch die Dauer der Teilbelastung des operierten Beines wird in der Literatur kontrovers diskutiert. So empfehlen Bruns [2] und Imhoff [4] eine Teilbelastung von mindestens 8 postoperativen Wochen, um darauf die Belastung bis zur 12. Woche kontinuierlich zur Vollbelastung zu steigern. Dem gegenüber halten Brittberg und Peterson [1] eine Teilbelastung mit Sohlenkontakt von lediglich 6 postoperativen Wochen für ausreichend, um darauf bis zur 8. Woche postoperationem zur Vollbelastung überzugehen.

Die Dauer der Teilbelastung der operierten unteren Gliedmaße ist zudem auch abhängig von der Ausdehnung des rekonstruierten Knorpeldefektes am Kniegelenk. Ein größerer behandelter Knorpelschaden bedarf grundsätzlich einer längeren Teilbelastung als ein isolierter kleiner Knorpeldefekt.

■ Reduzierung des postoperativen Schwellungszustandes

Im Rahmen der frühen postoperativen Nachbehandlung dient die lokale Kryotherapie und die manuelle Lymphdrainage der Verminderung des postoperativen Ödems und der Schwellneigung. Mit Hilfe der lokalen Anwendung von Eis auf das operierte Kniegelenk lässt sich außerdem die analgesierende Wirkung von Kälte nutzen, um den postoperativen Verbrauch von Schmerzmedikamenten zu reduzieren.

■ Isometrisches Muskeltraining

Ab dem 1. postoperativen Tag kommt dem isometrischen Muskeltraining zum Muskelaufbau und zur Förderung der Kraftentwicklung und Ausdauer durch rhythmische statische Anspannungsübungen eine besondere Bedeutung zu. Durch kräftige kniegelenknahe Muskulatur (Musculus quadriceps, Musculus tensor fasciae latae, Musculus gastrocnemius, ischiocrurale Muskulatur) wird das operierte Kniegelenk muskulär stabilisiert und die Patella im femoropatellaren Gleitlager korrekt geführt. Zudem bewirkt ein kräftiger Musculus quadriceps eine Öffnung des Recessus suprapatellaris, wodurch einerseits der intraartikuläre Erguss schneller resorbiert und andererseits die Streck- und Beugefähigkeit zügig wieder erreicht werden kann.

▣ Manuelle Therapie

Parallel zu den aktiv-assistiven krankengymnastischen Behandlungsformen werden die Vorteile der manuellen Therapie als passives Mobilisationsverfahren mit Hilfe von Weichteiltechniken (rhythmische Quer- und Längsdehnung), Traktionen und passiver Mobilisation, insbesondere der Kniescheibe, genutzt, um über Beseitigung von Kontrakturen sowie muskulären Dysbalancen und Detonisierung der Muskulatur das freie Gelenkspiel wiederherzustellen.

▣ Propriozeptive Neuromuskuläre Fazilitation

Die propriozeptive neuromuskuläre Fazilitation (PNF) ist ein unverzichtbarer Teil in der Nachbehandlung nach Knieoperationen. Die Vorteile dieser krankengymnastischen Methode, insbesondere bei Patienten nach Ersatzplastik des vorderen Kreuzbandes, wurden von Kohn [6] und Hoffmann [5] beschrieben.

Über eine Stimulation der Muskulatur durch komplexe Bewegungsmuster unter Ausnutzung von propriozeptiven Leitungswegen kommt es zu einem Überfließen der Erregung von kräftiger auf schwache Muskulatur. Diese Methode ist ein wirksames Verfahren, um funktionelle Bewegungsabläufe durch ein Zusammenspiel synergistischer Muskelketten wiederherzustellen.

Durch Muskelkräftigung bzw. -stimulierung und Normalisierung des Muskeltonus sollen pathologische Kompensationsbewegungen mit ungünstiger Einwirkung auf das muskuläre Gleichgewicht und damit auf das Gangbild abgebaut werden.

▣ Muskeldehnung/Ausgleich von Dysbalancen

Zum Ausgleich von muskulären Dysbalancen dienen nicht nur Techniken wie die postisometrische Relaxation oder die PNF-Methode, sondern zusätzlich die zuvor beschriebenen manuellen krankengymnastischen Verfahren mit Quer- und Längsdehnung der kniegelenknahen Muskulatur.

Nach jeder Dehnung ist anschließend der gedehnte Muskel und auch sein Antagonist wieder zu kräftigen, damit nicht neue muskuläre Dysbalancen entstehen.

Vor der krankengymnastischen Beübung sollten die Weichteile durch lokale Wärmeanwendungen bzw. lockernde Massagen vorbehandelt werden.

▇ Bewegungstherapie im Wasser

Bei trockenen Wundverhältnissen kann die Nachbehandlung nach dem 7. postoperativen Tag durch eine Bewegungstherapie im Wasser ergänzt werden. Das Medium Wasser wirkt nicht nur schmerzlindernd und detonisierend, sondern bedingt durch den hydrostatischen Druck einen verbesserten lymphatischen und venösen Rückstrom, wodurch eine zusätzliche Durchblutungsförderung der operierten Gliedmaße eintritt. Durch den Auftrieb im Wasser ist zudem eine gleichmäßige Belastung der Beine möglich, sodass eine Gangschulung (Aqua-Jogging) im Wasser erfolgen kann, sofern der Operateur eine Teilbelastung des operierten Beines von mindestens 20 kg erlaubt. Nicht zu vernachlässigen ist außerdem der positive psychische Effekt auf den Patienten während der Bewegungstherapie im Wasser.

▇ Medizinische Trainingstherapie

In der Spätphase der postoperativen Rehabilitation, zwischen der 6. und 8. postoperativen Woche, kann ein gezieltes Aufbautraining der kniegelenknahen Muskulatur mit bzw. ohne Geräte erfolgen. Während dieser Phase wird ein isotonisches Muskeltraining bevorzugt, wobei bis zu 50% der Maximalkraft gegen einen dosierten Widerstand aufzubringen ist. Außerhalb der Therapieeinheiten kann der Patient als Eigentraining an z. B. einem Fahrradergometer die Muskulatur weiter auftrainieren. Bei sportlicheren Patienten sollte die Muskelkräftigung an einem Cybex-Gerät erst später, nach der 12. postoperativen Woche, erfolgen.

Zum Koordinationstraining eignen sich Standübungen auf einem Kipp-Kreisel oder leichte Sprungübungen auf einem Trampolin.

Zwischen der 8. und 12. Woche postoperationem können die unterschiedlichen medizinischen Trainingstherapie-Einheiten ca. 4mal pro Woche, 20 bis 30mal in 3 Serien mit jeweils einer Minute Pause durchgeführt werden. Ziel der medizinischen Trainingstherapie ist eine weitere Zunahme der muskulären Kraft und Ausdauer zur aktiven Stabilisation des operierten Kniegelenkes. Die Aufnahme eines Lauftrainings im Sinne von „leichtem Jogging" ist je nach Angaben des Operateurs meist ab der 12. postoperativen Woche möglich. Risikosportarten mit besonderer Belastung der unteren Gliedmaßen wie Kontaktsportarten oder Ballspiele sollten erst nach Ablauf von 9 bis 12 Monaten postoperationem aufgenommen werden.

▇ Zusammenfassung

Zusammenfassend ist festzustellen, dass sich mit den heutigen operativen Verfahren autologe Chondrozyten, osteochondrale Zylinder (sog. Mosaik-Plastik) sowie Rippenperichondrium oder Periostlappen erfolgreich transplantieren lassen, um Gelenkknorpeldefekte am Kniegelenk zu rekonstruieren. Der postoperative Erfolg und das klinische Ergebnis ist jedoch abhängig von dem jeweils gewählten Operationsverfahren sowie der Nachbehandlung.

Angesichts fehlender vergleichbarer Langzeitresultate besteht bis heute noch kein standardisiertes Nachbehandlungskonzept. Erst nach Vorliegen von mehreren Langzeitstudien mit mindestens 10-Jahres-Ergebnissen kann die postoperative Nachbehandlung bezogen auf die unterschiedlichen operativen Vorgehensweisen möglicherweise standardisiert werden.

Zum jetzigen Zeitpunkt wird die Dauer der Immobilisation während der postoperativen Frühphase sowie der Zeitpunkt des Beginns von aktiven Bewegungsübungen noch kontrovers diskutiert. Die unterschiedlichen Angaben bezüglich der Dauer der Teilbelastung sind einerseits auf die unterschiedlichen Operationsverfahren und andererseits auf die jeweils rekonstruierte Größe des Knorpeldefektes zurückzuführen. Bei fehlenden Langzeitresultaten existieren heute noch keine konkreten Angaben zu der Notwendigkeit von Kniegelenkorthesen, um den transplantierten Gelenkknorpel zu schützen. Sinnvoll erscheint jedoch die Verordnung einer Motorschiene auch während der ambulanten Nachbehandlung zur Fortsetzung der passiven Mobilisation bis zur 8. postoperativen Woche. Die Resultate von zukünftigen Untersuchungen sollten außerdem Daten zur Belastbarkeit des operierten Kniegelenkes im Alltag und im Sport liefern.

Zum jetzigen Zeitpunkt sind sportliche Belastungen des Kniegelenkes, wie etwa bei Ballsportarten, erst nach Ablauf eines Jahres postoperationem zu empfehlen.

Grundsätzlich handelt es sich bei der rekonstruktiven Knorpelchirurgie des Kniegelenkes um vielversprechende Verfahren, welche nicht nur für Leistungssportler in Frage kommen, sondern sich zukünftig auch auf den „normalen Knie-Patienten" übertragen lassen.

▪ Literatur

1. Brittberg M, Lindahl A, Nilsson A, Ohlsson C, Isaksson O, Peterson L (1994) Treatment of deep cartilage defects in the knee with autologous chondrocyte implantation. N Engl J Med 331(14):889–895
2. Bruns J, Behrens P (1998) Die Transplantation von autogenem Rippenperichondrium zur Behandlung von tiefen Gelenkknorpeldefekten. In: Imhoff AB, Burkart A (Hrsg) Knieinstabilität – Knorpelschaden. Steinkopff, Darmstadt, pp 82–87
3. Imhoff AB, Burkart A (Hrsg) (1998) Knieinstabilität – Knorpelschaden. Steinkopff Verlag, Darmstadt
4. Imhoff AB, Öttl G (1998) Osteochondrale Autograft-Transplantation in verschiedenen Gelenken. In: Imhoff AB, Burkart A (Hrsg) Knieinstabilität – Knorpelschaden. Steinkopff, Darmstadt, pp 88–96
5. Hoffman F (1998) Die arthroskopische vordere Kreuzbandplastik mit Semitendinosussehne und Endobuttonfixation. In: Imhoff AB, Burkart A (Hrsg) Knieinstabilität – Knorpelschaden. Steinkopff, Darmstadt, pp 117–125

6. Kohn D (1990) Nachbehandlung von Bandrekonstruktionen. In: Springorum H-P, Katthagen B-D (Hrsg) Aktuelle Schwerpunkte der Orthopädie, Bd 1, Thieme, Stuttgart
7. Mandelbaum BR, Browne JE, Fu F, Micheli L, Mosely JB, Erggelet C, Minas T, Peterson L (1998) Articular Cartilage Lesions of the Knee. Am J Sports Med 26:853–861
8. Minas T, Nehrer S (1997): Current Concepts in the Treatment of Articular Cartilage Defects. Orthopedics 20:525–538
9. Newman AP (1998) Articular Cartilage Repair. Am J Sports Med 26:309–324
10. Rodrigo JJ, Steadman JR, Silliman JF et al. (1994) Improvement of full-thickness chondral defect healing in the human knee after debridement and microfracture using continuous passive motion. Am J Knee Surg 7:109–116
11. Salter RB, Simmonds DF, Malcolm BW et al. (1980) The biological effect of continuous passive motion on the healing of full-thickness defects in articular cartilage. J Bone Joint Surg 62A:1232–1251

▨ Kommentar C. Erggelet

Gelenkknorpel ist ein bradytrophes Gewebe, welches mit dieser Eigenschaft Heilungsvorgänge erschwert. Somit müssen sich auch in der Nachbehandlung Arzt und Patient in Geduld üben. Fraglos und vielfach gezeigt ist die positive Bedeutung der frühfunktionellen Rehabilitation mit Bewegungsübungen, zunächst auf der Motorschiene; unmittelbar postoperativ. Ein Bewegungslimit wird nur bei Knorpelläsionen im femoropatellaren Gleitlager verordnet. Zur Schmerzreduktion und Verbesserung der Gelenkbeweglichkeit wird isometrisches Training, manuelle Therapie und Wasserbehandlung eingesetzt. Propriozeptive neuromuskuläre Fazilitation (PNF), Muskeldehnung und medizinische Trainingstherapie fördern den Muskelaufbau.

Bezüglich der Belastung der operierten Extremität gibt es meist nur Empfehlungen auf empirischer Basis. Zwar weiß man um den positiven Einfluss zyklischer Be- und Entlastung des Knorpelgewebes, doch auch die Gefahr von schädlichen Scherkräften bei Bewegung z. B. des Kniegelenkes unter Last ist nachgewiesen. So empfehlen die (Erst)autoren z. B. nach microfracture eine Entlastungsphase von 6–8 Wochen, nach Mosaicplastik von 4 und nach autologer Chondrocytentransplantation von 4–6 Wochen. Konsens besteht darin, dass bis zur Wiederaufnahme kontaktsportartlicher Betätigung 9–12 Monate gewartet werden sollte.

16 Konservative Behandlungsstrategien bei Gelenkknorpelschäden

J. Heisel

■ Einleitende Vorbemerkungen

Mit steigender Lebenserwartung in den sog. Zivilisationsländern, aber auch aufgrund des veränderten Freizeitverhaltens der Bevölkerung erlangen Krankheitsbilder, ausgelöst durch traumatische, entzündliche, v. a. aber durch degenerative Prozesse der bradytrophen Gelenkknorpelstrukturen zunehmende sozialmedizinische Relevanz. Die Kosten für ihre ärztliche konservative und auch operative Behandlung bedeutet eine erhebliche Belastung für die Träger der gesetzlichen Krankenversicherung; so wurden allein im Kalenderjahr 1998 in den orthopädischen und unfallchirurgischen Abteilungen deutscher Krankenhäuser über 200 000 Alloarthroplastiken implantiert, wobei hier das durchschnittliche Operationsalter aufgrund verbesserter Materialeigenschaften der künstlichen Gelenke stetig fällt. Dennoch bleibt die Behandlung degenerativer Gelenkerkrankungen, somit von Beschwerdebildern, die durch eine Schädigung des Gelenkknorpels ausgelöst werden, eine Domäne der konservativen Medizin.

■ Medikamentöse Therapie

Degenerative Gelenkerkrankungen zeigen belastungsabhängig nicht selten einen kompensierten blanden klinischen Verlauf; lediglich ein aktivierter Binnenreizzustand mit entsprechendem subjektiven Beschwerdebild erfordert in den meisten Fällen eine *systemische analgetische und antiphlogistische Therapie*. Hierfür stehen in erster Linie Präparate der nichtsteroidalen Reihe mit bekannt guter Wirksamkeit zur Verfügung. Die Effizienz lokal eingesetzter Präparate (sog. *Externa* wie Salben, Gele u. a.) ist belegt, die Kosten hierfür wurden von den gesetzlichen Krankenkassen jedoch zuletzt nicht mehr übernommen.

Auch die oral eingesetzten *Chondroprotektiva* (z. B. D-Glucosaminsulfat, Ademetionin) haben über die dosisabhängige Steigerung der Synthese sulfatierter Mucopolysaccharide eine Bedeutung in der Behandlung von Schäden des Gelenkknorpels. Noch effektiver bzgl. der Beeinflussung des Kollagenstoffwechsels erscheinen die intraartikulär applizierten Substanzen aus Hyaluronsäurederivaten.

Auf die einzelnen Produkte der medikamentösen Behandlungspalette wird an anderer Stelle dieses Buches detailliert eingegangen.

▓ Diätetische Maßnahmen

Bei Vorliegen degenerativer Gelenkveränderungen insbesondere der unteren Extremitäten sollte zur Vermeidung eines raschen progredienten Verlaufes die exogene axiale Stauchungsbelastung der betroffenen Knorpelstrukturen im Zuge eines normalen Tagesablaufes möglichst gering gehalten werden. In diesen Fällen ist unbedingt eine *Normalisierung des Körpergewichtes* durch kalorisch knappe, ballaststoffreiche, möglichst fettarme, kohlehydrat- und eiweißreiche Nahrung anzustreben; evtl. zusätzliche Gabe von Spurenelementen (z. B. Selen) und Vitaminen (Vitamin C und E). Besteht eine erhebliches Übergewicht, ist zur Verhinderung einer möglichen Stoffwechselentgleisung eine Radikalkur abzulehnen; günstiger erscheint eine langfristig angelegte Umstellung der Ernährungsgewohnheiten mit mehreren kleinen Mahlzeiten pro Tag (insgesamt während der Reduktionsphase von etwa 1000 Kcal/die).

Die Effizienz einer speziellen *„antiarthrotischen Diät",* wie teilweise in der Laienpresse propagiert (Einahme sog. Gelatineprodukte), ist medizinisch nicht belegt. Lediglich im Falle einer Hyperurikämie kann das Risiko eines Gichtanfalles und damit die Ausbildung entzündlicher Knorpeldestruktionen durch eine purinarme Kost (Harnsäurezufuhr auf weniger als 120 mg/die zu beschränken) reduziert werden.

▓ Physikalische Therapie

Der Einsatz lokal wirksamer physikalischer Behandlungsstrategien ist als unverzichtbarer Bestandteil eines konservativen Behandlungsplanes im Falle von Gelenkbinnenreizzuständen anzusehen. Ganz allgemein betrachtet zielen die einzelnen Maßnahmen auf Linderung des subjektiven Beschwerdebildes (Analgesie) sowie Rückgang des begleitenden reaktiv-entzündlichen Prozesses (Antiphlogese) ab.

Die *Thermotherapie* bewirkt über eine Vasodilatation der kapillären Endstrombahn eine Temperaturerhöhung im Gelenkbereich und damit eine Steigerung der Durchblutung und des Stoffwechsels; der muskuläre Tonus wird leicht herabgesetzt, die Dehnbarkeit der kollagenen Gewebe verbessert (sog. Bewegungsstarter) (s. Tabelle 1). Zu unterscheiden sind Ganzkörperanwendungen wie Vollbäder, Dampfduschen von Maßnahmen mit umschriebenem Einsatz trockener Wärme wie Heißluft (Heizstrahler, Wolframfadenlampe), Infrarotstrahler (Reizung der Wärmerezeptoren der Haut ohne wesentliche Eindringtiefe), Laserstrahler (Wellenlänge 632,8 mm), ein Heizkissen oder eine Wärmflasche, aber auch lokale Wickel (Heublumensack mit 43–45 °C u. a.), heißer Sand, gewärmtes Maismehl (sog. Aerodyn)

Tabelle 1. Physiologische Wirkung einer Wärme- und Kältetherapie

Gewebestruktur bzw. -prozess	Wärmewirkung	Kältewirkung
▒ Blutgefäße	Dilatation	Konstriktion
▒ Kapillarpermeabilität	Steigerung	Herabsetzung
▒ Zellstoffwechsel	Steigerung	Herabsetzung
▒ Gewebeentzündung	Verstärkung	Abschwächung
▒ Bindegewebsdehnbarkeit	Verbesserung	Verminderung
▒ Muskeltonus	Herabsetzung	Herabsetzung
▒ Muskelkontraktilität	Erhöhung	Herabsetzung
▒ Nervenleitung	Verbesserung	Verminderung
▒ Viskosität der Synovialflüssigkeit	Herabsetzung	Erhöhung

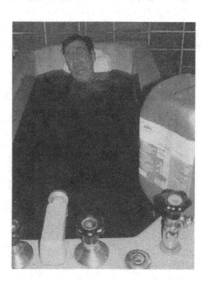

Abb. 1. Moor-Ganzkörperbad

sowie hochfrequente Kurzwellenströme. Zu den Applikationsformen von feuchter Wärme zählen organische Peloide (Torf, Moorerde, Schlick; s. Abb. 1) mit großer Wärmehaltung und nur geringer Wärmeleitung, anorganische mineralische Peloide wie Kreide, Fango (s. Abb. 2), Lehm, Sand mit nur geringer Wärmehaltung, jedoch höherer Wärmeleitung, Paraffin-Packungen (50-52°C), heiße Handtücher (Umschläge, Wickel, Packungen), Prießnitz-Wickel (Auflagerung wassergetränkter Kompressen mit anschließender Behinderung des Wärmeabstromes) und letztendlich Teilbäder. Hauptindikation für eine Wärmetherapie sind in erster Linie chronisch entzündliche Gelenkprozesse. Kontraindikationen sind akut entzündliche Zustandsbilder wie aktivierte Arthrosen, ein Gichtanfall, aber auch Infektionskrankheiten, Thrombophlebitiden u. a.

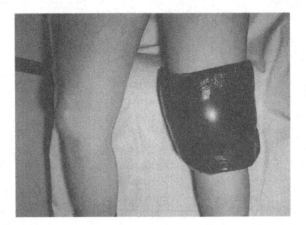

Abb. 2. Fango-Packung im Bereich des Kniegelenkes

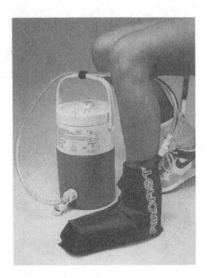

Abb. 3. Kryotherapie des Sprunggelenkes

Im Gegensatz hierzu wird die *Kälte-* oder *Kryotherapie* zum lokalen Wärmeentzug eingesetzt. Über eine initiale Vasokonstriktion kommt es zur Herabsetzung der Durchblutung mit Ödemhemmung, Verlangsamung der Stoffwechselvorgänge (Abnahme der Aktivität enzymatischer Gelenkbinnenprozesse), aber auch zu einer Muskeldetonisierung (Auflösung spastischer Muster) und einer ausgeprägten Analgesie über die Herabsetzung der nervalen Aktivität (s. Tabelle 1). Typische Anwendungsformen sind Eisoder spezielle anmodellierbare Gelpackungen (s. Abb. 3), Kältesprays, Eiskompressen, Eismassagen, Blitzgüsse, Kaltluft sowie kalte Peloidpackungen und Retterspitzwickel. Wichtige Indikationen für eine Kältetherapie sind akute Gelenkbinnenreizzustände (frisch posttraumatisch, entzündlich,

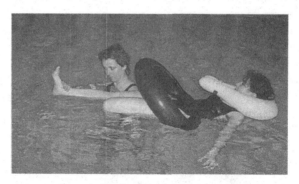

Abb. 4. Krankengymnastische Bewegungstherapie im warmen Wasser in der frühen postoperativen Phase

Gicht), aktivierte Arthrosen, aber auch als einleitende Maßnahme vor Durchführung krankengymnastischer Übungen. Kontraindikationen sind in erster Linie arterielle Durchblutungsstörungen, Kälteallergien u. ä.

Die Anwendung von Wärme oder Kälte mit Wasser als Temperaturträger wird als *Hydrotherapie* bezeichnet, wobei evtl. zusätzliche mechanische Maßnahmen (Reibungen, Bürstungen, Güsse), aber auch natürliche bzw. externe Zusatzstoffe wie Salze, Öle, Pflanzenextrakte u. a. m. eingesetzt werden können. Bei der *Balneotherapie* kommen ortsgebundene Heilmittel (Heilwasser mit zumindest 1 g/l gelösten festen Mineralien mit einem Anteil einzelner Ionen von mehr als 20 mval/l; Sole-, Schwefel-Peloidbäder) zur Anwendung. Von wesentlicher Bedeutung ist hier der muskelentspannende Effekt von warmem Wasser (36 °C) im Hinblick auf eine Linderung von Gelenkschmerzen, v.a. aber die Erleichterung der Durchführung aktiver Bewegungen durch den Wasserauftrieb sowie die Ausnutzung des Wasserwiderstandes. Unter diesem Gesichtspunkt kommt diese Behandlungsstrategie zum Einsatz zur Unterstützung von Gangübungen (geringere Gewichtsbelastung) im Rahmen der frühen postoperativen Mobilisierungsphase nach Hüft- und Knieeingriffen (s. Abb. 4), bei allgemeiner muskulärer Schwäche u. ä. Im Gehgraben des Bewegungsbades sind hier sichernde Haltevorrichtungen sinnvoll. Kontraindikationen sind akute entzündlich-fieberhafte Erkrankungen, eine dekompensierte Herzinsuffizienz; problematisch sind eine Harn- bzw. Stuhlinkontinenz.

Im Rahmen der *Elektrotherapie* werden bestimmte Eigenschaften des elektrischen Stromes (Bewegung ionaler Ladungsträger mit Verschiebungen im Elektrolytmilieu der durchflossenen Gewebe) therapeutisch genutzt, wobei der menschliche Körper oder aber nur bestimmte Körperareale wie z.B. große oder mittelgroße Gelenke Teile des Stromkreises sein können; andererseits werden auch elektromagnetische Felder und Schwingungen zur Behandlung eingesetzt. Grundsätzlich gilt: je akuter der Prozeß, desto kürzer die Behandlung; je chronischer der Verlauf, desto länger kann behandelt werden.

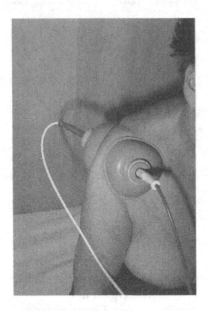

Abb. 5. Iontophoresebehandlung der Schulter

Bei den *niederfrequenten Strömen* (bis zu 1000 Hz) liegen die applizierten Stromstärken deutlich unter der subjektiven Toleranzgrenze von 1 mA/cm^2 Hautoberfläche; verwendet werden meist Metallelektroden (Zinkbleche) mit feuchten Schwämmen. Anwendungsformen sind die *stabile Quergalvanisation* zur Schmerzlinderung im Bereich von Triggerpunkten (bei akuten Prozessen 3–5 min, bei chronischem Verlauf 5–30 min), das *Zellenbad* (Extremitätenteilbad mit stabiler galvanischer Stromapplikation) zum Einsatz bei degenerativen Arthritiden (Behandlungsdauer 10–15 min), das *Stangerbad* (Ganzkörperbad mit stabilen galvanischen Strömen) im Falle multiartikulärer Prozesse (Behandlungsdauer 10–30 min) sowie die *Iontophorese* (Stromstärke 0,5–1 mA/cm^2 Elektrodenfläche). Hierbei handelt es sich um einen transkutan gerichteten Ionentransport im Zuge eines galvanischen Stromdurchflusses zwischen großflächigen Plattenelektroden (s. Abb. 5); unter der Anode erfolgt Schmerzlinderung und muskuläre Detonisierung, unter der Kathode eine besonders starke Hyperämisierung (Behandlungsdauer 5–30 min). Hauptindikation sind periarthropathische Reizzustände, wobei die im Stromfeld wandernden negativ geladenen Medikamente (Salizylsäure 3%, Nikotinsäure 3%, Hirudin u. a.) unter der Kathode, positiv geladene Substanzen (Histamin 3:100 000, Lokalanästhetika 2–5%, Vitamin B, Acetylcholin u. a.) unter die Anode gebracht werden müssen. Die ebenfalls niederfrequenten *diadynamischen Bernardschen* einweg- oder vollweg-gleichgerichteten sinusförmigen *Impulsströme* (50–100 Hz; Impulsdauer 10 ms) sind in modulierbarer Form einem in seiner Intensität frei einstellbaren Gleichstrom (2 mA) überlagert. Aufgrund ihrer guten analgetischen und hyperämisierenden Wirkung mit Begünstigung der Resorptionsförderung werden sie in erster Linie bei akuten traumatischen exsudativen arthritischen Reizzuständen eingesetzt. Das *TENS-Verfahren* (transkutane elektrische Nervenstimulation) dient der rein symptomatischen lokalen Schmerzbekämpfung durch Reizung peripherer Nervenendigungen mit sekundärer Blockade der Schmerzweiterleitung im Bereich der Hinterhornneurone durch rechteckförmige Impulsströme (batteriebetriebenes Taschengerät; Amplitude 10–85 mA; Frequenz 40–120 Hz; Behandlungsdauer 20–30 min); Hauptindikation im Gelenkbereich sind schmerzhafte Mobilisationen bei Kontrakturen.

Mittelfrequente Ströme (1000–300 000 Hz) führen zu einer asynchronen Antwort der erregbaren Zellen; aufgrund des niedrigen kapazitiven Gewebewiderstandes wird nur eine geringe Stromspannung benötigt (hohe Stromdichte ohne sensible Hautbelastung möglich). Bei der meist üblichen *Nemectrodyn*-Anwendung erfolgt eine Wechselstrombehandlung mit Interferenz zweier frequenz- und phasenverschobener Stromkreise mit konsekutiver Reizerhöhung in deren Überlappungsgebiet (Interferenz-Frequenz 100–200 Hz; Anwendungsdauer bei akuter Symptomatik 5–10 min, im Falle chronisch degenerativer Gelenkprozesse 12–15 min).

Hochfrequente Ströme (über 300 000 Hz) besitzen aufgrund ihrer nur kurzen Impulsdauer keinen direkten Stimulationseffekt auf Nerven- und Muskelzellen (keine elektrische Stromwirkung) mehr, sondern lediglich einen chemischen Reiz mit ausschließlicher Wärmewirkung durch elektromagnetische Wellen (sog. Diathermie). Ein unmittelbarer Hautkontakt durch Elektroden ist nicht erforderlich, im Gegensatz zu anderen Formen der Wärmeapplikation kommt es hier zu einer nur geringen Kreislaufbelastung. Im Gelenkbereich resultiert neben einer Hyperämisierung und Stoffwechselsteigerung eine gute Analgesie, eine muskuläre Detonisierung sowie eine Viskositätserhöhung der Synovialflüssigkeit. Anwendungsformen sind die *Mikrowelle* (27,12 MHz; Wellenlänge 11,062 m), die *Dezimeterwelle* (433,92 MHz; Wellenlänge 0,69 m) sowie die *Mikrowelle* (2450 MHz; Wellenlänge 0,122 m).

Die *Magnetfeldbehandlung* (Einsatz extrem niederfrequenter, gepulster Magnetfelder niedriger Intensität) besitzt für den Gelenkbereich keine Indikation. Eine *Ultraschalltherapie* wird in erster Linie zur Behandlung periarthropathischer und von Sehnenansatzreizzuständen eingesetzt, im Gelenkbereich allenfalls bei Finger-, Daumen- und Zehengelenksarthrosen. Eine *Röntgenreizbestrahlung* erfolgt als Methode der 2. Wahl bei sonst therapierefraktären arthritischen und periarthropathischen Reizzuständen, wenn die veränderte lokale Stoffwechsellage eine Erhöhung der Empfindlichkeit auf ionisierende Strahlen mit sich bringt. Die *pulsierende Signaltherapie (PSI)* wird in den letzten Jahren als schmerzfreie Alternative zur Gelenkoperation propagiert; die Applikation von Gleichstromimpulsen zielt angeblich auf die Selbstheilungskräfte des Körpers ab und versucht, im Falle einer Arthrose körpereigene Prozesse zur Regeneration von Knorpelzellen zu unterstützen. Die Effizienz dieser Methode ist bis heute nicht eindeutig belegt, weswegen die gesetzlichen Krankenkassen eine Kostenübernahme ablehnen.

Bei einer *Massage-Behandlung* werden durch Anwendung gezielter Handgriffe (unspezifischer Reiz) durch Druck, Zug, Verschiebungen und

Erschütterungen auf Haut- und Unterhautgewebe die Enterorezeptoren der Haut sowie tiefer gelegene Propriozeptoren von Sehnen, Bändern, Gelenkkapseln und Muskeln gereizt und damit verspannte oder verhärtete Gewebestrukturen wieder gelockert. Unterschieden werden *Muskelmassagen, mechanische Massagen* (Bürstungen, Stäbchenmassage, Vakuumsaugung, manuelle *Lymphdrainage* im Falle peripherer ödematöser Umlaufstörungen) sowie die *Unterwasser(druckstrahl)massage*. Die *Reflexzonenmassage* führt über eine Reflexbeeinflussung eines entfernt liegenden Zielorganes (Erregung, Hemmung) entlang kutisviszeraler Wege zu einer Reduktion von überwiegend weichteilbedingten Schmerzbildern.

■ Krankengymnastische Maßnahmen

Durch Wegfall der funktionellen Bewegungs- und Dehnungsreize im Gefolge schmerzhafter entzündlicher Gelenkbinnenreizzustände bzw. deren Folgeerscheinungen kommt es nicht selten zu einer Schrumpfung der artikulären und periartikulären Weichteilstrukturen. Zum Erhalt bzw. zur Wiederherstellung eines Höchstmaßes an funktioneller Leistungsfähigkeit des betroffenen degenerativ veränderten Gelenkes ist deshalb eine gezielte bewegungstherapeutische *krankengymnastische Einzelbehandlung* in nahezu allen Fällen notwendig. Ihre Intensität sowie die Dosierung haben in Abhängigkeit von der aktuellen Krankheitsaktivität zu erfolgen; weitgehende Schmerzfreiheit sowie ausreichende Erholungspausen sollten gewährleistet sein. Eine möglichst kontinuierliche tägliche Behandlung, evtl. auch in zusätzlicher Eigenregie durch den Patienten, ist erstrebenswert. Mit Ausnahme des Treppensteigens sowie des Arbeitens gegen erheblichen mechanischen Widerstand wird eine Leistungsanforderung von 25 Watt/min im Allgemeinen nicht überschritten.

Primäre Ziele einer krankengymnastischen Behandlung eines degenerativ veränderten Körpergelenkes sind:
- Prävention eines muskulären Defizites durch gezielte aktive Übungen
- Schmerzlinderung durch Entlastung des Gelenkes (z. B. Traktionen, s. Abb. 6; funktionsgerechte, kontrakturvorbeugende Lagerung, Schlingentischanwendung, s. Abb. 7; Einsatz von Gehhilfen u. a.; s. Tabelle 2)
- Vorsichtige, schrittweise gesteigerte manuelle Dehnung einer geschrumpften und damit kontrakten Gelenkkapsel (s. Abb. 8), evtl. mit zusätzlicher Wärmeapplikation, Quermassage, postisometrischer Relaxation
- Detonisierung hypertoner Muskelgruppen in der Umgebung des betroffenen Gelenkes durch vorsichtige Lockerungs- und Dehnungsübungen
- Kräftigung der gelenkumspannenden und -stabilisierenden Muskulatur und Korrektur von Fehlstellungen, z. B. durch gezielte aktive Spannungsübungen, PNF-Pattern, Einsatz von Therabändern u. a.

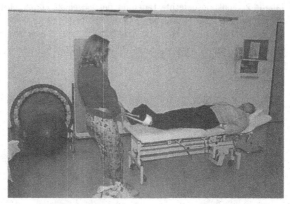

Abb. 6. Krankengymnastische Einzelbehandlung mit intermittierender Traktion des Hüftgelenkes unter Einsatz eines Beckengurtes

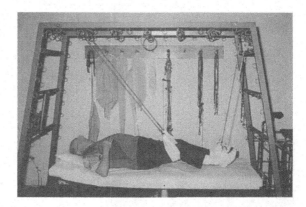

Abb. 7. Schlingentischaufhängung

▦ Verbesserung der Gelenksbeweglichkeit durch möglichst schmerzfreies passives Durchbewegen (s. Abb. 9) aber auch durch widerlagernde Mobilisation im Rahmen der FBL, durch rhythmische Bewegungsübungen u. a.
▦ Erlernen von Ersatzfunktionen (kompensatorische Bewegungsmuster)
▦ Verbesserung der Knorpelernährung, z. B. durch intermittierende manuelle Traktionen, sachtes Trampolinspringen, Spazierengehen
▦ Verbesserung motorischer Funktionen wie Kraft, Ökonomie, Ausdauer, Koordination und Geschicklichkeit, z. B. durch Übungen auf labilem Untergrund wie ein Schaukelbrett, Trampolin o. ä.
▦ Verbesserung des Gangbildes durch Korrektur von Ausgleichsbewegungen, Ganganalyse, evtl. auch durch Einsatz adäquater Hilfsmittel.

Im akuten Stadium mit entsprechendem subjektivem Beschwerdebild kommen in erster Linie assistive Übungen unter Abnahme der Eigenschwere in

Tabelle 2. Funktionsgerechte Lagerung der einzelnen Körpergelenke im Falle einer Binnenaffektion zur Vermeidung einer Kontraktur

Betroffenes Gelenk	Funktionsgerechte Lagerung
■ Schultergelenk	Leichte Abduktion von 20–30° leichte Anteversion von 10–20° Rotationsmittelstellung
■ Ellenbogengelenk	Flexionsstellung von 90–100° leichte Pronationsstellung
■ Handgelenk	Leichte Dorsalextension von 10°
■ Fingergelenke	Leichte Flexionsstellung (sog. Greifbereitschaftsstellung)
■ Daumengelenke	Leichte Opponenzstellung
■ Hüftgelenk	Leichte Abduktion von 5° leichte Flexion von 5° Rotationsmittelstellung (evtl. häufigere Bauchlage)
■ Kniegelenk	Leichte Flexionsstellung von 5° (keine Knierolle!)
■ Oberes Sprunggelenk	Mittelstellung (0°)
■ Fuß-/Zehengelenke	Unbelastete Mittelstellung

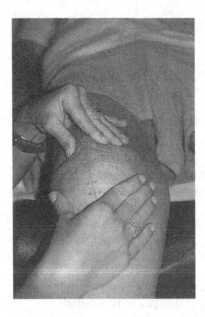

Abb. 8. Manuelle Mobilisation der Patella bei kontrakter Situation des Reservestreckapparates des Kniegelenkes

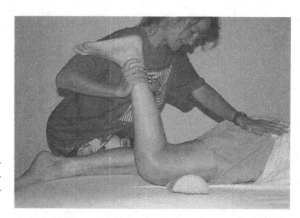

Abb. 9. Passive krankengymnastische Mobilisation des Kniegelenkes in Bauchlage bei Beugebeeinträchtigung

Frage, im späteren Verlauf bei Rückgang des Gelenkreizzustandes dann vor allem aktive isotonische (dynamische) Bewegungen, auch gegen manuellen Widerstand (statische oder isometrische Übungsteile), auch Kräftigung der antagonischen Muskulatur. Im Rahmen der Einzelbehandlung ist ein individuelles Üben optimal praktikabel, auch die jeweilige Schmerzgrenze des Patienten kann besser berücksichtigt werden. Zum Abschluss der Rehabilitation steht dann die *Gruppentherapie* mehr im Vordergrund, wobei stimulative Effekte die Motivation des Patienten fördern sollen. Hierbei ist auf eine sinnvolle Zusammenstellung der Behandlungsgruppe bzgl. der körperlichen Belastbarkeit der Teilnehmer zu achten.

Ein weiter unverzichtbarer Bestandteil eines funktionellen Behandlungsprogrammes ist die *CPM* (continuous passive motion nach Salter) zur ausschließlich passiv geführten Gelenkmobilisation unter Einsatz einer elektrischen Bewegungsschiene. Hauptindikation ist hier das frisch operierte Knieggelenk (s. Abb. 10a,b), z.B. nach einem knorpelsanierenden Eingriff, weiterhin das Schultergelenk, seltener das Hüft- und das obere Sprunggelenk. Es erfolgen in ihrem Funktionsausmaß definierte Bewegungsabläufe meist in einer Ebene (v.a. Extension/Flexion) bis zur bzw. bis knapp über die aktuelle Schmerzgrenze. Ziele dieser Maßnahme sind die Verhinderung einer kapsulär bedingten Gelenkeinsteifung, die dosierte Dehnung einer bereits teilkontrakten Gelenkkapsel zur Verbesserung des Bewegungsausschlages des betroffenen Gelenkes, aber auch die Verbesserung der Gleiteigenschaften der periartikulären Gewebeschichten sowie die Optimierung der intraartikulären Stoffwechselsituation der Knorpelstrukturen durch optimale Verteilung der Synovialflüssigkeit.

Die *medizinische Trainingstherapie (MTT)* stellt einen Sammelbegriff für ein physiotherapeutisches Behandlungskonzept im Rahmen der manuellen Medizin zur Erhaltung bzw. Wiederherstellung von Körper- und hier vor allem von Gelenkfunktionen dar. Sie wird vor allem im Rahmen der Rehabilitation orthopädischer Erkrankungen, hier in erster Linie bei degenerativen Veränderungen des Hüft-, Knie- und Schultergelenkes mit begleitenden

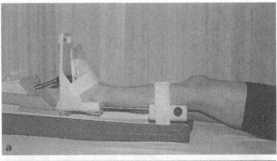
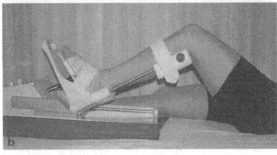

Abb. 10 a, b. Passive krankengymnastische Mobilisation des Kniegelenkes auf CPM-Motorschiene. **a** Streckstellung, **b** Beugestellung

Defiziten der Funktionalität und Kraftentfaltung der jeweiligen gelenkumspannenden und -bewegenden Muskulatur eingesetzt; die MTT beinhaltet ausschließlich aktive Übungen, die über die Bewegungsbahn, den Widerstand und auch die Repetition selektiv modifiziert werden. Der jeweilige Widerstand richtet sich nach den individuellen Gegebenheiten des Patienten. Ein effektives Ausdauertraining besteht im Allgemeinen aus 15 bis 20 Wiederholungen des Bewegungsablaufes im Atemrhythmus des Patienten.

Ein wichtiges Prinzip der medizinischen Trainingstherapie ist die Beachtung der wechselweisen Beanspruchung unterschiedlicher Muskelgruppen. Ein reduziertes Gewicht ist hierbei wichtiger als ein spezielles Training der Kraftausdauer, insbesondere auch weil hiermit eine höhere Anzahl an Einzelwiederholungen erfolgen kann, als dies bei größeren Gewichten möglich wäre. Die jeweiligen Übungen sollten immer möglichst langsam und ohne Schwung („Anlauf"), darüber hinaus auch ohne Ausweichbewegungen durchgeführt werden.

Ist es dem Patienten möglich, ein spezielles Gewicht repetitiv 10mal zu bewegen und spürt er beim 10. Mal eine gewisse muskuläre Belastung, so beansprucht er sich in etwa in einem Kraft-Leistungsbereich von 60–70%. Kann der Patient die Übungen 25mal hintereinander ausführen, bevor er eine muskuläre Kraftanstrengung verspürt, liegt der Kraft-Leistungsbereich bei etwa 40%. Zu Beginn der medizinischen Trainingstherapie bei vorliegender degenerativ bedingter Gelenkstörungen sind Kraft-Leistungsbereiche von 20–30% sinnvoll, was in etwa 30 bis allenfalls 40 wiederholten Übungen mit niedrigen Gewichten entspricht, ohne dass dabei eine nen-

nenswerte muskuläre Ermüdung auftritt. Ein Präventionstraining liegt demgegenüber bei etwa 60–70% muskulärer Kraftanstrengung, wobei die einzelnen Übungen regelmäßig zumindest 1–2mal pro Woche, möglichst jedoch täglich durchgeführt werden sollten. Die ideale Dosis hängt hier sehr vom Einzelfall ab und ist immer eng dem jeweiligen Heilungsverlauf anzupassen.

Bei den einzelnen Übungen sollte unbedingt auf einen langsamen Beginn mit möglichst exakter Ausführung der Bewegungsabfolge geachtet werden. Dies betrifft sowohl die konzentrischen als auch die später durchzuführenden exzentrischen Funktionsmuster. Sowohl Patient als auch Therapeut sollten stets kontrollieren, dass tatsächlich auch nur der jeweils betroffene Muskel gezielt trainiert wird; Ausweichbewegungen, die dann meistens eine Belastung der Wirbelsäule mit sich bringen, sollten unterbleiben. Ursache für solche technischen Fehler ist meistens die Verwendung eines zu großes Übungsgewichtes. Eine Pressatmung (Luftanhalten während der einzelnen Kraftleistungen) ist unbedingt zu vermeiden. Unter diesem Gesichtspunkt ist bei körperlicher Anstrengung die Ausatmung zu empfehlen, das Einatmen bei der Entlastung.

Bestandteile der medizinischen Trainingstherapie sind:
▩ Gelenktraining (sowohl Automobilisation als auch Autostabilisation)
▩ Muskeltraining zur Verbesserung von Kraft und Ausdauer
▩ Koordinationstraining
▩ Prophylaxe der Alltagsbewegungen.

Voraussetzung zur Durchführung der medizinischen Trainingstherapie ist die auf der ärztlichen Diagnose aufbauende Funktionsuntersuchung durch den Therapeuten. Hieraus ergeben sich, den Gesetzen der manuellen Medizin folgend, die Behandlungsprinzipien einer Mobilisation bei Gelenkhypomobilität sowie einer Stabilisation im Falle einer Hypermobilität. Zu beachten ist hier zwingend, dass zunächst das betroffene Gelenk und erst dann die Muskulatur behandelt wird. Verkürzte Muskelgruppen müssen zu Beginn gedehnt, erst anschließend dürfen ihre geschwächten Anteile gekräftigt werden; paretische Muskulatur ist nicht in Dehnstellung zu bringen. Außerdem sollten die Behandlungsstrategien der medizinischen Trainingstherapie immer weitgehend schmerzfrei sein. Toleriert werden lediglich anfängliche leichte muskuläre Beschwerden aufgrund der Belastung bzw. einer erfolgten Dehnung bei bereits eingetretener muskulärer Verkürzung.

Sinnvollerweise beginnt die Behandlungseinheit mit einer kurzen Aufwärmphase, vor allem im Hinblick auf eine Aktivierung des Herz- Kreislauf-Systemes. Dies gelingt z.B. durch eine 5–10 minütige unterschwellige, jedoch gleichmäßige Bewegungsbelastung (z.B. lockeres Gehen auf dem Laufband, Ergometertraining; s. Abb. 11), um Herzfrequenz und Blutdruck an ihren Arbeitsbereich heranzuführen. Erstrebenswert ist hier ein Pulswert von etwa 100–110 Schlägen/Minute. An diese Aufwärmphase schließt sich dann ein kurzes Stretchingprogramm der später zu trainierenden Muskelgruppen an.

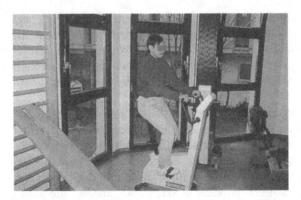

Abb. 11. Ergometertraining im Rahmen der medizinischen Trainingstherapie

Auch im Rahmen eines Rehabilitationstrainings sollte, wie es ja auch im Breitensport üblich ist, eine gesteigerte körperliche Aktivität nicht plötzlich abgebrochen werden. Dem Körper sollte vielmehr Zeit gelassen werden, sich langsam wieder zu erholen. In diesem Zusammenhang sind aktive Maßnahmen wie z. B. ein lockeres Auslaufen bzw. muskelentspannende Dehnungsübungen, aber auch passive Therapieeinheiten sinnvoll.

Kontraindiziert sind Maßnahmen der medizinischen Trainingstherapie lediglich dann, wenn sich jegliche physikalische Therapie aufgrund einer entzündlichen Störung (lokaler entzündlicher Prozess, virale oder bakterielle Infektionen) oder internistischer Probleme (dekompensierte Herzinsuffizienz, medikamentös nicht ausreichend eingestellte Hypertonie u. a. m.) verbietet.

Bei der apparativen technischen Ausstattung sind für ein optimales Patiententraining Geräte wie Rollenzüge, Schrägbretter, Schenkeltrainer, Trainingstische, eine Mobilisationsbank sowie Hanteln etc. erforderlich. Trainiert wird aus Bauchlage, Rückenlage, Seitlage sowie im Sitz (s. Abb. 12) und Stand.

Über die Einzelbehandlung erlernt der Patient zunächst einfache selektive Funktionsabläufe, um diese dann zu komplexen Bewegungsmustern zusammenzusetzen. Er bleibt so lange in physiotherapeutischer Einzelbetreuung, bis er sich koordinativ weitgehend selbständig kontrollieren kann. Wichtig für den Erfolg der medizinischen Trainingstherapie ist das anschließende Gruppentraining, welches möglichst täglich, zumindest aber 3mal wöchentlich jeweils über 30–60 min und insgesamt über mehrere Monate stattfinden sollte, um neu erlernte Bewegungsmuster bestmöglichst zu automatisieren. Hier fördert ein dem Patienten ständig neu angepasstes Trainingsprogramm sicherlich deutlich die Motivation.

Als Steigerung der medizinischen Trainingstherapie bleibt für das Spätstadium der Rehabilitation nach Abklingen jeglicher Gelenkbinnenreizzustände das *isokinetische Training* zu erwähnen, hier v. a. für das Kniegelenk. Vordringliches Behandlungsziel ist dabei die Kräftigung der gelenk-

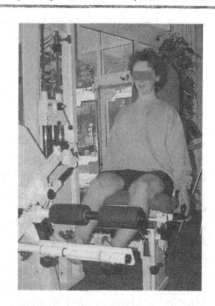

Abb. 12. Krafttraining des M. quadriceps femoris im Rahmen der MTT

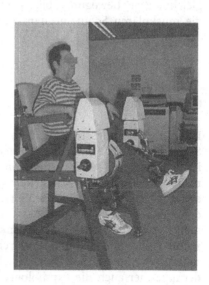

Abb. 13. Isokinetisches Krafttraining des M. quadriceps femoris im Rahmen der MTT

umspannenden Muskulatur (v.a. des M. quadriceps sowie der Beugergruppe), wobei hier die individuellen Kraftvorgaben des Patienten den Übungswiderstand determinieren, der dann computergesteuert apparativ vorgegeben wird (s. Abb. 13).

Der *therapeutische Sport* steht am Ende der konservativen funktionellen Behandlung, wobei hier, neben dem Erhalt einer beschwerdefreien (Rest-)Gelenkfunktion sowie der muskulären Kraftentfaltung v.a. auf die Verbesserung der koordinativen Leistungsfähigkeit (Schulung einer mög-

Tabelle 3. Therapeutischer Sport bei degenerativen Gelenkaffektionen

▦ Obere Extremität	Schwimmen, Expanderübungen, Rudern am Trockengerät, Tanzen; evtl. Ballspiele
▦ Untere Extremität	Schwimmen, Radfahren (Hometrainer), Joggen (mit stoßdämpfendem Spezialschuhwerk), Gymnastik, Skilanglauf, Rudern am Trockengerät; evtl. Ballspiele

lichst optimalen Körperbeherrschung) abgezielt wird; evtl. bestehende Behinderungen werden so leichter überwunden (Bedeutungsreduktion). Der psychische Einfluss durch das Gruppenerlebnis sowie die Bewusstmachung der individuellen Belastbarkeit darf nicht unterschätzt werden. Bei Vorliegen degenerativer Gelenkknorpelveränderungen v. a. im Bereich der unteren Extremität sollte der Sportmediziner die einzelnen Bewegungsprogramme dem betroffenen Patienten detailliert vorgeben, evtl. mit Anpassung bzw. Modifikation gewisser Sportarten an bestehende Behinderungen (unterschiedliche Belastungsstufen). In diesem Zusammenhang sind hohe kinetische (dynamische) Kraftspitzen zu vermeiden; in erster Linie sollten gleichmäßige Bewegungsabläufe in das Programm integriert werden, die die muskulären Schutzmechanismen des betroffenen Gelenkes nicht überfordern (s. Tabelle 3).

■ Ergotherapie

Diese Behandlungsstrategie beinhaltet eine funktionelle und ablenkende Selbstbeschäftigung mit integrierter individueller Bewegungstherapie durch immer wiederkehrendes Üben von Gelenk- und Muskelfunktionen im Rahmen handwerklicher Tätigkeiten (s. Tabelle 4), wobei die Tätigkeit selbst als auch die verwendeten Geräte (s. Abb. 14) und Materialien der vorliegenden Funktionsstörung angepasst sein müssen. Ziel ist die Wiedergewinnung bzw. der Erhalt der Gelenkfunktion, der prophylaktische Gelenkschutz (Bewegungsökonomie) durch Erlernen von Ausweich- und Kompensationsbewegungen sowie letztendlich auch die berufliche Wiedereingliederung, aber auch die psychologische Ablenkung von Krankheit und funktioneller Behinderung, das Erlangen von Unabhängigkeit von fremder Hilfe mit Erhalt der Selbstständigkeit. Hierzu zählt v. a. das *Selbsthilfetraining* bzgl. der ADL (activities of daily life).

Zur Ergotherapie gehört auch die individuelle *Hilfsmittelversorgung*, z. B. zur Erleichterung der Nahrungsaufnahme, des Ankleidens (s. Abb. 15), der Körperpflege, aber auch besondere Haushaltshilfen wie kraftsparende Dosenöffner, Greifhilfen u. a. sowie letztendlich eine spezielle Schienenanpassung aus Leichtwerkstoffen im Falle erheblicher Funktionsstörungen. Weiterhin müssen Wohnung und Arbeitsplatz behinderungsgerecht eingerichtet

Tabelle 4. Spezielle ergotherapeutische Maßnahmen bei Gelenkaffektionen

Betroffenes Gelenk	Typische ergotherapeutische Maßnahmen
▪ Schultergelenk	Weben (am Bett- oder Flachwebstuhl); Linoldruck, Flechten; Holzarbeiten (Sägen, Hobeln)
▪ Ellenbogengelenk	Weben, Teppichknüpfen, Flechten; leichtere Holzarbeiten (Sägen); Schraubeneindrehen
▪ Hand- und Fingergelenke	Weben, Linoldruck, Teppichknüpfen; Holz-, Leder-, Papier-, Ton- und Metallarbeiten; Steckspiele; Schreiben und Zeichnen; Formen und Kneten
▪ Hüftgelenk	Weben; Holzarbeiten (Sägen, Hobeln)
▪ Kniegelenk	Weben im Bettwebstuhl; Holzarbeiten (Sägen); Töpferarbeiten
▪ Fuß- und Zehengelenke	Weben

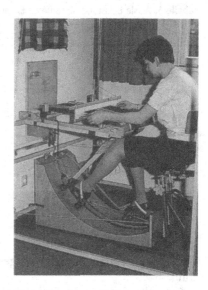

Abb. 14. Ergotherapie mit Kufenwebstuhl zur Behandlung von Funktionsstörungen des Kniegelenkes

werden (z. B. optimale Sitz- und Tischhöhe, Stehpult, Sitzschalen nach Maß, erhöhter Toilettensitz, Badewannenlifter u. a. m.).

Ein wesentliches Behandlungsprinzip im Falle persistierender artikulärer Reizzustände v. a. im Bereich der unteren Extremitäten ist die Gelenkschonung durch Entlastung. Hierzu gehört zunächst die Versorgung des Patienten mit *adäquaten Geh-* bzw. *Fortbewegungshilfen* (unterschiedliches Ausmaß der axialen Belastung: s. Tabelle 5) wie Handstöcke, Unterarmgeh-

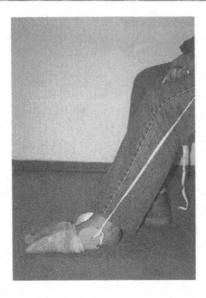

Abb. 15. Strumpfanziehhilfe bei Funktionsbeeinträchtigung des homolateralen Hüft- und Kniegelenkes

Tabelle 5. Axiale Belastung der unteren Extremität bei Einsatz unterschiedlicher Gehhilfen

Verwendete Gehhilfen	Axiale Beinbelastung
2 Unterarmgehstützen (3-Punkte-Gang)	20–30 kp
2 Unterarmgehstützen (4-Punkte-Gang)	50–60% des Körpergewichtes
1 Unterarmgehstütze (kontralateral)	75% des Körpergewichtes
2 Handstöcke	70–80% des Körpergewichtes
1 Handstock (kontralateral)	80% des Körpergewichtes
Rollator	80–90% des Körpergewichtes

stützen, Vierfüßlergehstützen (s. Abb. 16), Achselkrücken, Rollatoren (s. Abb. 17), einem Achselgehwagen und – im Extremfall – mit einem Rollstuhl.

Spezielle form- und funktionsgerechte orthopädische *Zurichtungen am Konfektionsschuhwerk* helfen, Belastungsbeschwerden zu reduzieren und verbessern damit die Gangabwicklung. Zu erwähnen sind hier eine

Einlagenversorgung mit schmerzentlastender Weichbettung von Problembereichen der Ferse, stoßdämpfende *Pufferabsätze*, ein *Verkürzungsausgleich* im Sohlenbereich der Ferse, eine *Schuhinnen-* bzw. *Schuhaußenranderhöhung* im Falle einer hemilateralen Knieproblematik zur Verlagerung der Trageachse des Beines nach außen (Genu varum) oder nach innen (Genu valgum), Abrollhilfen für den Ballen-, Mittelfuß- bzw. Zehen-

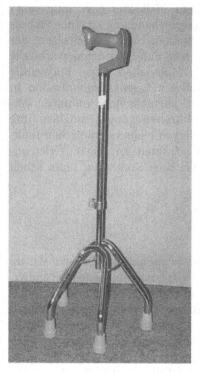

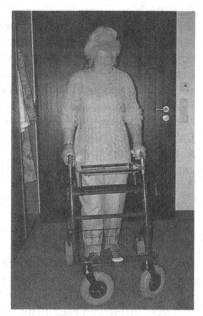

Abb. 17. Rollator

Abb. 16. Vierfüßler-Gehstütze

bereich, gewölbeunterstützende *Pelotten* bei Spreizfußproblematik sowie *Schmetterlingsrollen* zur Entlastung der Zehengrundgelenke II–IV
▦ *Hilfsmittelversorgung.*

■ Verbandstechniken

Salbenverbände (Antiphlogistika, Heparinoide u. a.) sind probate Behandlungsmaßnahmen im Falle leichterer Gelenkbinnenreizzustände ohne wesentliches klinisches Schmerzbild, ihre Fixation erfolgt mit einer Idealbinde. Im Falle eines Gelenkergusses (v.a. im Kniebereich) erscheint ein *Kompressionsverband* mit einer elastischen Binde adäquat. Ist eine elastische stabilisierende Teilfixation eines irritierten Gelenkes beabsichtigt ohne völlige Immobilisation mit der Möglichkeit einer teilweise erhaltenen Bewegungsfunktion, so kommen *Stützverbände* aus längs- oder querelastischen Pflasterbinden, Zinkleimverbänden, evtl. aber auch ein Leukotape im Sinne eines unelastischen Zügelverbandes zur selektiven Funktionseinschränkung (z. B. nach frischem Distorsionstrauma) in Frage. *Extensionsverbände* zielen auf die Korrektur einer Fehlstellung eines irritierten Gelenkes ab; sie werden durch eine Manschette fixiert. *Mobilisierungs-* oder *Quengelverbände* (breitflächige scharniergekoppelte Hülsen aus Walkleder oder Kunststoff) sollen als Ergänzung zur funktionellen Übungsbehandlung zu einer Verbesserung des Bewegungsumfanges eines kontrakten Gelenkes beitragen; der eingesetzte permanente Zug muss dabei immer unter der Schmerzschwelle liegen. *Fixationsverbände* aus erstarrenden Materialien (Gips, Kunststoffe wie Polyurethanharze u.a.) dienen der völligen Gelenkimmobilisation in Funktionsstellung; bei guter Polsterung sind allenfalls noch minimale Wackelbewegungen, ungepolstert nur noch Mikrobewegungen möglich. Ihre Indikation beschränkt sich auf die Notwendigkeit einer anatomischen funktionsgerechten Konsolidierung, z.B. nach schweren Kapselbandverletzungen, aber auch zur initialen Fixation im Falle einer Kontraktur (zum Erhalt des Redressionsergebnisses).

▣ Orthetische Versorgung

In Abhängigkeit von der Stabilität degenerativ veränderter Gelenke v.a. im Bereich der unteren Extremität können spezielle konfektionierte oder individuell gefertigte Orthesen die Belastbarkeit im täglichen Leben und die Mobilität des betroffenen Patienten erheblich verbessern. Unterschieden werden in diesem Zusammenhang einerseits lediglich stützende *Bandagen* im Falle leichterer ligamentärer Instabilitäten von haltungskorrigierenden, aber auch (teil-)entlastenden und sogar immobilisierenden *orthopädischen Apparaten* im Falle einer erheblich gestörten Gelenkmechanik (s. Abb. 18a,b).

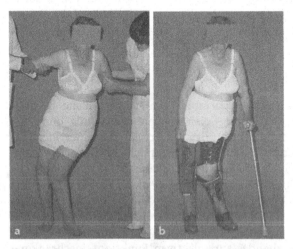

Abb. 18a, b. Orthetische Versorgung beider unterer Extremitäten im Falle einer völlig gehunfähigen Patienten mit bilateraler Knieinstabilität. **a** Ausgangssituation: Patientin auf Hilfsperson angewiesen, **b** nach orthetischer Versorgung ist die Patientin mit einer Unterarmgehstütze auch ohne Hilfsperson gehfähig

Zusammenfassung

Im Rahmen der konservativen Therapie von Gelenkknorpelschäden, auch in der postoperativen Nachsorge, kommen ausschließlich symptomatische Maßnahmen zur Anwendung. Diese sind im Wesentlichen an der Akuzität des klinischen Beschwerdebildes bzw. des Gelenkbinnenreizzustandes ausgerichtet; im Vordergrund steht eine Kombination aus medikamentösen, physikalischen und funktionellen Behandlungseinheiten. Unter Berücksichtigung der Progredienzneigung degenerativer Gelenkknorpelprozesse mit Wegbereitung einer sekundären Arthrose kommt vorbeugenden Maßnahmen im Sinne der Risikominderung eine besondere Bedeutung zu; eine regelmäßige aber möglichst gleichmäßige Bewegungsbeanspruchung der betroffenen Gelenke zum Erhalt der Funktion und einer stabilen muskulären Führung sind hier als grundlegende Strategien anzuführen.

Literatur

Heisel J (1992) Entzündliche Gelenkerkrankungen. Bücherei des Orthopäden Bd 58. Enke, Stuttgart

Jerosch J, Heisel J (1996) Endoprothesenschule. Rehabilitations- und Betreuungskonzepte für die ärztliche Praxis. Deutscher Ärzteverlag, Köln

Miehle W, Fehr K, Schattenkirchner M, Tillmann K (1999) Rheumatologie in Praxis und Klinik, 2. Aufl. Thieme, Stuttgart

Reichelt A (1989) Therapie orthopädischer Erkrankungen. Enke, Stuttgart

Salter RB (1989) The Biologic Concept of Continous Passive Motion on Synovial Joints. Clin Orth 242:12

Wirth CF, Bischoff HP (2000) Praxis der Orthopädie, 3. Aufl. Thieme, Stuttgart

▦ Kommentar C. ERGGELET

Nicht immer ist es möglich oder sinnvoll, Defekte des Gelenkknorpels operativ zu behandeln. Ausgedehnte Läsionen, fortgeschrittene Degeneration oder internistische Gründe fordern einen konservativen Therapieansatz. Zwar ist es nicht möglich, dass ein Knorpeldefekt durch konservative Maßnahmen gedeckt, d. h. geheilt wird. Die Verbesserung der Mobilität z. B. durch Krankengymnastik, die Verminderung von erhöhten Knorpelkontaktdruck durch manuelle Techniken oder die Aktivierung der Hämodynamik durch physikalische Behandlung kann jedoch die Progredienz und Symptomatik einer Knorpeldegeneration bremsen. Auf folgenden Gebieten sind positive Ergebnisse der konservativen Therapie berichtet worden.

■ **Medikamentöse Therapie**
■ **Diätetische Maßnahmen**
  - Gewichtsreduktion
■ **Physikalische Therapie**
  - Thermotherapie
  - Balneotherapie
  - Hydrotherapie
  - Elektrotherapie
  - Magnetfeldbehandlung
  - pulsierende Signalfeldtherapie
  - Massage
■ **Krankengymnastik**
  - passive Bewegungstherapie CPM (Continuous Passive Motion)
  - Isometrik
  - medizinische Trainingstherapie
  - Isokinetik
  - therapeutischer Sport
■ **Ergotherapie**
  - Selbsthilfetraining
  - Hilfsmittelversorgung
  - Schuhzurichtung
■ **Verbandstechniken**
  Orthetische Versorgung

17 Die medikamentöse Arthrosetherapie

J. Steinmeyer

Die Arthrosis deformans (Arthrose) ist eine primär degenerative Erkrankung des Gelenkknorpels, die in der Regel mit Umbauprozessen am Knochen und reaktiven Veränderungen am Gelenkkapselgewebe einhergeht. Die Arthrose befällt also nicht nur den Gelenkknorpel, sondern das gesamte Gelenk einschließlich subchondralem Knochen, Bändern, Gelenkkapsel, Synovialmembran und periartikulärer Muskulatur. Letztendlich führt sie zu einer Degeneration des Gelenkknorpels bis zu dessen vollständigem Verlust. Grundsätzlich unterscheidet man zwischen primären und sekundären Arthrosen. Bei der primären Arthrose ist die Ätiologie weitgehend unbekannt; diskutiert werden genetische Prädisposition, endokrinologische Faktoren oder auch Stoffwechselstörungen. Bei den sekundären Arthrosen werden präarthrotische Deformitäten (z. B. mechanische Überbelastung, Traumen, Fehlstellungen der Gelenke), Immobilisierung, Adipositas neben anderen als Ursache angesehen. Degenerative Gelenkerkrankungen werden auch im Tierreich beobachtet. Prähistorische Funde belegen, dass auch unsere Vorfahren an einer Arthrose litten. Derzeit geht man davon aus, dass es keinen genügend hohen Evolutionsdruck gegeben hat, um die Arthrose auszumerzen, da diese sich sehr langsam über Jahre und Jahrzehnte hinweg entwickelt und erst am Ende der reproduktiven Lebensphase zu einem Problem für die Betroffenen wird. So weiß man, dass diese Gelenkerkrankung bei Frauen erst gehäuft in der Postmenopause auftritt.

Die Arthrose ist die häufigste Erkrankung des Bewegungsapparates (Volkskrankheit), wobei vornehmlich das Kniegelenk, das Hüftgelenk, die Wirbelsäule und das Schultergelenk betroffen sind (Reihenfolge mit abnehmender Häufigkeit). Gemäß Schätzungen leben in Deutschland ca. 8 bis 10 Millionen Menschen mit einer Arthrose, von denen ca. 25% an Beschwerden leiden. Rund 5% der Arthrotiker sind in dauernder ärztlicher Behandlung bzw. arbeitsunfähig. Aufgrund der gestiegenen Lebenserwartung erkranken immer mehr Menschen im höheren Alter an Arthrose. Die volkswirtschaftlichen Kosten sind enorm: So fallen 37 Millionen Arbeitstage pro Jahr durch diese Erkrankung aus; insgesamt rechnet man mit 9 Milliarden DM Kosten, die krankheitsbedingt pro Jahr in Deutschland entstehen.

In der Praxis besteht die Behandlung der Arthrose heute im Wesentlichen im Versuch, vorhandene Beschwerden zu lindern und die Progredienz dieser Gelenkerkrankung soweit wie möglich zu bremsen. Die primäre, konservative Behandlung erfolgt also symptomatisch, als Monotherapie oder vor allem auch als Kombination physikalischer, physiotherapeutischer und medikamentöser Maßnahmen. Zu nennen sind hier Krankengymnastik, Physiotherapie, Balneotherapie sowie Wärme- wie auch Kälteapplikation. Unterstützend wirken Gewichtsreduktion, Belastungsoptimierung und Gelenkstabilisierung durch externe Mittel. Die medikamentöse Therapie lässt sich auf wenige Möglichkeiten reduzieren, auf die nachfolgend näher eingegangen werden soll.

Für eine gezielte medikamentöse Basistherapie der Arthrosen ist es wichtig, dass die Pharmaka in die grundlegenden Prozesse der Knorpelzerstörung eingreifen. Voraussetzung für die Entwicklung solcher Pharmaka sind tiefe Einblicke und genaue Kenntnisse der pathogenetischen Reaktionen im Verlauf degenerativer Gelenkerkrankungen. Glücklicherweise hat die experimentelle Arthroseforschung der letzten 5–10 Jahre viele neue und interessante Befunde zur Pathogenese der arthrotischen Gelenkzerstörung erhoben. Um die derzeitig möglichen Ansatzpunkte für eine pharmakologische Intervention aufzuzeigen, soll kurz auf die Pathogenese der Arthrose eingegangen werden, wie sie sich uns heute darstellt.

▨ Pathogenese der Arthrosen

Im gesunden artikulären Knorpelgewebe besteht ein Gleichgewicht zwischen den anabolen und katabolen Leistungen der Knorpelzellen. Demgegenüber kommt es im arthrotischen Gelenk zu einer Störung dieses Gleichgewichtes, was letztendlich zu einem Abbau und Verlust an Knorpelgewebe führt. Die wesentlichen pathophysiologischen Veränderungen innerhalb eines arthrotischen Gelenkknorpels, die zu einer progredienten Zerstörung desselben führen, sind ein vermehrter Abbau von Typ-II-Kollagen und der Proteoglykane [29]. Die bisher durchgeführten Untersuchungen konzentrierten sich vornehmlich auf die Destruktion von Aggrecan und Kollagen, obwohl möglicherweise auch eine proteolytische Zerstörung anderer Moleküle z.B. Linkproteine, Fibronektin, Decorin etc., eine fatale Wirkung auf die Integrität des Gelenkknorpels besitzen kann. Histologische und biochemische Untersuchungen zeigen, dass die Zerstörung des Kollagennetzwerkes mit einer vermehrten Biosynthese von Kollagenasen einhergeht, die zu der Gruppe der Matrix-Metalloproteinasen (MMP) gezählt werden. Eine biochemische Analyse der Proteoglykanfragmente ergab, dass ein proteolytischer Abbau der Proteoglykane in vivo stattfindet. Die Proteoglykane können durch verschiedene MMPs, z.B. Stromelysin und andere Proteasen (z.B. Plasmin, Aggrecanase, PMN-Elastase), abgebaut werden [34, 44]. Die Aktivität dieser MMPs wird kontrolliert durch endogen vorkommende Inhibitoren, die tissue inhibitor of metalloproteinases – abgekürzt TIMP – genannt und ebenfalls von den Chondrozyten synthetisiert werden [34].

Diese MMPs, z.B. Stromelysin und Kollagenase werden als Zymogene sezerniert und unterliegen einer mehrschrittigen extrazellulären Aktivierung,

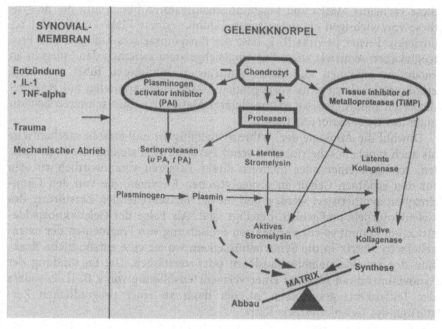

Abb. 1. Schematische Darstellung einiger wichtiger Faktoren, die am katabolen Abbau des Gelenkknorpels beteiligt sind (modifiziert nach Pelletier und Howell, 1993 [36]). Stromelysin und Kollagenase werden hierbei nur als Beispiele für bedeutsame MMPs genannt, die am Abbau der extrazellulären Matrix des Knorpels beteiligt sind

bevor sie in der Lage sind, ihre Substrate zu spalten [34]. Abbildung 1 fasst die derzeitigen Erkenntnisse und Hypothesen über die Biosynthese, Aktivierung und Aktivität von MMPs und ihre Rolle bei der Destruktion des Gelenkknorpels zusammen [29, 34, 36, 37]: Die Serinproteinase Plasmin ist teilweise an der Aktivierung der MMPs beteiligt. Plasmin entsteht aus Plasminogen durch die Einwirkung von Plasminogenaktivatoren (uPA, tPA). Die Aktivität dieser Serinproteinasen wird wiederum reguliert durch den Gehalt an PAI-1 (plasminogen activator inhibitor-1). Interessant ist nun, dass im arthrotischen Gelenkknorpel nicht nur eine erhöhte Biosynthese dieser Plasminogenaktivatoren gefunden wurde, sondern auch ein drastisch verminderter Gehalt an PAI-1, sodass es zu einer vermehrten Bildung von Plasmin aus Plasminogen kommt. Plasmin wiederum aktiviert die latent vorliegenden MMPs, die dann ihrerseits die extrazelluläre Matrix des Gelenkknorpels abbauen. Mit zunehmender Zerstörung des Gelenkknorpels gelangen nun Fragmente des Kollagens und der Proteoglykane sowie möglicherweise andere Matrixbestandteile in die Synovialflüssigkeit, von wo aus sie eine entzündliche Reaktion auslösen oder verstärken. Die Entzündung ist sehr wahrscheinlich verantwortlich für den erhöhten Spiegel an Interleukin-1 (IL-1), der häufig in der Synovialflüssigkeit dieser Patienten gemessen wurde. Das Zytokin IL-1 bewirkt bei Chondrozyten, dass diese vermehrt MMPs und Plasminogenaktivatoren bilden und die Biosynthese von wichtigen physiologischen Inhibitoren wie TIMP-1 und PAI-1 reduzieren. Ferner bewirkt IL-1, dass die Biosynthese von Kollagen und Proteoglykanen reduziert wird. Das Ungleichgewicht zwischen den Spiegeln an katabolen Enzymen und deren natürlichen Inhibitoren führt zu einem erhöhten Gehalt an aktiv vorliegenden MMPs, die, verbunden mit einer reduzierten Biosynthese an extrazellulärer Matrix, zu einer schweren Schädigung des Gelenkknorpels führen.

Obwohl die Ätiologie der Arthrose vielfältig ist und sowohl mechanische als auch biochemische (metabolische) Faktoren eine wesentliche Rolle spielen, scheinen einer oder mehrere dieser Faktoren verantwortlich zu sein für den erhöhten Gehalt an proteolytischen Enzymen, die von den Chondrozyten synthetisiert werden und an der fortschreitenden Zerstörung des Gelenkknorpels maßgeblich beteiligt sind. Als Folge der Gelenkknorpeldestruktion kommt es zur vermehrten Freisetzung von Fragmenten der extrazellulären Matrix in die Synovialflüssigkeit, wo sie eine entzündliche Reaktion der Synovialmembran auslösen oder verstärken. Die Entzündung der Synovialmembran führt zu einer vermehrten Bildung von z.B. IL-1, sodass der Teufelskreis geschlossen ist, der dann zu einer progredienten Zerstörung des Gelenkknorpels führt.

▣ Pharmakologische Konzepte

Aufgrund der bisher vorliegenden pathogenetischen Befunde lassen sich pharmakotherapeutische Strategien entwickeln, mit dem Ziel einer spezifischen Basistherapie der Arthrose. Es gilt also, Arzneistoffe zu synthetisieren und/oder zu prüfen, die im katabolen Bereich

▓ als direkte Inhibitoren die Aktivität von katabol wirkenden MMPs sowie Aggrecanase hemmen und/oder

▓ die Biosynthese dieser katabolen Enzyme hemmen und/oder

▓ die Aktivierung der Zymogene zu ihren aktiven Formen inhibieren und/oder

▓ die Biosynthese der endogen vorkommenden Inhibitoren (z.B. TIMP-1, PAI) stimulieren und/oder

▓ proinflammatorische Zytokine hemmen können.

Sinnvoll und wünschenswert erscheinen aber auch Arzneistoffe, die die anabole Leistung der Chondrozyten erhöhen können im Sinne einer Steigerung der Biosynthese der extrazellulären Matrix dieser Zellen.

Von solchen Arzneistoffen kann erwartet werden, dass sie die proteolytische Zerstörung des Gelenkknorpels aufhalten oder zumindest verlangsamen und somit der Progredienz der Arthrose entgegenwirken.

▇ Derzeit verfügbare Arzneistoffe

Zur medikamentös-symptomatischen Behandlung der Arthrose stehen neben den schnell wirksamen nichtsteroidalen Antiphlogistika (z. B. Diclofenac-Na, Tiaprofensäure) und den Analgetika (z. B. Paracetamol, Flupirtin) als wirksame und verträgliche Alternative einige Präparate zur Verfügung, die auf Vorschlag der Osteoarthritis Research Society (OARS 1992) als „Medikamente mit verzögertem Wirkungseintritt (Slow Acting Drugs in OsteoArthritis (OA), SADOAs)" bezeichnet werden [4, 27]. Der Begriff „Chondroprotektion" wurde 1983 von Annefeld und Fassbender [2] eingeführt, um den Effekt einzelner nichtsteroidaler Antiphlogistika auf ultrastrukturelle Veränderungen in Ratten-Chondrozyten nach Gabe massiver Kortikosteroiddosen zu beschreiben. Dieser Begriff ist heute antiquiert und sollte nicht mehr verwendet werden. Auch Phytotherapeutika (z. B. Teufelskralle, Phytodolor®) werden aufgrund ihrer antiphlogistischen/analgetischen Wirksamkeit gelegentlich zur unterstützenden Behandlung degenerativer Erkrankungen des Bewegungsapparates eingesetzt [5]. Als wissenschaftlich fundierte, risikoarme Anwendung von pflanzlichen Heilmitteln hat sich die Phytotherapie auch in der Zeit der modernen Pharmakologie ihren Standort erhalten. Sie unterscheidet sich von der rein empirischen Kräuterheilkunde, die in Form von Hausmitteln in der Bevölkerung schon immer weit verbreitet war, im Wesentlichen durch den wissenschaftlichen Nachweis von Wirksamkeit, Qualität und Unbedenklichkeit. Daneben existieren Arzneimittel, deren antiarthrotische Wirksamkeit postuliert wird und die kein definiertes Wirkprinzip besitzen (z. B. Homöopathika, Gelatine, Murmeltierfett, diverse Mischpräparate mit Organ-Extrakten, -Lysaten).

Nach dem Vorschlag der OARS sind SADOAs hinsichtlich ihrer Wirksamkeit weitgehend entsprechend folgender Qualitäten zu unterscheiden [4, 27]:

▦ Symptomatisch wirksame Präparate (Symptomatic Slow Acting Drugs in OA, SYSADOAs).
   Hierzu zählen: Ademetionin (Gumbaral®), D-Glucosaminsulfat (Dona® 200 S), Oxaceprol (AHP-200®), und Hyaluronsäure (HYALART®).
▦ Arthrosemodifizierende Substanzen (Disease Modifying OA Drugs: DMOADs), die gemäß Definition morphologisch erkennbare Knorpeldefekte in klinischen Studien beim Menschen verhindern, verlangsamen oder sogar rückgängig machen.

Für diese Wirkqualität – mit ihrer auf den hyalinen Knorpel ausgerichteten Aktivität – gibt es zur Zeit noch keine klinischen Beweise aufgrund der noch ausstehenden Validierung von z. B. biochemischen/immunologischen Parametern, bildgebenden Verfahren etc. Eine solch arthrosemodifizierende Therapie wäre jedoch in der Tat revolutionierend. So würde beispielsweise der allergrößte Teil des künstlichen Gelenkersatzes unnötig werden, was allein für Deutschland bedeuten würde, dass von den etwa 120 000 künstlichen Hüftgelenken, die pro Jahr implantiert werden, nur ein verschwindend kleiner Rest übrig bliebe. Auch die symptomatische Behandlung der Arthrose würde entfallen.

Empfehlungen einer Arbeitsgruppe der internationalen wissenschaftlichen Arthrose-Gesellschaften hinsichtlich einheitlicher Überprüfungs- und Zulassungsanforderungen an Arthrosemedikamente führten 1996 zur Unterteilung in 1. „symptommodifizierende" und 2. „strukturmodifizierende" Arzneimittel mit oder ohne zusätzliche symptombeeinflussende Wirksamkeit [11].

Im folgenden sollen die wesentlichen Befunde zur Wirkung der SYSADOAs auf den Gelenkknorpel vorgestellt werden, die durch In-vitro-Versuche und tierexperimentelle Studien erhoben wurden. Einschränkend muss jedoch betont werden, dass die vorliegenden mosaikartigen Ergebnisse aus diesen In-vitro- und In-vivo-Versuchen an Tieren nicht vorbehaltlos auf den Menschen übertragen werden können.

▥ In-vitro-Untersuchungen an Zell- und/oder Knorpelexplantatkulturen

Die Wirkung der SYSADOAs auf den Stoffwechsel von Chondrozyten wurde durch mehrere Arbeitsgruppen untersucht. Ademetionin ($\geq 10^{-6}$ M), D-Glucosaminsulfat ($\geq 10^{-5}$ M), Hyaluronsäure (1,0 mg/ml) sowie Oxaceprol ($\geq 10^{-9}$ M) stimulierten die Synthese von Proteoglykanen durch kultivierte Chondrozyten verschiedener Spezies [7, 17, 25, 42, 52]. Um festzustellen, inwiefern Ergebnisse aus In-vitro-Untersuchungen möglicherweise eine therapeutische Relevanz besitzen, muss u.a. die Konzentration von Arzneistoffen in der Synovialflüssigkeit oder zumindest im Serum von Patienten nach therapeutischer Gabe bekannt sein. So wurde in einer von Stramentinoli [51] publizierten Studie nachgewiesen, dass nach therapeutischer Gabe von Ademetionin die Konzentration dieses Arzneistoffes in der Synovialflüssigkeit von Patienten im Bereich von 10^{-7} M liegt. Die Konzentration von D-Glucosaminsulfat und Oxaceprol in der Synovialflüssigkeit von Patienten nach therapeutischer Gabe ist derzeit nicht bekannt. Geht man jedoch von ähnlich großen Molekülen aus, die vergleichbar dosiert werden, so kann angenommen werden, dass die Konzentration beider Arzneistoffe in der Synovialflüssigkeit von Patienten ebenfalls im Bereich von 10^{-7} M liegt. Somit wurde die stimulierende Wirkung von Ademetionin und D-Glucosaminsulfat auf die Proteoglykansynthese bei Konzentrationen erhalten, die 10–100× über derjenigen liegen, die in vivo beim Menschen in der Synovialflüssigkeit nach oraler Gabe erzielbar ist. Tierexperimentelle Untersuchungen zeigten, dass die Halbwertszeit von Hyaluronsäure im Gelenk im Bereich von 13–20 h liegt, sodass dieser Arzneistoff nach ca. 3–4 Tagen vollständig aus dem Gelenk eliminiert ist. Bedenkt man, dass eine Hyaluronsäuretherapie in der Weise erfolgt, dass in der Regel 5 i.a. Injektionen von jeweils 20 mg Hyaluronsäure in wöchentlichen Abständen erfolgen, so ist eine stimulierende Wirkung auf die Proteoglykansynthese nur während der beiden ersten Tage nach erfolgter Injektion zu erwarten.

Interessant sind die von Vivien et al. [53] durchgeführten Studien. So konnten diese Untersucher feststellen, dass Oxaceprol in einer Konzentration von $\geq 10^{-6}$ M nicht nur die Kollagensynthese von humanen, kultivierten Chondrozyten leicht stimuliert, sondern auch die durch IL-1 induzierte Kollagenfreisetzung aus dem Gelenkknorpel von Kaninchen hemmt. Auch hier gilt, dass die verwendeten Konzentrationen, verglichen mit der vermuteten Konzentration dieses Arzneistoffes in der Synovialflüssigkeit von Patienten, etwas zu hoch gewählt wurden. Riera et al. [42] wiederum berichten, dass selbst hohe Konzentrationen an Oxaceprol nicht den katabolen Abbau der Proteoglykane und die damit verbundenen Proteoglykanverluste aus bovinen Gelenkknorpelexplantaten hemmen können. Dagegen zeigten mehrere Untersuchungen, dass die Hyaluronsäure bereits in niedrigen Konzentrationen (0,1–1,5 mg/ml) in der Lage ist, die durch IL-1, TNF-α oder Fibronektinfragmente induzierten Proteoglykanverluste aus Gelenkknorpelexplantaten verschiedener Spezies zu hemmen [1, 18, 32, 47]. Diese inhibitorische Wirkung auf die durch Zytokine oder Fibronektinfragmente induzierten Proteoglykanverluste kann möglicherweise dadurch zustande kommen, dass die Hyaluronsäure einen Film auf der Knorpeloberfläche bildet und somit das Eindringen von IL-1, TNF-α oder Fibronektinfragmente verhindert. Bedenkt man die kurze Halbwertszeit von Hyaluronsäure innerhalb eines Gelenkes, so wird deutlich, dass mit einer derartigen Wirkung nur innerhalb weniger Tage zu rechnen ist.

■ Enzymkinetische Untersuchungen

Wie bereits eingangs dargestellt wurde, kann die Hemmung der Aktivität von MMPs und/oder Aggrecanase einen bedeutsamen Beitrag für eine antikatabole Wirkung darstellen. Hierzu liegen bereits einige interessante Befunde vor. So konnte festgestellt werden, dass Ademetionin und D-Glucosaminsulfat selbst bei einer hohen Konzentration von 10^{-4} M keine inhibitorische Wirkung auf die Aktivität von MMPs besitzen, die am Abbau der Proteoglykane und des Kollagens beteiligt sind [19, 49]. Auch besitzen Ademetionin und Oxaceprol keine hemmende Wirkung auf die Aktivität von Plasmin und Plasminogenaktivatoren, die, wie bereits geschildert, an der Aktivierung der latent sezernierten MMPs maßgeblich beteiligt sind [50].

Weiterführende Untersuchungen werden klären helfen, ob diese Arzneistoffe in die Biosynthese dieser katabolen Enzyme oder ihrer natürlichen Inhibitoren eingreifen. So liegt derzeit eine Untersuchung vor, in der festgestellt wurde, dass D-Glucosaminsulfat in einer hohen Konzentration von 5×10^{-5} M den mRNA-Gehalt der MMP Stromelysin in einer humanen Chondrozytenkultur reduziert [22]. Es muss jedoch darauf hingewiesen werden, dass ein erhöhter oder reduzierter mRNA-Gehalt keine Aussage über die Menge der neugebildeten Moleküle zulässt, da die gebildete mRNA vielfältigen posttranskriptionalen Veränderungen unterliegen kann. Auch die Hyaluronsäure wurde hinsichtlich ihrer Wirkung auf die Biosynthese von Stromelysin und TIMP untersucht, wobei widersprüchliche Befunde erhoben wurden. So wurde eine reduzierte, unveränderte oder sogar erhöhte Biosynthese an Stromelysin beschrieben [1, 18, 55]. Z.B. fanden Yasui et al. [55] sowohl eine erhöhte Synthese an Stromelysin wie auch an TIMP, wobei diese Wissenschaftler feststellten, dass das Verhältnis von Stromelysin zu TIMP zugunsten von TIMP verschoben wurde.

▓ Tierexperimentelle Untersuchungen

Tierversuche weisen aus experimenteller Sicht und aus ethischen Gründen den Vorteil auf, dass objektive Bewertungsparameter hinsichtlich einer krankheitsmodifizierenden Wirkung auf den Gelenkknorpel herangezogen werden können. Mit anderen Worten kann man also überprüfen, ob ein Arzneistoff in vivo eine basistherapeutische Wirkung, d.h. eine den Gelenkknorpel schützende oder sogar regenerierende Wirkung besitzt, da am Ende eines solchen Tierversuches die Gelenke biochemisch und histologisch untersucht werden können. Derzeit liegen mehrere tierexperimentelle Studien vor.

Bei dem von Kalbhen et al. [23, 24] verwendeten Modell werden arthrotische Veränderungen im Kniegelenk von Hühnern biochemisch durch i.a. injiziertes Monojodacetat ausgelöst. Unter Verwendung dieses Modells zeigte sich, dass Ademetionin (0,5–2,0 mg), D-Glucosaminsulfat (0,02–12 mg), Hyaluronsäure (0,01–1,0 mg) und Oxaceprol (0,01–1,0 mg) – 1 oder 2× wöchentlich i.a. injiziert – keine signifikante Verminderung der Intensität und Progression degenerativer Veränderungen im Kniegelenk von Hühnern bewirkten. In der gleichen Studie wurde aber auch gezeigt, dass 1,0 mg Ademetionin wirksam war. Diese fehlende Dosis-Wirkungsbeziehung für Ademetionin ist in der Pharmakologie ungewöhnlich und lässt sich derzeit nicht erklären. Hervorzuheben ist jedoch auch, dass nach oraler Gabe von Ademetionin, D-Glucosaminsulfat und Oxaceprol beim Menschen erheblich weniger von diesen Arzneistoffen in der Synovialflüssigkeit gefunden wurde.

In einer anderen tierexperimentellen Studie [40] konnte jedoch gezeigt werden, dass 24 mg D-Glucosaminsulfat, 2× wöchentlich i.m. appliziert, eine gewisse Schutzwirkung gegenüber den durch Dexamethason ausgelösten degenerativen Veränderungen des Gelenkknorpels von Ratten besitzt.

Auch in einem anderen Tiermodell, bei dem die arthrotischen Veränderungen mechanisch durch eine partielle Meniskektomie ausgelöst wurden, wurde die Wirkung von Ademetionin und Hyaluronsäure auf den Gelenkknorpel von Kaninchen untersucht [6, 26]. Das über einen Zeitraum von 12 Wochen täglich i.m. applizierte Ademetionin (30 oder 60 mg/kg) bewirkte eine signifikante Erhöhung der Zellzahl und der Knorpeldicke [6]. Die Erhöhung der Knorpeldicke lässt vermuten, dass Ademetionin eine stimulierende Wirkung auf die anabolen Leistungen der Chondrozyten besitzt. Hyaluronsäure (0,1 ml/kg, 10 mg/ml), das – im Gegensatz zur Anwendung beim Menschen – 2× wöchentlich i.a. appliziert wurde, verminderte histopathologisch erkennbare Degenerationen des Gelenkknorpels [26].

Die Hyaluronsäure wurde in Australien durch die Arbeitsgruppe von Prof. Ghosh in einem Tiermodell bei Schafen intensiv untersucht [3, 12, 13]. Bei diesem Tiermodell wird durch eine partielle Meniskektomie mechanisch eine Arthrose im Kniegelenk von Schafen induziert. Diese Schafe erhielten über einen Zeitraum von 5 Wochen 1× wöchentlich i.a. Hyaluronsäure (2,0 ml, 10 mg/ml). Interessanterweise verminderte eine Hyaluronsäure-Präparation mit einem Molekulargewicht von 900 kDa histopathologisch erkennbare Degenerationen des Gelenkknorpels, den Umbau des subchondralen Knochens sowie die Proteoglykanverluste in die Synovialflüssigkeit. Dagegen wurde eine vermehrte Bildung von Osteophyten und Knorpelläsionen nach i.a.-Applikation einer hochmolekularen Hyaluronsäure-Präparation beobachtet. Die Untersucher vermuten, dass die hochmolekulare Hyaluronsäure-Präparation die Schmierfähigkeit der Gelenke derartig verbesserte, dass die Gelenke stärker von den Tieren benutzt wurden, wodurch der Krankheitsprozess der Arthrose beschleunigt wurde. Das derzeit in der Therapie eingesetzte HYALART® enthält eine Hyaluronsäure mit einem Molekulargewicht von 500 bis 730 kDa.

▪ Untersuchungen zur analgetischen und antiphlogistischen Wirkung

In einer Reihe von tierexperimentellen Studien konnte eine antiphlogistische Wirkung von Ademetionin, D-Glucosaminsulfat, Hyaluronsäure und Oxaceprol nachgewiesen werden, während eine analgetische Wirkung nur für Ademetionin, Hyaluronsäure und Oxaceprol belegt ist [14, 15, 20, 21, 31, 45, 46, 54]. Aufgrund dieser Effekte ist eine der Indikationen dieser Arzneistoffe die aktivierte Arthrose. Diese analgetische und antiphlogistische Wirkung kommt nicht durch eine Hemmung der Prostaglandinsynthese zustande, da keine inhibitorische Wirkung auf die Cyclooxygenase festgestellt wurde. Somit werden diese Arzneistoffe auch nicht zu den klassischen nichtsteroidalen Antiphlogistika gezählt, die ja bekanntlich die Prostaglandinsynthese durch Hemmung der Cyclooxygenasen reduzieren.

▪ Klinische Studien

Die klinische Beurteilung von Intensität und Progression degenerativer Gelenkerkrankungen ist derzeit noch sehr schwierig, da sowohl der Beginn als auch die frühe symptomlose Phase der Degenerationsprozesse nicht exakt erfasst werden können, und auch für die quantitative objektive Bewertung fortgeschrittener Arthrosen noch keine ausreichenden, standardisierbaren Parameter zur Verfügung stehen. Klinische Studien, die als Wirksamkeitsnachweis vorgelegt werden, führen meist subjektive Beobachtungen wie Schmerzfreiheit und Rückkehr zur normalen Beweglichkeit als Bewertungskriterium an. Diese Parameter sind jedoch kein Beleg, dass eine im Rahmen der Arthrose auftretende progressive Knorpelschädigung verlangsamt, aufgehalten und/oder rückgängig gemacht wurde. Derzeit liegen eine Reihe von klinischen Studien vor, bei denen die Wirkung der SYSADOAs anhand des Lequesne-Indexes [28] oder eines anderen, ähnlichen, die Beschwerden beschreibenden Maßstabes erfasst wurden [z.B. 8–10, 16, 30, 33, 35, 38, 39, 41, 43, 48]. Dieser Lequesne-Index bewertet ausschließlich die Symptome der Arthrose – nämlich 1. den Schmerz, z.B. den nächtlichen Schmerz, den morgendlichen Anlaufschmerz usw. und 2. die Mobilität der Gelenke z.B. die maximale Gehstrecke nach Gabe der Arzneistoffe [28]. Mit Hilfe des Lequesne-Index wird also eine analgetische und/oder antiphlogistische Wirkung eines Arzneistoffes erfasst, die ihren Ausdruck in einer schmerzlindernden und die Mobilität des Gelenkes verbessernden Wirkung findet. Z.B. verbessern auch nichtsteroidale Antiphlogistika diese Symptome und schneiden in diesen Untersuchungen gut ab. Theoretisch würde auch Morphium aufgrund seiner starken analgetischen Wirkung den Lequesne-Index reduzieren. Derzeit existieren eine Reihe von randomisierten und durch ein Placebo oder nichtsteroidales Antiphlogistikum kontrollierte Doppelblindstudien [z.B. 8–10, 16, 30, 33, 35, 38, 39, 41, 43, 48]. Für alle 4 Arzneistoffe wurde eine Verminderung des Lequesne-Indexes oder eines anderen ähnlichen Beschwerde-Indexes gefunden, also eine die Symptome Schmerz reduzierende und die Mobilität verbessernde Wirkung ermittelt. Diese klinischen Studien zeigten alle, dass die SYSADOAs gut verträglich sind, was unter anderem auch auf die fehlende Hemmung der Cyclooxygenasen zurückzuführen ist. Ein gewisses Risiko besteht jedoch bei der Anwendung von Hyaluronsäure, dadurch bedingt, dass dieser Arzneistoff i.a. injiziert werden muss. So wird derzeit das Risiko einer Gelenkinfektion auf 1:10 000 bis 1:30 000 geschätzt.

■ Fazit für die Praxis

Die derzeit durchgeführte Therapie der Arthrose ist primär auf die symptomatische Behandlung der mit dieser Erkrankung verbundenen Beschwerden gerichtet. Gegenwärtig existieren keine klinischen Studien, in denen nachweislich gezeigt werden konnte, dass einzelne Arzneistoffe beim Menschen morphologisch erkennbare Knorpeldefekte verhindern, verlangsamen oder sogar rückgängig machen können.

Die bis heute vorliegenden pharmakologischen Ergebnisse aus In-vitro- und Tierversuchen zur Wirkung von SYSADOAs zeigen, dass noch ein erheblicher Bedarf an präklinischen Untersuchungen besteht, um nachzuweisen, ob und in welchem Maße diese Pharmaka bei klinisch relevanten Konzentrationen in die pathogenetisch bedeutsamen Reaktionen im arthrotischen Gelenkknorpel eingreifen; sie rechtfertigen jedoch die Aussage, dass mit den besprochenen Arzneistoffen eine klinische Wirkung im Sinne der „SYmptomatic Slow Acting Drugs in OsteoArthritis" vorliegt.

▪ Zusammenfassung

Dieses Kapitel fasst die Grundlagen und Erkenntnisse zur medikamentösen Therapie der Arthrose zusammen, wobei vornehmlich auf die Wirkung der SYSADOAs (SYmptomatic Slow Acting Drugs in OsteoArthritis) Ademetionin, D-Glucosaminsulfat, Hyaluronsäure und Oxaceprol eingegangen wird. Die derzeit durchgeführte Therapie der Arthrose ist primär auf die symptomatische Behandlung der mit dieser Erkrankung verbundenen Beschwerden gerichtet. Gegenwärtig existieren keine klinischen Studien, in denen nachweislich gezeigt werden konnte, dass einzelne Arzneistoffe einschließlich der SYSADOAs beim Menschen morphologisch erkennbare Knorpeldefekte verhindern, verlangsamen oder sogar rückgängig machen können. Die bis heute vorliegenden pharmakologischen Ergebnisse aus In-vitro- und Tierversuchen zur Wirkung von SYSADOAs zeigen, dass noch ein erheblicher Bedarf an präklinischen Untersuchungen besteht, um nachzuweisen, ob und in welchem Maße diese Pharmaka bei klinisch relevanten Konzentrationen in die pathogenetisch bedeutsamen Reaktionen im arthrotischen Gelenkknorpel eingreifen; sie rechtfertigen jedoch die Aussage, dass mit den besprochenen Arzneistoffen eine klinische Wirkung im Sinne der „SYmptomatic Slow Acting Drugs in OsteoArthritis" vorliegt.

▪ Literatur

1. Akatsuka M, Yamamoto Y, Tobetto K, Yasui T, Ando T (1993) In vitro effects of hyaluronan on prostaglandin E2 induction by interleukin-1 in rabbit articular chondrocytes. Agents Action 38:122–125
2. Annefeld M, Fassbender HG (1983) Ultrastructural study of the activity of antiarthritic substances. Z Rheumatol 42(4):199–202
3. Armstrong S, Read R, Ghosh P (1994) The effects of intraarticular hyaluronan on cartilage and subchondral bone changes in an ovine model of early osteoarthritis. J Rheumatol 21(4):680–688
4. Bach G (1996) Arthrose-Medikamente mit verzögertem Wirkungseintritt. In: Gräfenstein K (Hrsg) Therapie rheumatischer Erkrankungen. Ecomed, Landsberg/Lech, S 66–70
5. Bach G (1996) Arthrose-Medikamente mit verzögertem Wirkungseintritt. In: Gräfenstein K (Hrsg) Therapie rheumatischer Erkrankungen. Ecomed, Landsberg/Lech, S 88–90
6. Barcelo HA, Wiemeyer JC, Sagasta CL, Macias M, Barreira JC (1987) Effect of S-adenosylmethionine on experimental osteoarthritis in rabbits. Am J Med 83(5A): 55–59
7. Bassleer C, Reginster JY, Franchimont P (1993) Effects of glucosamine on differentiated human chondrocytes cultivated in clusters. Rev Esp Rheumatol 20(Suppl 1): Mo 95
8. Bradley JD, Flusser D, Katz BP, Schumacher R, Brandt KD, Chambers MA, Zonay LJ (1994) A randomized, double blind, placebo controlled trial of intravenous loading with S-adenosylmethionine (SAM) followed by oral SAM therapy in patients with knee osteoarthritis. J Rheumatol 21:905–1011

9. Di Padova C (1987) S-Adenosylmethionine in the treatment of osteoarthritis. Review of the clinical studies. Am J Med 83 (Suppl. 5A):60–65,

10. Dixon ASJ, Jacoby RK, Berry H, Hamilton EBD (1988) Clinical trial of intra-articular injection of sodium hyaluronate in patients with osteoarthritis of the knee. Curr Med Res Opin 11:205–213

11. Dougados M, on behalf of the Group for the Respect of Ethics and Excellence in Science (GREES), Osteoarthritis Section (1996) Recommendations for the registration of drugs used in the treatment of osteoarthritis. Ann Rheum Dis 55:552–557

12. Ghosh P (1994) The role of hyaluronic acid (hyaluronan) in health and disease: interactions with cells, cartilage and components of synovial fluid. Clin Exp Rheum 12:75–82

13. Ghosh P, Holbert C, Read R, Armstrong S (1995) Hyaluronic acid (hyaluronan) in experimental osteoarthritis. J Rheumatol 43(Suppl):155–157

14. Gotoh S, Miyazaki K, Onaya J, Sakamoto T, Tokuyasu K, Namiki O (1988) Experimental knee pain model in rats and analgesic effect of hyaluronate. Nippon Yakurigaku Zasshi 92(1):17–27

15. Gualano M, Berti F, Stramentinoli G (1985) Anti-inflammatory activity of S-adenosyl-L-methionine in animal models: possible interference with the eicosanoid system. Int J Tissue React 7(1):41–46

16. Haring J, Berger R, Ellers B (1991) Multizentrische Prüfung Ademetionin i.v. in der Initialbehandlung aktivierter Gonarthrosen mit nachfolgender oraler Weiterbehandlung. Orthopädie/Traumatologie 6:38–48

17. Harmand MF, Vilamitjana J, Maloche E, Duphil R, Ducassou D (1987) Effects of S-adenosylmethionine on human articular chondrocyte differentiation. An in vitro study. Am J Med 83(5A):48–54

18. Homandberg GA, Hui F, Wen C, Kuettner KE, Williams JM (1997) Hyaluronic acid suppresses fibronectin fragment mediated cartilage chondrolysis: I. In vitro. Osteoarthritis Cart 5(5):309–319

19. Hübner F, Steinmeyer J (1997) Pharmacological influence on the collagenolytic activities of articular cartilage. Naunyn-Schmiedeberg's Arch Pharmacol 355 (Suppl 4):R87

20. Ialante A, Di Rosa M (1994) Hyaluronic acid modulates acute and chronic inflammation. Agents Actions 43(1–2):44–47

21. Ionac M, Parnham MJ, Plauchithiu M, Brune K (1996) Oxaceprol, an atypical inhibitor on inflammation and joint damage. Pharmacol Res 33:367–373

22. Jiménez SA, Dodge GR (1997) The effects of glucosamine sulfate (GS04) on human chondrocyte gene expression. Osteoarthritis Cart 5(Suppl A):72

23. Kalbhen DA (1987) Pharmakologische Untersuchungen mit chondroprotektiven Substanzen. In: Miehle W (Eds) Chondroprotektion: Fakten und Aspekte. pmi Verlag, Frankfurt, S 18–21

24. Kalbhen DA, Jansen G (1990) Pharmacologic studies on the antidegenerative effect of ademetionine in experimental arthritis in animals. Arzneim-Forsch/Drug Res 40(9):1017–1021

25. Kalbhen DA, Kalkert B (1987) Autoradiography studies of the effect of oxaceprol on the metabolism of joint cartilage in vitro and in vivo. Z Rheumatol 46(3):136–142

26. Kikuchi T, Yamada H, Shimmei M (1996) Effect of high molecular weight hyaluronan on cartilage degeneration in a rabbit model of osteoarthritis. Osteoarthritis Cart 4:99–110

27. Lequesne MG (1993) ILAR guidelines for testing slow acting drugs in osteoarthritis (SADOAs). Rev Esp Rumatol 20(Suppl 1):220–221

28. Lequesne MG, Mery C, Samson M, Gerard P (1987) Indexes of severity for osteoarthritis of the hip and knee. Scand J Rheumatol (Suppl. 65):85–89
29. Mankin HJ, Brandt KD (1997) Pathogenesis of osteoarthritis. In: Kelley WN, Ruddy S, Harris ED, Sledge CB (Eds) Textbook of Rheumatology. WB Saunders, Philadelphia, London, S 1369–1382
30. Michael J (1986) Die Therapie von Koxarthrosen und Gonarthrosen mit Oxaceprol. Therapiewoche 36:3076–3081
31. Miyazaki K, Goto S, Okawara H (1984) Sodium hyaluronate (SPH): Studies on analgesic and anti-inflammatory effects of sodium hyaluronate. Pharmacometrics 28:1123–1135
32. Morris EA, Wilcon S, Treadwell BV (1992) Inhibition of interleukin 1 mediated proteoglycan degradation in bovine articular cartilage explants by addition of sodium hyaluronate. Am J Vet Res 53:1977–1982
33. Müller-Faßbender H, Bach GL, Haase W, Rovati LC, Setnikar I (1994) Glucosamine sulfate compared to ibuprofen in osteoarthritis of the knee. Osteoarthritis Cart 2:61–69
34. Nagase H, Okada Y (1997) Proteinases and matrix degradation. In: Kelley WN, Ruddy S, Harris ED, Sledge CB (Eds) Textbook of Rheumatology. WB Saunders, Philadelphia London, S 323–342
35. Noack W, Fischer M, Förster KK, Rovati LC, Setnikar I (1994) Glucosamine sulfate in osteoarthritis of the knee. Osteoarthritis Cart 2:51–59
36. Pelletier JP, Howell DS (1993) Etiopathogenesis of osteoarthritis. In: McCarthy DJ, Koopman WJ (Eds) Arthritis and Allied Conditions. Lea & Febiger, Philadelphia London, S 1723–1734
37. Pelletier J-M, Martel-Pelletier J (1993) The pathophysiology of osteoarthritis and the implication of the use of hyaluronan and hylan as therapeutic agents in viscosupplementation. J Rheumatol 20:19–24
38. Pietrogrande V, Melanotte PL, D'Agnolo B, Ulivi M, Benigni GA, Turchetto L, Pierfederici P, Perbellini A (1991) Hyaluronic acid versus methylprednisolone intra-articularly injected for treatment of osteoarthritis of the knee. Curr Ther Res 50:691–701
39. Puhl W, Bernau A, Greiling H, Köpcke W, Pförringer W, Steck KJ, Zacher J, Scharf HP (1993) Intra-articular sodium hyaluronate in osteoarthritis of the knee: a multicenter, double- blind study. Osteoarthritis Cart 1:233–241
40. Raiss R (1985) Effect of D-glucosamine sulfate on experimentally injured articular cartilage. Comparative morphometry of the ultrastructure of chondrocytes. Fortschr Med 103(24): 658–662
41. Richter R, King O (1993) Vergleich der Wirksamkeit oraler Gaben von Oxaceprol und Ibuprofen in der Behandlung von Spondylarthrosen. Jatros Rheumatologie 2:3–7
42. Riera H, Aprile F, Mitrovic D (1990) Effect of oxaceprol on the proteoglycan and protein synthesis and degradation by cultured calf articular cartilage explants. Rev Rhum 57(7/8):579–583
43. Rovati LC (1997) The clinical profile of glucosamine sulfate as a selective symptom modifying drug in osteoarthritis: Current data and perspectives. Osteoarthritis Cart 5 (Suppl. A):72
44. Sandy JD, Flannery CR, Neame PJ, Lohmander LS (1992) The structure of aggrecan fragments in human synovial fluid. Evidence for the involvement in osteoarthritis of a novel proteinase which cleaves the Glu 373-Ala 374 bond of the interglobular domain. J Clin Invest 89(5):1512–1516
45. Setnikar I, Cereda R, Pacini MA, Revel L (1991) Antireactive properties of glucosamine sulfate. Arzneim-Forsch/Drug Res 41(2):157–161

46. Setnikar I, Pacini MA, Revel L (1991) Antiarthritic effects of glucosamine sulfate studied in animal models. Arzneim-Forsch/Drug Res 41(5):542–545
47. Shimazu A, Jikko A, Iwamoto M, Koike T, Yan W, Okada Y, Shinmei M, Nakamura S, Kato Y (1993) Effects of hyaluronic acid on the release of proteoglycan from the cell matrix in rabbit chondrocyte cultures in the presence and absence of cytokines. Arthritis Rheum 36(2):247–253
48. Steinbach K, Bauer HW (1995) Klinischer Vergleich von Oxaceprol und Diclofenac bei Gon- und Koxarthrosen. Extracta orthopaedica 18(10):18–21
49. Steinmeyer J, Daufeldt S (1997) Pharmacological influence of antirheumatic drugs on the proteoglycans from interleukin-1 treated articular cartilage. Biochem Pharmacol 53(11):1627–1635
50. Steinmeyer J, Kim C, Sadowski T (1996): Pharmacological influence on the activity of plasmin and plasminogen activators in vitro. Naunyn-Schmiedeberg's Arch Pharmacol 353(Suppl 4):R7
51. Stramentinoli G (1987) Pharmacologic aspects of S-adenosylmethionine. Pharmacokinetics and pharmacodynamics. Am J Med 83(5A):35–42
52. Tanaka S, Kumano F, Takayama M, Fukuda K (1997) Hyaluronic acid increases proteoglycan synthesis in articular cartilage degraded by interleukin-1. Osteoarthritis Cart 5(Suppl A):66
53. Vivien D, Galéra P, Loyau G, Pujol J-P (1993) N-acetyl-4-hydroxyproline (Oxaceprol) and collagen synthesis in cultured synovial cells and articular cartilage. Osteoarthritis Cart 1(1):40
54. Weischer CH (1987) Antinozizeptive und antiinflammatorische Wirkung von S-Adenosylmethionin (SAMe) nach ein- und mehrmaliger intraperitonealer Applikation. In: Bach GL, Miehlke K (Hrsg) Arthrose Workshop über Gumbaral® (Ademetionin). pmi- Verlag, Frankfurt, S 81–86
55. Yasui T, Akatsuka M, Tobetto K, Umemoto J, Ando T, Yamashita K, Hayakawa T (1992) Effects of hyaluronan on the production of stromelysin and tissue inhibitor of metalloproteinase-1 (TIMP-1) in bovine articular chondrocytes. Biomed Res 13(5):343–348

▓ Kommentar C. Erggelet

Gegenwärtig existieren keine klinischen Studien, in denen nachweislich gezeigt werden konnte, dass einzelne Arzneistoffe beim Menschen morphologisch erkennbare Knorpeldefekte verhindern, verlangsamen oder sogar rückgängig machen können. Ungeachtet dessen gibt es eine Vielzahl von Präparaten mit dem Anspruch einer erfolgreichen Behandlung von Knorpeldefekten und -degeneration. Entsprechend unterschiedlicher Wirkmodelle lassen sich verschiedene Stoffklassen definieren:

▓ **Nichtsteroidale Antiphlogistika** wirken kurz und mit schnellem Wirkungseintritt analgetisch und antiphlogistisch durch Hemmung der Prostaglandinsynthese.

▓ **Analgetika** dämpfen zentral oder peripher die Schmerzübertragung.

▓ **Phytotherapeutika** haben kein definitives Wirkprinzip und werden in vielfältiger Zubereitung und Zusammensetzung hergestellt (Teufelskralle, Muschelpräparate, Gelatine etc.). Zu fordern ist der Unbedenklichkeitsnachweis vor der Anwendung.

▓ **Knorpeltherapeutika** (Slow acting drugs in Osteoarthritis – SADOAs) sind als symptomatisch wirksame Präparate (symptomatic SADOAs) weit verbreitet. Hierzu zählen u. a.: Ademetionin (Gumbaral), D-Glucosaminsulfat (Dona 200 S), Oxaceprol (AHP-200), Hyaluronsäure (HYALART, SYNVISC, OSTENIL u. a.). Für diese Präparate ist eine, verzögert und in unterschiedlicher Gewichtung einsetzende antiphlogistische und analgetische Wirkung nachgewiesen.
Eine zweite Gruppe sind die arthrosemodifizierenden Substanzen (disease modifying OADs). Bisher konnte für kein Präparat die Erfüllung dieses Wirkprofils nachgewiesen werden.

Der intraartikuläre Einsatz von autologen Interleukinantagonisten (OR-THOKIN) könnte ein erster Schritt sein zur strukturmodifizierenden Behandlung von Knorpeldefekten.

Sachverzeichnis